reinhardt

WEGE DER PSYCHOTHERAPIE

Achim Votsmeier-Röhr • Rosemarie Wulf

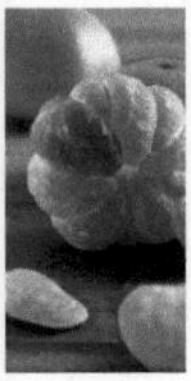

Gestalttherapie

2., überarbeitete Auflage

Mit 3 Abbildungen und 2 Tabellen

Ernst Reinhardt Verlag München

Achim Votsmeier-Röhr, Psychologischer Psychotherapeut (Tiefenpsychologisch fundierte Psychotherapie, Verhaltenstherapie) in eigener Praxis, Zusatzausbildung in Gestalttherapie (DVG) und Schematherapie (ISST), war Dozent u. a. an der Süddeutschen Akademie für Psychotherapie, Bad Grönenbach, und an der Sigmund Freud Privatuniversität, Wien.

Rosemarie Wulf ist Gestalttherapeutin (DVG) in eigener Praxis, Ausbilderin am Gestaltinstitut Hamburg (GIH), Redaktionsmitglied der Zeitschrift Gestalttherapie, ehemals Wissenschaftliche Mitarbeiterin im FB Erziehungswissenschaft und Psychologie der FU Berlin, Dozentin in der Lehrerfort- und Weiterbildung.

Bibliografische Information der Deutschen Nationalbibliothek

Die Deutsche Nationalbibliothek verzeichnet diese Publikation in der Deutschen Nationalbibliografie; detaillierte bibliografische Daten sind im Internet über <http://dnb.d-nb.de> abrufbar.
ISBN 978-3-497-03292-1 (Print)
ISBN 978-3-497-61951-1 (PDF-E-Book)
ISBN 978-3-497-61952-8 (EPUB)

2., überarbeitete Auflage

Printed in EU
Reihenkonzeption Umschlag: Oliver Linke, Hohenschäftlarn
Covermotiv: 5second / Fotolia
Satz: JÖRG KALIES – Satz, Layout, Grafik & Druck, Unterumbach

Ernst Reinhardt Verlag, Kemnatenstr. 46, D-80639 München
Net: www.reinhardt-verlag.de E-Mail: info@reinhardt-verlag.de

Inhalt

1 Einführung

Die Gestalttherapie ist eines der klassischen humanistischen Psychotherapieverfahren. Der Begriff „Gestalt" ist an die Gestaltpsychologie angelehnt und bedeutet Ganzheit und steht für den Prozess, wie sich ganzheitliches Erleben und Verhalten organisiert. Wenn wir Organismen, (Öko-)Systeme, Paarbeziehungen oder Familien oder auch Subsysteme wie die Persönlichkeit eines Menschen als Gestalten betrachten, verstehen Gestalttherapeuten sie als „von innen her bestimmt", als sich selbst organisierend, indem alle Teile des Ganzen miteinander vernetzt sind. Diese Konfiguration bestimmt, wie das Ganze als Einheit in Erscheinung tritt und sich verwirklicht. Alles, was in Erscheinung tritt, Figur wird, ist also immer in einen Hintergrund, einen Kontext, eingebettet. Figur und Hintergrund werden als Aspekte eines Feldes verstanden, in dem wechselseitige Beziehungen zwischen allen Aspekten des Feldes bestehen und aufeinander einwirken.

Um es einfacher zu sagen: Kein Mensch existiert isoliert für sich, sondern ist immer in einem Feld vernetzt mit anderen Menschen und Umständen seiner Lebensumwelt. Kein innerer Zustand wie z. B. eine Emotion existiert isoliert für sich, sondern ist immer in einem Feld vernetzt mit anderen inneren Reaktionen wie Gedanken, inneren Bildern und Körperempfindungen sowie mit den Prozessen des äußeren Feldes. Die Art und Weise, wie ein Mensch diese Zusammenhänge und wechselseitigen Prozesse organisiert, ist einzigartig und macht ihn unverwechselbar.

Wie ein Mensch seine psychische Aktivität, seine Wahrnehmung, sein Fühlen und Denken, die körperlichen Empfindungen und seine Beziehungen mit seinem Umfeld, insbesondere mit seinen Mitmenschen organisiert, kann sich in der Art und Weise, wie er im Leben zurechtkommt, mehr oder weniger adaptiv oder maladaptiv gestalten. Das Menschenbild der Gestalttherapie sieht den Menschen als nach *kreativer Anpassung* strebend, nach Verwirklichung seiner Fähigkeiten und Potentiale, nach Wachstum. Problematische Ereignisse in der Lebensgeschichte, die nicht optimal verarbeitet werden konnten, resultieren allerdings in einer maladaptiven Organisation der Erfahrungen und kommen in psychischem und körperlichem Leid, als Störungen, Symptome und Krankheiten zum Ausdruck.

Um einen Menschen in dieser Notsituation angemessen zu behandeln, sind Gestalttherapeutinnen davon überzeugt, dass dies ganzheitlich geschehen sollte, um der Klientin in ihrer einzigartigen Situation gerecht zu werden und alle oben genannten Aspekte zu berücksichtigen.

Dieser ganzheitliche Ansatz fächert sich in der Gestalttherapie auf in ihre Feld-Orientierung, die alle relevanten Wechselwirkungen im Leben und Umfeld der Klientin berücksichtigt, in ihre existentiell-phänomenologische Orientierung, die das einzigartige subjektive Erleben der Klientin berücksichtigt, und in ihre dialogische Orientierung, die diese Aspekte in der therapeutischen Beziehung berücksichtigt.

Heutzutage ein Buch zu schreiben, das die Gestalttherapie angemessen und einheitlich darstellt, ist keine geringe Herausforderung. Wie in jeder Therapieschule gibt es unterschiedliche Positionen, Strömungen und Perspektiven, die mehr oder weniger miteinander vereinbar sind. Unser Anliegen ist es nicht, all diese Positionen in diesem Buch abzubilden. Wir werden zwar den Mainstream wiedergeben, aber durch eigene Akzentuierungen anreichern an Punkten, an denen wir der Meinung sind, dass hier aufgrund von einem allgemeinen Erkenntniszuwachs im Feld der Psychotherapie oder neuen, zeitgemäßen Anforderungen an die Psychotherapie eine Weiterentwicklung der Gestalttherapie erforderlich ist. Dabei muss sorgfältig geprüft werden, welche Elemente aus dem Umfeld der Gestalttherapie in diese assimilierbar sind, d.h. kompatibel mit ihrer feldtheoretischen, phänomenologischen und dialogischen Grundorientierung. Die von uns vorgenommenen Akzentuierungen sollen an dieser Stelle kurz skizziert werden:

An den Beginn der Beschreibung der Grundlagen der Gestalttherapie stellen wir Aussagen zu den erkenntnistheoretischen Grundannahmen der Gestalttherapie. Die Darstellung der Prämissen, die dem Erkennen und Handeln zugrunde liegen und unser Erkennen und Handeln im Hintergrund leiten, wird bei diesem und anderen Therapieverfahren viel zu selten vorgenommen. Insbesondere das Verständnis von objektiver Realität und subjektiver Wirklichkeit ist für die Psychotherapie höchst relevant. Unklarheit über die zugrundeliegenden Vorannahmen führt zu Widersprüchen, wenn beispielsweise therapeutische Techniken nicht mit den Grundannahmen eines Verfahrens übereinstimmen.

Ein Aspekt der Feldorientierung in der Gestalttherapie ist die Frage, wie sich Wahrnehmungen bilden, was überhaupt wahrgenommen wird. Neben den bewusstseinsnahen Bedürfnissen und Wünschen sind es implizite organisierende Hintergrundprozesse, die unsere Erwartungen an die Umwelt und damit unsere Wahrnehmung und unser Handeln bestimmen. Um diese Art von Bereitschaften begrifflich zu fassen, verwenden wir in diesem Buch das allgemein-psychologische Schema-Konzept, da es in der Psychologie sehr gut erforscht und kompatibel mit der Gestalttherapie ist. Schemata sind ganzheitlich, haben Gestaltqualität, d. h. sie organisieren unser Wahrnehmen, körperliches Erleben, Fühlen, Denken, Handeln und unsere Beziehungsgestaltung. In ihren maladaptiven Formen entsprechen Schemata fixierten Hintergrundprozessen. Näheres wird in Kapitel 3.1.2 erläutert.

In den letzten Jahrzehnten haben sich Vertreter einer *dialogischen* Gestalttherapie intensiv mit ähnlichen Entwicklungen im psychotherapeutischen Umfeld auseinandergesetzt, besonders mit Forschungen zur Intersubjektivität in der modernen Entwicklungspsychologie, der Bindungsforschung und Säuglingsforschung sowie in der Psychoanalyse. Durch ihre *intersubjektive Wende* ist die Psychoanalyse der dialogischen Gestalttherapie näher gerückt, hat aber auch neue Erkenntnisse gewonnen, die unser eigenes Verständnis sowohl einer Ich-Du-Beziehung, als auch unser Verständnis von Störungen in Beziehungen bereichern. Dies gilt gerade auch für die therapeutische Beziehung und dem Verständnis davon, was zu Störungen der therapeutischen Beziehung führt und was zu deren Wiederherstellung nötig ist. Dies explizieren wir an entsprechenden Stellen im Buch.

Manche Vertreterinnen der Dialogischen Gestalttherapie bezeichnen sich mittlerweile als relationale Gestalttherapeutinnenen, um die Gemeinsamkeiten mit der relationalen Psychoanalyse zu betonen. Wir verwenden in diesem Buch jedoch weitgehend den Begriff „dialogisch“, um den historischen Bezug zur *Dialogischen Beziehungsphilosophie* Martin Bubers hervorzuheben.

Die Art und Weise, wie eine Person sich in dem Feld, in das sie eingebettet ist, dem sogenannten Organismus-Umweltfeld, selbst reguliert, wird in der Gestalttherapie als ein Prozess der *kreativen Anpassung* verstanden. In einem Kontaktzyklus-Modell, das eine Vorkontakt-, eine Vollkontakt- und eine Nachkontakt-Phase unterscheidet, werden die Abläufe detailliert beschrieben, ebenso wie die Störungen und Unterbrechungen des Zyklus, die zu chronischen Mangelzuständen führen. In seiner klassischen Form liegen dem Kontaktzyklus-Modell einfache kybernetische Gedanken zugrunde, wie ein Organismus mit Mangelzuständen umgeht und eine physiologische Homöostase aufrechterhält. Das Bemühen, dieses physiologische Modell auch auf andere, höhere Funktionen der Regulierung von Emotionen, Kognitionen und von interpersonellen Prozessen zu übertragen, hat deutlich gemacht, dass es in seiner Einfachheit nicht ausreicht, all diese komplexen Regulationsprozesse zu erklären. Insbesondere Störungen, die auf eingeschränkten Funktionen der Selbststützung beruhen, die auch als strukturelle Störungen bekannt sind, lassen sich in diesem Modell nicht befriedigend darstellen. Auch beinhaltet das einfache Kontaktzyklus-Modell eine Logik von Subjekt-Objekt–Relationen, die der intersubjektiven Verfasstheit des Menschen in Subjekt-Subjekt–Relationen nicht gerecht wird. Wir verwenden in diesem Buch daher das Konzept eines erweiterten Kontaktzyklus, das auch diese komplexeren Aspekte umfasst.

Das erweiterte Kontaktzyklus-Modell ist Grundlage des gestalttherapeutischen Störungsverständnisses, das wir gegenüber der kreativen Anpassung als *dysfunktionale Anpassung* konzipieren. Aufgrund der Tatsache, dass in der Literatur zur klinischen Gestalttherapie meist sehr heterogene Erklärungsmuster für psychische Störungen vorliegen, ist es in diesem Buch unser Anliegen, ein einheitliches Erklärungsmuster anzubieten, das auch Nicht-Gestalttherapeutinnen eine klare Orientierung über das gestalttherapeutische Störungsverständnis ermöglicht. Alle beispielhaft vorgestellten Störungsbilder werden in folgender Weise konzipiert:

- das unbefriedigte ursprüngliche Bedürfnis;
- die Kontaktunterbrechung aufgrund der Frustration oder Erschütterung;
- die *unerledigte Gestalt*, repräsentiert in einem dysfunktionalen Schema;
- die fixierte Anpassung als Bewältigungsversuch und Blockierung;
- die Symptome als Ausdruck der fixierten Anpassung oder deren Dekompensation.

Ausführlich wird auf Defizite der Stützfunktionen eingegangen, die bei strukturellen Störungen, wie Borderline-Störungen, somatoformen Störungen etc. vorliegen.

In der Beschreibung des therapeutischen Prozesses folgen wir der Logik des Kontaktzyklus-Modells und ordnen die verschiedenen Behandlungsansätze der Vorkontakt-, Vollkontakt- oder Nachkontakt-Phase zu. Dies ist nicht statisch zu verstehen, sondern als Orientierungshilfe gedacht. „Bewusstheit und Einsicht fördern“ ist beispielsweise nicht auf die Vorkontakt-Phase beschränkt, sondern durchzieht alle Kontaktphasen. An manchen Stellen wird die Verbesserung von Stützfunktionen betont: Kontakt ist nur so gut wie die Stützung, die für diesen Kontakt fortlaufend vorhanden ist – wobei damit Selbstunterstützung und äußere Unterstützung gemeint ist. Störungen der organismischen Stützfunktionen beeinträchtigen guten Kontakt und gute Beziehungsgestaltung. Dies ist bei strukturellen Störungen besonders augenfällig. Die therapeutische Verbesserung von Stützfunktionen erfordert auch stützende, übende und psychoedukative

Vorgehensweisen, die in der klassischen Gestalttherapie nicht beschrieben werden. Die Darstellung der dialogischen Therapiebeziehung wird durch intersubjektive Aspekte angereichert.

Die Evaluation des gestalttherapeutischen Ansatzes ist von besonderer und brisanter Bedeutung, da sich die Gestalttherapie in Deutschland zum Zeitpunkt der Erstellung des Buchmanuskripts in einem Prozess der Anerkennung durch den wissenschaftlichen Beirat für Psychotherapie befindet und diese Anerkennung zur Ausübung von Psychotherapie im krankenkassengestützten Gesundheitssystem berechtigt. Auf die politischen Implikationen dieses Anerkennungsprozesses soll hier nicht eingegangen werden. Allerdings möchten wir zur Bedeutung der Studien des Psychotherapieforschers Leslie Greenberg und seiner Forschungsgruppe einige Anmerkungen machen. Seit der Jahrestagung der Society for Psychotherapy Research im Jahre 2000 sind die Autoren persönlich mit Leslie Greenberg bekannt. In vielen Gesprächen hat er immer wieder betont, dass er sich mit der klientenzentrierten Therapie wie mit der Gestalttherapie gleichermaßen identifiziert. In seinen Forschungsbemühungen sieht er sich als *hybrid*, als Zwitter, der beide Ansätze beforscht und sie in ihrer Wirksamkeit bestätigt hat. Es ist also abwegig, wenn von klientenzentrierten Interessensvertretern diese Studien ausschließlich für sich reklamiert werden.

Gegen Ende der Erstellung des Buchmanuskripts haben wir eine Skala von Madeleine Fogarty zur Verfügung gestellt bekommen, die aus einer Konsensus-Studie unter Experten darüber entstanden ist, was Gestalttherapie ist und was nicht. Wir kommentieren diese Skala im letzten Kapitel dieses Buches als Zusammenfassung und nochmaligen Überblick über die Schlüsselkonzepte der Gestalttherapie und deren Operationalisierung in beobachtbares Therapeutenverhalten.

Gestalttherapie ist ein ganzheitliches Therapieverfahren. Es ist daher nicht verwunderlich, dass in ihm auch psychodynamische, behaviorale oder systemische Aspekte erkennbar sind. Dies sind Teilaspekte des Ganzen. Sollte jemals die Vision des Psychotherapieforschers Klaus Grawe von einer Integration aller bedeutenden Psychotherapieverfahren Wirklichkeit werden, wäre die Gestalttherapie ein guter Kandidat, weil sie viele Wirkfaktoren abdeckt. Bislang profitieren andere Verfahren von der Gestalttherapie, indem sie Elemente ihrer Theorie und Praxis in den eigenen Ansatz übernehmen, teilweise unter Benennung der Quelle, teilweise leider auch nicht.

Wir haben den geschlechtergerechten Sprachgebrauch durch kapitelweise abwechselnde Verwendung der weiblichen und männlichen Form berücksichtigt.

2 Geschichte

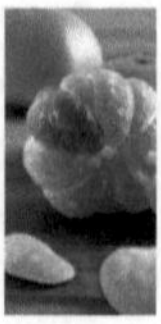

2.1 Zeit- und ideengeschichtlicher Kontext

Die Gestalttherapie ist eine Form der Psychotherapie, die sich aus einer Vielzahl von Einflüssen zu einer neuen *Gestalt* gebildet hat. Es wird hier die zeit- und ideengeschichtliche Entwicklung nachgezeichnet und der Frage nachgegangen, mit welchen Konzepten und Ideen die Gründer der Gestalttherapie Laura und Friedrich S. Perls sowie Paul Goodman in Kontakt kommen, welche Theorien und Anregungen sie aufnehmen und von welchen sie sich abgrenzen.

Wo finden sie die Ideen und Antworten auf die grundlegenden Fragen, die implizit in jeder Psychotherapie enthalten sind: Wie ist der Mensch zu verstehen? Gibt es einen Sinnzusammenhang im Leben? Wie wollen und können Menschen (zusammen) leben? Wie entwickelt sich Leiden in einer Gesellschaft?

Es wird zunächst ein allgemeiner Überblick auf die ideengeschichtliche Entwicklung um die Jahrhundertwende zum 20. Jahrhundert gegeben, um dann die Denktraditionen und Erkenntnisse der Hintergrundwissenschaften zu beschreiben, die zu den grundlegenden Quellen der Gestalttherapie gehören: die Gestaltpsychologie, die Phänomenologie und die Existenzphilosophie mit der Dialogphilosophie, die Psychoanalyse und die philosophischen Ideen der schöpferischen Indifferenz. Alle haben um die Jahrhundertwende einen großen Einfluss auf die Entwicklung der psychologischen und philosophischen Themen gehabt. Sie haben auch die Gestalttherapie, wie sie von den Gründern verstanden wurde und wie sie auch heute noch im Wesentlichen verstanden wird, beeinflusst.

Das ausgehende 19. Jahrhundert und das beginnende 20. Jahrhundert sind gekennzeichnet durch eine explosionsartige Entwicklung in den Naturwissenschaften und der Technik. Die neuen Techniken nehmen umwälzenden Einfluss auf die Wirtschaft und die Gesellschaft. Enormer Fortschritt und Entdeckungen sind in fast allen wissenschaftlichen Disziplinen zu erkennen, ob Biologie, Chemie oder Medizin. Auch im politischen Denken entwickeln sich revolutionäre Elemente. Sozialismus, Marxismus und Anarchismus werfen einen neuen und gewichtigen Blick auf den Menschen und das gesellschaftliche Leben.

In der Kunst und der Literatur beginnt die Suche nach neuen Ausdrucksformen, die u. a. im Expressionismus (z. B. Otto Dix, Toulouse-Lautrec, Edvard Munch, Van Gogh) die alten bürgerlichen Normen und Fortschrittsgedanken überwinden wollen. Die Katastrophe des Ersten Weltkrieges mit Millionen Toten und dem Elend der Überlebenden, der Angriff auf die Menschlichkeit ist das drängendste Thema. Es führt zu dem Versuch, eine neue Vision vom Menschen zu entwickeln, in der soziale Verantwortung und Mitgefühl verankert sind. Neu hinzu kommt die Auseinandersetzung mit Intuition, subjektiver Erfahrung, Phantasie und Gefühl: Themen, die auch immer wieder in der Gestalttherapie anklingen.

Die Psychologie, die bis dahin eng mit der Philosophie verbunden war, beginnt sich als eine eigenständige Wissenschaft zu etablieren und von der Philosophie abzugrenzen (Bruder 1991).

Ihr Forschungsgebiet sind zunächst noch das menschliche Bewusstsein und erkenntnistheoretische Fragestellungen. Die Methodik orientiert sich jedoch zunehmend an den erfolgreichen Naturwissenschaften. Nunmehr richtet sich der Blick auf die Physiologie, die Sinnesorgane und Sinnesempfindungen, vor allen Dingen auf Optik und Akustik, um nachzuweisen, wie sich Sinnesreizungen in Bewusstseinsinhalte verwandeln, um damit die Grundlage der Erscheinungen des Seelenlebens zu erforschen. Die Naturwissenschaften und ihre Methoden bestimmen, was als „wissenschaftlich" und „objektiv" anerkannt wird. Diese Entwicklung geht vor allem von dem von *Wilhelm Wundt* (1831–1920) geleiteten Institut in Leipzig aus. Die „Neue Psychologie" wie Wundt sie nennt, bemüht sich, auf experimentellem Weg neues Wissen zu gewinnen.

Es gibt jedoch bereits zur Zeit Wundts Stimmen, die sich kritisch gegenüber der experimentellen und einseitig naturwissenschaftlich orientierten Psychologie äußern. Den Untersuchungen im Labor entgleite der Mensch als „Kulturwesen", in seiner individuellen und geschichtlichen Natur so lautet die Wissenschaftskritik an der naturwissenschaftlich orientierten und sich neu institutionell etablierenden Psychologie.

Zu den Kritikern gehört *Wilhelm Dilthey* (1833–1911). Er betont die Notwendigkeit einer verstehenden und deutenden Psychologie gegenüber einer naturwissenschaftlich experimentellen, die er als „Psychologie ohne Seele" bezeichnet. Nach seiner Auffassung müsse die Psychologie als Wissenschaft der „inneren Erfahrung" mit den Methoden des geisteswissenschaftlichen Verstehens arbeiten und dürfe nicht analysierend, kausal erklärend und mit naturwissenschaftlich experimentellen Methoden arbeiten. Diltheys Anliegen ist es, die Selbstständigkeit der Geisteswissenschaften gegenüber den Naturwissenschaften zu erweisen und methodisch zu sichern. Er will die „geschichtlichen Seelenvorgänge“ durch Verstehen erfassen. Entgegen der naturwissenschaftlich orientierten „erklärenden“ Psychologie begreift er den Menschen als ein wollendes, fühlendes Wesen. Das Ziel der Wissenschaft sieht er darin, auf der Grundlage der Erfahrung zur Erkenntnis des Wirklichen zu gelangen. Alle psychischen, kulturellen und sozialen Erscheinungen müssen demnach mit einer eigenen Methode bearbeitet werden. Auf dem Vorgang des Verstehens fußt die hermeneutische Wissenschaft als Auslegungslehre oder Deutungskunst. Da sich Natur und geistige Welt wesensmäßig unterscheiden, muss daher auch die Psychologie vom Erleben ausgehen, denn naturwissenschaftlich lassen sich keine Gewissheiten über das Seelische gewinnen gemäß dem viel zitierten Satz von Dilthey: „Die Natur erklären wir, das Seelenleben verstehen wir“. So fordert er für die Psychologie eine Methodik, die sich aus der Natur des Seelischen begründet (Dilthey 1957, zit. nach Eberwein 2009, 11).

Bis heute sind in der Psychologie sowohl geisteswissenschaftliche Denkweisen als auch die naturwissenschaftliche Methodik erhalten, die ihren Ursprung in den damaligen Abgrenzungsversuchen von der geisteswissenschaftlichen Philosophie haben. Die Gestalttherapie versteht den Menschen in seiner Doppelnatur mit einer leiblich-körperlichen und geistig-bewussten Seite und die menschliche Erfahrung in einer Sowohl-als-auch-Perspektive, mit subjektivem Erleben, mit kulturellen und geschichtlichen Einflüssen und dem Verständnis des Menschen als einem biologischen Wesen.

Auch *Franz Brentano* (1838–1917), der in Wien Philosophie lehrt, will die Philosophie mit der Psychologie verbinden. In seiner Kritik an Wundts Ansatz bezweifelt er, dass psychologische Phänomene angemessen durch physiologische Tatsachen erklärt werden können. Psychisches und Physisches unterscheidet er anhand des Kriteriums der Intentionalität. Intentionalität, die Ausrichtung des Bewusstseins auf die Dinge, die Welt, gilt für ihn als das wesentliche Merkmal des menschlichen Bewusstseins, das sich darin vom Materiellen grundlegend unterscheidet. Er vertritt eine phänomenologische Psychologie, die sich methodisch auf die unmittelbare innere Erfahrung bezieht. Der Begriff der Intentionalität hat starken Einfluss auf später berühmt gewordene Schüler wie Edmund Husserl. Die Vorlesungen Brentanos hören neben Edmund Husserl und Sigmund Freud auch Christian von Ehrenfels (Lutz/Retlich 1995). Alle drei haben einen entscheidenden Einfluss auf das gestalttherapeutische Denken. Der Leitgedanke des gerichteten Bewusstseins ist für die therapeutische Methode ein bedeutendes Kriterium.

2.1.1 Gestaltpsychologie und Ganzheitsidee

Auf der Suche danach, wie die Komplexität des Seelischen und des Bewusstseins zu erfassen ist, stehen sich konkurrierend die grundlegenden Auffassungen gegenüber, wie das Verhältnis vom Gesamt und Einzelteil, von „Teil" und „Ganzem" zu klären ist. Der Vorstellung, dass sich das Seelische in seiner Komplexität aus einzelnen Teilen bzw. Elementen zusammensetzt – wie es die Assoziationspsychologie versteht – wird ein ganzheitliches Denken entgegengesetzt. Dieses Denken kann auf eine lange Tradition zurückblicken. Schon Aristoteles betont das einheitliche Ganze und verdichtet es in dem berühmten, jedoch verkürzten Satz sinngemäß: Das Ganze ist mehr als die Summe seiner Teile (Aristoteles 1994). Auch im deutschen Idealismus, z. B. in Goethes Farbenlehre werden dem reduktionistischen Denken ganzheitlich-holistische Ideen und Begriffe wie „Ganzheit" oder „Einheit der Natur" entgegengesetzt.

Mit seinem Aufsatz „Über Gestaltqualitäten" greift *Christian von Ehrenfels* (1859–1932) diese Gedanken auf und bringt sie erneut in die philosophisch-psychologische Diskussion über Bewusstseinsprozesse und die phänomenalen Gegebenheiten vom Erleben. Damit gibt er den nachfolgenden Gestaltpsychologen einen entscheidenden Anstoß (Ehrenfels 1890).

Christian von Ehrenfels ist, wie bereits erwähnt, ein Schüler der Philosophie von Franz von Brentano in Wien. In dem erwähnten Aufsatz „Über Gestaltqualitäten" zeigt er am Beispiel der Melodie, dass diese nicht aus der Summe ihrer einzelnen Töne erklärt werden kann, sondern dass ein und dieselbe Melodie auch in einer anderen Tonart wiedererkannt werden kann, sie besitzt eine ganzheitliche Struktur. Diese Eigenschaften, transponierbar und übersummativ zu sein, nennt er „Gestaltqualität". „Gestalt" oder Ganzheit hat eine jeweilige Eigenschaft, die sich aus dem System der Beziehungen der einzelnen Teile zueinander bestimmt, sei es eine seelische Gegebenheit – Gestalten werden von von Ehrenfels als in sich gegliederte Grundeinheiten des Seelenlebens verstanden – oder eine Melodie. Alle Bewusstseinsphänomene bilden Ganzheiten, deren Wesen man nicht erfasst, wenn man sie immer weiter und feiner in ihre Bestandteile zerlegt. Die Welt oder sich selbst zu erfahren, ist nur in Gestalten möglich: Eine Erkenntnis, die für die Gestalttherapie grundlegend ist.

Auch für die Gestaltpsychologen gilt seitdem im Zusammenhang mit dem Gestaltbegriff der nun grundlegende Satz: „Das Ganze ist mehr als die Summe seiner Teile", bzw. „Das Ganze ist etwas anderes als die Summe seiner Teile".

Mit seinen Schriften argumentiert von Ehrenfels als einer der ersten gegen die bis dahin geltenden sensualistischen Auffassungen und elementaristischen Konzeptionen, die Erkenntnis als abhängig von der Wahrnehmung verstehen. Die Grundgedanken, die von Ehrenfels als Philosoph beschreibt, werden von den gestaltpsychologischen Schulen, die sich in Leipzig und Berlin bilden, aufgegriffen. In der Folge bestätigen die experimentellen Untersuchungen von Gestaltpsychologen in Leipzig und die als „Berliner Schule" bekannt gewordenen Gestalttheoretiker *Max Wertheimer* (1880–1943), *Kurt Koffka* (1886–1941), *Wolfgang Köhler* (1887–1967) und *Kurt Lewin* (1890–1947) diese Annahmen.

Ihre ersten Studien sind experimenteller Art und beziehen sich vor allem auf die Wahrnehmung. In der „Berliner Schule" wird in revolutionärer Weise das Verhältnis von Teil und Ganzem neu bestimmt. Die Forschungen beziehen sich zunächst auf Wahrnehmung, Lernen und Denken. Später werden die Ergebnisse auch auf die Affekt- und Handlungspsychologie sowie die Persönlichkeitstheorie ausgeweitet. Mit ihrem Ansatz stehen sie ganz im Gegensatz zu dem elementaristischen Denken, das Wundt in Leipzig vertrat. Die Frage heißt nun, aus welchen Elementen sind Ganzheiten zusammengesetzt: „Es gibt Zusammenhänge, bei denen nicht, was im Ganzen geschieht, sich daraus herleitet, wie die einzelnen Stücke sind und sich zusammensetzen, sondern umgekehrt, wo – im prägnanten Fall – sich das, was an einem Teil dieses Ganzen geschieht, bestimmt ist von den inneren Strukturgesetzen dieses Ganzen" (Wertheimer 1925, 43, zit. nach: Tholey 1992, 249).

Im Laufe ihrer Forschungen formulieren die Berliner Gestalttheoretiker zahlreiche Gestaltgesetze, nach denen sich das Wahrnehmungsfeld in Gestalten strukturiert: Z.B. gilt nach Wertheimer das Gesetz der Nähe, das Gesetz der Ähnlichkeit, das Gesetz der guten Gestalt (Prägnanz), das Gesetz der Geschlossenheit, das Gesetz der guten Fortsetzung usw. Köhler entwickelt den Begriff der Isomorphie, der die Gestaltgleichheit beschreibt. Physikalisch-physiologische und Erlebnisprozesse verhalten sich zueinander isomorph, d.h. dass sich körperliche und physiologische Prozesse auch im Erleben abbilden.

Für die Gestalttherapie sind die hier bereits betonten Zusammenhänge von körperlichen Prozessen und Erlebnisprozessen ein zentrales Anliegen, auf das in der psychotherapeutischen Praxis Bezug genommen wird.

Die Theorie der Gestalttherapie verdankt vor allem der Feldtheorie Kurt Lewins einen wesentlichen Impuls. Die Grundgedanken seines feldtheoretischen Ansatzes beziehen sich auf den dynamischen Zusammenhang von Wahrnehmung, Erleben und Verhalten, die einen ganzheitlichen Charakter haben. Lewin hat den ganzheitlichen Charakter nicht nur in der menschlichen Wahrnehmung gesehen, sondern auch im menschlichen Handeln. Handlungen drängen auf Vollendung, auf geschlossene Gestalten. Bleiben sie unerledigt, werden sie im Gedächtnis gespeichert und drängen weiterhin nach Abschluss (Zeigarnik-Effekt). Diesen Effekt nutzt die Gestalttherapie, indem sie in der therapeutischen Praxis Bezug nimmt auf „unerledigte Gestalten" des Klienten, die nach Abschluss drängen. Im Kern seiner Feldtheorie beschreibt Lewin, wie die Umgebung auf uns wirkt: Manche Dinge ziehen uns an, sie haben eine „Wertigkeit", einen Aufforderungscharakter, andere Dinge stoßen uns ab. In seinem psychologischen Ansatz beschreibt Lewin das Feld, durch welches ein Individuum bestimmt wird, nicht in objektiven, physikalischen Begriffen, sondern er beschreibt es in der Art und Weise, wie es für das Individuum zu der gegebenen Zeit subjektiv existiert. Das Verhalten eines Individuums beschreibt er als eine Funktion des je gegenwärtigen Feldes, mit der Kurzformel auf den Punkt gebracht: V = f(F). Auch Aspekte der Vergangenheit fließen in das gegenwärtige Verhalten ein. Das psychische Gesamterleben des Individuums, das auch von seinen physiologischen Bedürfnissen bestimmt ist, ist immer ausschlaggebend dafür, wie das Feld im jeweiligen Augenblick erlebt wird. In einer traurigen Stimmung nimmt man das Feld, die Umwelt, anders wahr als in einer fröhlichen Stimmung. Die gegenwärtige psychologische Umwelt, so wie sie subjektiv erlebt wird, bestimmt das Verhalten des Menschen im Hier und Jetzt. Diese Leitformel übernimmt die Gestalttherapie im Anschluss an Lewin, der die gestaltpsychologischen Betrachtungen auf das menschliche Handeln allgemein ausgedehnt hat.

In Frankfurt vertritt *Kurt Goldstein* (1878–1965), der dort als Leiter des Neurologischen Institutes mit dem Gestaltpsychologen Adhémar Gelb (1887–1936) zusammenarbeitet, ebenfalls den gestaltpsychologischen Ansatz. Er erweitert ihn, indem er die Gestaltgesetze auf den Organismus in seiner Ganzheit bezieht. Der Organismus als Ganzes tendiert in einem Ausgleichsprozess immer wieder zu einem mittleren Zustand der Erregung, der dem Wesen des Organismus adäquat ist, worin sich die „Tendenz zur guten Gestalt" ausdrückt und die Goldstein als Verwirklichungstendenz des Organismus bezeichnet. Dieser Beitrag der Funktionsweise der organismischen Selbstregulation und die Ganzheitstheorie des Organismus werden von Fritz Perls, der als Assistent an dem Institut von Goldstein arbeitet, für die Konzipierung der Gestalttherapie zum integralen Bestandteil. Der menschliche Organismus tendiert als Teil des Feldes zur schöpferischen Anpassung, diese kreative Anpassung liegt in der grundsätzlichen Tendenz zur Selbstaktualisierung bzw. Selbstverwirklichung (Votsmeier-Röhr 1995, 2004).

Die Feldtheorie ist neben der phänomenologischen Methode und dem dialogischen Prinzip eine der drei Säulen, auf der die Theorie der Gestalttherapie beruht. Die Gestaltpsychologie gilt Fritz und Laura Perls als allgemeines organisierendes Prinzip und als integrierender Rahmen für ihren Ansatz der Gestalttherapie (Yontef 1983).

2.1.2 Phänomenologie

Edmund Husserl (1859–1938) studiert in Leipzig Mathematik und Philosophie und besucht auch die Vorlesungen von Wilhelm Wundt. Nachdem er allerdings von der Idee der Intentionalität durch Franz Brentano in Wien gehört hat, wechselt er begeistert vollständig zur Philosophie. Die Frage nach dem Wesen des Bewusstseins und wie der Mensch Zugang zur Welt erfährt, beschäftigt ihn ein Leben lang. Im Anschluss an seinen Lehrer Brentano versteht er das Bewusstsein als ein immer auf einen Gegenstand Gerichtetes (Intentionalität).

Husserl gilt als der eigentliche Bewusstseinsphilosoph und Begründer einer neuen erkenntnistheoretischen Richtung: der Phänomenologie. Er begründet die Phänomenologie als eine eigenständige philosophische Richtung und Methode, mit der er sich gegen die in seiner Zeit vorherrschenden Versuche wendet, Erkenntnisfragen auf Psychologie zu reduzieren.

In Bezug auf die menschliche Erfahrung geht Husserl davon aus, dass wir die Welt nie so erfahren, „wie sie ist“, sondern gefiltert durch unsere Sinneswahrnehmung und unser Vorverständnis von der Welt. Wir können die Welt nicht „objektiv“ erfahren, sondern nur, wie sie unserem Bewusstsein erscheint (als Phänomen): Das Bewusstsein ist der Ort der Aneignung der äußeren Wirklichkeit. Dennoch ist das Bewusstsein nicht etwas, was „drinnen“ ist, sondern „draußen“ bei dem, von dem es Bewusstsein ist. Bewusstsein ist immer intentional, gerichtet auf einen gemeinten Gegenstand oder auf ein beabsichtigtes Tun, es ist nie mit sich allein befasst.

Den Zusammenhang zwischen Welt und Subjektivität kann Husserl nun mit dem intentionalen Bewusstsein erklären: Das Erscheinen eines Gegenstandes ist immer ein Erscheinen *von* etwas *für* jemanden. Ich liebe *etwas*, ich sehe *etwas*, ich glaube *etwas*, ich bewerte *etwas* usw. Die Welt, wie sie uns erscheint, ist für den Phänomenologen die einzig wirkliche Welt (Zahavi 2007), nur so ist der Zusammenhang zwischen der realen Welt „da draußen“ und unserer bewussten Erfahrung zu verstehen. Es ist widersinnig, von einer subjektunabhängigen Wirklichkeit zu sprechen (Zahavi 2007).

Um die Wirklichkeit, wie sie einem erscheint, herauszuarbeiten, um also den Inhalt des eigenen Bewusstseins zu ermitteln, schlägt Husserl das Verfahren der phänomenologischen Reduktion vor. Dazu fordert er, die „natürliche Einstellung“ zur Welt aufzugeben, in der wir das Gegebene als

Realität betrachten, und zunächst die Existenz der Welt einzuklammern. Husserl spricht von der „Epoché", griechisch für „Zurückhaltung", sich des Urteils enthalten. Sodann beschränken wir uns in der Reduktion nur auf die unmittelbar gegebenen Bewusstseinsinhalte, so dass die individuellen subjektiven Zustände übrigbleiben. In diesen phänomenologischen Reduktionen, Husserl nennt sie eidetische und transzendentale Reduktion, schalten wir den „natürlichen" Weltglauben aus und werden auf das Wesenhafte der Dinge, das durch die sinnlich-konkrete Ansicht hervortritt, zurückgeführt, um zu der originären Erfahrung zu gelangen. Originär nennt Husserl eine Erkenntnis dann, wenn sie durch den eigenen Vollzug „leibhaft" ausgewiesen auf der ursprünglichen Erfahrung beruht (Husserl 1980).

Für die Gestalttherapie ist die phänomenologische Methode fundamental, um so der subjektiven Erfahrung des Klienten möglichst nahezukommen. Heute wird die Gestalttherapie als „klinische Phänomenologie" betrachtet (Yontef 1983). Eine Annäherung an das, was sich offensichtlich in einer Situation zeigt, gelingt nur, wenn die Vor-Urteile und Vor-Annahmen außer Acht gelassen werden (Epoché, Einklammerung) und nur das unmittelbar Beobachtete und Erlebte berücksichtigt wird. Die Annäherung an diese subjektive Erfahrung, *was* und *wie* jemand etwas erfährt, ist der Ausgangspunkt der gestalttherapeutischen praktischen Arbeit.

2.1.3 Existenzphilosophie

Die Phänomenologie Husserls wird zur Quelle für viele Geistesströmungen. Sie wird zu einer Denkform, die nicht nur weit über ihre Fachgrenzen hinauswirkt, sondern sowohl in Deutschland als auch in Frankreich in die Philosophie hineinwirkt. Husserls phänomenologische Methode beeinflusst unter anderem auch die Existenzphilosophie. Ihr geistiger Vater ist *Søren Kierkegaard* (1813–1855), dem *Karl Jaspers* (1883–1969), *Martin Heidegger* (1889–1976), *Gabriel Marcel* (1889–1973), *Albert Camus* (1913–1960) und *Jean-Paul Sartre* (1905–1980) folgen.

Die Existenz des Menschen und seine Stellung in der Welt stehen in der Philosophie der Existenzphilosophen im Mittelpunkt. Vor dem Hintergrund der Schrecken der zwei Weltkriege werden die Themen wie „Sinn" und „Sinnlosigkeit", „Verzweiflung" und „existentielle Angst" wieder zu zentralen Themen. Als existentiell-phänomenologisches Verfahren hat die Gestalttherapie ein Verständnis vom Menschen, das in diesen existenzphilosophischen Gedanken entscheidende Anregungen findet.

„Existenz" bezieht sich auf die Seinsweise des Menschen, Existenz ist immer eine individuelle. Kierkegaard und danach alle Existenzphilosophen richten den Blick auf den einzelnen Menschen und die jeweilige konkrete Situation. Es gilt, zu dem Einzelnen zu werden, der sich um sein eigenes Existieren kümmert. Dieses menschliche Existieren ist verbunden mit einer Erfahrung der inneren Zerrissenheit und der Fremdheit in der Welt, die unfasslich ist und nicht rationalisierbar. Existenzphilosophen kreisen um Themen wie Einsamkeit des Menschen, Angst als Grundtatbestand des Daseins. Die Freiheit der Selbstgestaltung und der Entscheidung ängstigt den Menschen. Der Mensch ist, wie Sartre sagt, „zur Freiheit verurteilt". Existenz kann sich nur verwirklichen in existentieller Verbundenheit mit anderen. In der gestalttherapeutischen Praxis müssen wir uns ebenso diesen menschlichen Themen stellen, die um Angst, Einsamkeit, Fremdheit, aber auch Sehnsucht nach Dauerhaftigkeit, Gemeinschaft und Struktur kreisen (Yalom 2010).

Der Existenzialismus, wie Sartre ihn vertrat, betont die Bedeutung der freien Entscheidung und der Verantwortung des Einzelnen. Existenz ist der Schlüsselbegriff, „Existenz geht vor Essenz". Seine Themen der menschlichen Existenz sind Freiheit, Verantwortung, Tod, Einsamkeit. Auch in der Kunst und Literatur dieser Zeit wurden diese Themen aufgegriffen und spiegeln sich in den Arbeiten z. B. von Samuel Beckett, Albert Camus, Simone de Beauvoir und Sartre wider. Trotz der Bedeutung, die der Existentialismus für Fritz und Laura Perls hat, werden sie sich nicht für den ursprünglich vorgesehenen Namen „Existenztherapie" entscheiden. Der Nihilismus in den Schriften von Sartre lässt sie schließlich davon Abstand nehmen (L. Perls 2005, 133).

Im Anschluss an die existentielle Perspektive betont die Gestalttherapie besonders die Einzigartigkeit der menschlichen Existenz und die Besonderheit der individuellen subjektiven Erfahrung. Die Eigenverantwortlichkeit des Einzelnen, das Bewusstmachen der eigenen Verantwortung im Denken und Handeln und wie jeder seinem Erleben Bedeutung gibt, das sind zentrale Punkte im praktisch-therapeutischen Prozess, die Freiheit des Einzelnen, aber auch die damit verbundene Angst.

Martin Buber (1878–1965) gehört ebenfalls zu den Philosophen, die direkten Einfluss auf die Gründer der Gestalttherapie, besonders auf Laura Perls ausgeübt haben.

Obwohl es auch ihm um das konkrete Dasein des Einzelnen geht, so kritisiert er doch die fehlende Perspektive auf das Dasein des Mitmenschen und entfaltet die zwischenmenschliche Beziehung und das dialogische Prinzip, das von den Gestalttherapeuten der nachfolgenden Generation zur Grundlage des Verständnisses der therapeutischen Beziehung wird. Seine Philosophie des Dialogs als Prinzip menschlicher Existenz geht von zwei fundamentalen „Grundhaltungen“ zur Welt aus, die gleichzeitig auch Haltungen zum eigenen Ich sind (Buber 1984, 7; Werner 1994). Die Grundformen des Verhältnisses zwischen Ich und Welt führt er mit den beiden Grundworten als Wortpaare Ich-Du und Ich-Es ein. Die Ich-Es-Beziehung ist die zweckgerichtete Beziehung des Menschen zur Welt, zu den Dingen, die ihn umgeben und auch zu den Menschen während die Ich-Du-Beziehung zweckfrei ist.

Für die Gestalttherapie wird Bubers Dialogphilosophie zur Grundlage der Betrachtung der therapeutischen Beziehung. In den Grundlagenwerken von Fritz Perls' „Ich, Hunger und Aggression“ und in dem von Perls, Hefferline und Goodman verfassten Band „Gestalttherapie“ wird Buber zwar nicht namentlich erwähnt. In der folgenden Generation der Gestalttherapeuten aber wird Bubers Bedeutung hervorgehoben, und es erfolgt eine Ausarbeitung seiner Dialogik für das gestalttherapeutische Handeln (Yontef 1983; Hycner 1995; Jacobs 2009; Portele 1992; Fuhr/Gremmler-Fuhr 2002; Staemmler 1993, Votsmeier-Röhr 2007).

2.1.4 Psychoanalyse

In der Zeit der oben beschriebenen Auseinandersetzung zwischen einer naturwissenschaftlich ausgerichteten experimentellen Psychologie und einer sich gegen sie wendenden geisteswissenschaftlichen Psychologie (Brentano, Dilthey) brachte *Sigmund Freud* (1856–1939) um die Jahrhundertwende ein bahnbrechendes neues Thema in die Diskussion, das nun gar nicht experimentell zugänglich war: das Unbewusste. Allerdings verstand Freud seine neue Theorie und Methode einer „Wissenschaft von den unbewussten seelischen Vorgängen“ als eine eher dem naturwissenschaftlichen Zweig der Psychologie zugehörende Theorie und Methode.

Freud erklärt in seiner Theorie nicht nur menschliches Erleben und Handeln, sondern entwickelt auch eine umfassende Methode der Behandlung menschlicher Konflikte. Er zeigt darin, wie das Unbewusste die bewussten Prozesse beeinflusst und entwickelt seine Methode des Analysierens und Deutens, vor allen Dingen der Träume, um die seelischen Prozesse ins Bewusstsein zu führen. Nach Freud ist die Traumdeutung die „Via regia“ zur Kenntnis des Unbewussten im Seelenleben (Freud 2014). Mit Freud wird die Behandlung seelischer Krankheiten, vor allem die Psychotherapie nun als Teil der medizinischen und psychologischen Behandlung bekannt gemacht.

Die Gründer der Gestalttherapie Fritz und Lore Perls werden noch zu Lebzeiten Freuds als Psychoanalytiker – er als Mediziner, sie als Psychologin – ausgebildet. Beide identifizierten sich sehr stark mit der Psychoanalyse, die sie fast zwei Jahrzehnte praktizieren. Dennoch sind sie nach der eigenen psychoanalytischen Erfahrung mehr von den sich entwickelnden philosophischen (phänomenologischen) und psychologischen Ideen überzeugt, distanzieren sich von der Psychoanalyse und beginnen an einer Erneuerung zu arbeiten.

Ein Schüler von Sigmund Freud, *Wilhelm Reich* (1897–1957), übt einen wichtigen Einfluss auf das Denken von Fritz Perls aus, der sich in Berlin bei Reich persönlich behandeln lässt. Reich legt im praktischen Arbeiten die Betonung auf Affekte und körperliche Aspekte, betont den Zusammenhang körperlicher Verspannungen („Muskelpanzer") mit dem Widerstand und empfiehlt, den Patienten mit seinem Charakterwiderstand zu konfrontieren, damit er den Widerstand körperlich selbst erfahren könne. So achtet Wilhelm Reich besonders auf das „Wie" einer Erfahrung in der Haltung, den Gesten und der Sprachqualität, was auf Perls überzeugende Wirkung hat. Dieser Aspekt hat sich bis heute in der Gestalttherapie erhalten, während Perls die von Reich entwickelte Methode des gewaltsamen Lösens von Verkrampfungen ablehnt (Sreckovic 1999).

Die Gestalttherapie bleibt trotz aller Revisionen und Neubestimmungen sowohl in der Theorie, als auch in dem praktischen therapeutischen Vorgehen, wie sie von den Gründern der Gestalttherapie formuliert wurde, in einigen grundlegenden Ideen über die innerpsychische Dynamik der Psychoanalyse verbunden. Die wesentlichen Aspekte werden hier kurz zusammengefasst:

- Die Gestalttherapeuten haben den Grundgedanken des psychoanalytischen Verständnisses von den inneren seelischen Konflikten erhalten, diese jedoch konsequent in einen feldtheoretischen Zusammenhang gestellt.
- Das Verständnis von Bewusstsein und Unbewusstem ändert sich in der Gestalttherapie zu einem dynamischen Verständnis des Bewusstseins und wird unter dem meist im Original verwendeten Begriff „Awareness" zu einem zentralen Begriff der Gestalttherapie.
- Bedeutend bleibt auch die Dimension der therapeutischen Beziehung in der Übertragung und Gegenübertragung, auch wenn in der Gestalttherapie eine phänomenologische und dialogische Form des Umgangs benutzt wird, in der das Kontaktgeschehen und das phänomenologische Fokussieren die Grundlage bilden. Dennoch bleibt auch in der Gestalttherapie die therapeutische Beziehung das tragende Element eines psychotherapeutischen Prozesses.
- Das Phänomen Widerstand wird auch in der Gestalttherapie in seiner Bedeutung als sinnvolle Schutzfunktion verstanden, was im therapeu-

tischen Prozess in seiner ursprünglich sinnvollen und seiner aktuellen – vielleicht sogar behindernden – Bedeutung bewusstgemacht wird (Hartmann-Kottek 2004).

2.1.5 Schöpferische Indifferenz

Salomo Friedlaender (1871–1946), lebt als Philosoph in Berlin bis er vor den Nationalsozialisten nach Paris flieht und dort im Exil in völliger Armut stirbt. In der Philosophie ist sein Werk fast in Vergessenheit geraten. Erst 2005 wird mit der Herausgabe einer Gesamtausgabe seiner Werke begonnen.

Die Bedeutung des Philosophen Salomo Friedlaender für Fritz Perls und damit auch für die Gestalttherapie wird in seinem Buch „Das Ich, der Hunger und die Aggression“ deutlich, in dem er differenzierendes Denken im Sinne Friedlaenders für seine Revision der Psychoanalyse anwenden will (Perls 1978, 18). In seiner Autobiografie spricht Perls von Salomo Friedlaender als seinem „Guru“ und betont dessen Einfluss. In dem erst 2015 erschienenen Buch „Friedlaender/Mynona und die Gestalttherapie“ (Frambach/Thiel 2015) wird die philosophische Bedeutung Friedlaenders gewürdigt und das Prinzip der „Schöpferischen Indifferenz“ ausführlich als Quelle der Gestalttherapie vorgestellt. In seinem Werk „Schöpferische Indifferenz“ schreibt Friedlaender:

> „Das allerallgemeinste Merkmal jedes irgend möglichen Phänomens ist der Unterschied, die Differenz, welche bis ins Extreme gehen kann“ (Friedlaender 1926 XV, zit. nach Frambach 1996, 299).

Es ist die Polarität, der Ur-Gegensatz, der diese Differenz der Phänomene strukturiert. Erst in der polaren Gegensätzlichkeit kann ein Phänomen sichtbar werden:

> „In polarer Gegensätzlichkeit tritt das als Phänomen in Erscheinung, was in seiner Identität, seiner Einheit und Ganzheit nicht wahrnehmbar, da nicht unterscheidbar ist. Es ist zum Beispiel immer relativ hell im unterscheidenden Verhältnis zum polaren Gegensatz dunkel. Die Einheit, Identität, von hell und dunkel ist nicht als unterscheidbares Phänomen erkennbar. Die Einheit einer polaren Differenzierung ist gleichsam ihre Mitte, die Indifferenz.“ (kursiv im Text, Friedlaender 1926, 337 zit. nach Frambach 1996, 299).

Um diese indifferente Mitte kreist Friedlaenders Denken:

> „Seit alters her hat man beim Polarisieren mehr auf die Pole als auf deren Indifferenz geachtet. In dieser aber steckt das eigentliche Geheimnis, der schöpferische Wille, der Polarisierende selber, der objektiv eben gar nichts ist. Ohne ihn aber gebe es keine Welt“ (Friedlaender 1926, zit. nach Frambach 1996, 299).

Das zentrale Thema für Friedlaender ist immer wieder die Dualität: Leib und Seele, Einheit und Vielfalt, Absolutes und Relatives, Transzendenz und Immanenz. In dieser Dualität sucht Friedlaender die Mitte der Polaritäten, deren Indifferenz. Der „Grund“, das Ganze oder Absolute ist „kein mit dem unterscheidenden Intellekt erkennbares Phänomen“ (Frambach 2015, 45). Es ist das, was sich für Gestalttherapeuten in Vordergrund und Hintergrund differenziert (Frambach 2015, 45). „Mitte! Das ist ein Zauberwort“ (Frambach 2015, 46), was sich im Ziel der Therapie bei Perls wiederholt, wenn er vom „Finden einer Mitte“ spricht. Auch das „Hier und Jetzt“ ist im Sinne einer Zentrierung, als Mitte, als Nullpunkt zwischen Vergangenheit und Zukunft, zu verstehen (Frambach 2015, 52).

In den Texten von Fritz Perls findet man an vielen Stellen Begriffe wie „Mitte“, „Zentrum“, „Polarisieren“ usw., die auf das Denken von Friedlaender hinweisen.

2.2 Biografischer Hintergrund

2.2.1 Fritz und Laura Perls

Die beiden Gründer der Gestalttherapie Fritz (1893–1970) und Laura Perls (1905–1990) sind in einer Zeit geboren, die durch enormen wirtschaftlichen Aufschwung geprägt ist. Mit der Entwicklung zur Industriegesellschaft gehen große gesellschaftliche Veränderungen einher. Die rasante Entwicklung der industriellen Standorte zieht eine Migrationswelle von Juden nach sich, zunächst aus den Ostprovinzen des Deutschen Reichs, später dann in viel größerem Ausmaß aus den osteuropäischen Ländern.

Auch die Familie von Fritz Perls emigriert in dieser Zeit in die Metropole Berlin. Die rasante ökonomische und demografische Entwicklung, die Massen von Menschen in die Städte strömen lässt, verändert schnell das gesellschaftlich-politische Leben.

In diesem Milieu staatlicher und gesellschaftlicher Spannung können die Perls die in der rechtlichen Freiheit für Juden und im relativ liberalen Zugang zu den Bildungsangeboten liegenden Chancen für sich nutzen. So schicken auch die Eltern von Fritz Perls ihren Sohn auf ein Gymnasium und lassen ihn anschließend studieren. Sie versprechen sich damit – wie andere jüdische Einwanderer – den Aufstieg in das bürgerliche Milieu.

Die Berliner Jahre

Am 8. Juli 1893 wird Friedrich Salomon Perls in Berlin als erster Sohn von Amalie und Nathan Perls geboren, die ein Jahr zuvor aus der preußischen Provinz Schlesien gekommen waren. Nach seiner Grundschulzeit geht Friedrich Salomon Perls auf ein Gymnasium. Dies ist für einen im deutschen Bürgertum aufwachsenden Juden und dem Bildungsideal dieser Schicht des Kaiserreiches nicht selten. Seine Erinnerungen an die Schulzeit fasst Fritz Perls (wie er sich später nennt) in seiner Biografie kurz zusammen: „Diese Schule war ein Alptraum für mich" (Perls 1981, 193). Strafende, autoritäre Lehrer, deren deutschnationale Gesinnung und Antisemitismus ihn mit Wut erfüllen. Hier macht Perls auch die Erfahrung der Entwertung, die viele Juden trifft und sie als Bürger zweiter Klasse behandelt. Dazu kommen die Verwirrungen in der Pubertät mit der Angst vor Folgen der Masturbation und das schlechte Verhältnis zu seinem Vater, dessen Abwertungen ihn tief kränken. Die hilflos strafende und prüde Mutter erzeugt in ihm ein rebellierendes Verhalten. Bereits in seiner Jugend ist er daher überzeugt, „dass Psychoanalyse das einzige Heilmittel war" (Perls 1981, 151), denn „Freuds Theorie kreist sowohl um Sex als um Erinnerung" (Perls 1981). Die Spannung zwischen einer empfundenen Übermacht der gesellschaftlichen Anforderungen und einer väterlichen Autorität gegenüber den individuellen Bedürfnissen wird zu einem zentralen Motiv der Praxis der Gestalttherapie.

> „Die frühe Erfahrung eines repressiven ‚Du sollst', die im Freud'schen System als „Über-Ich" seine theoretische Einordnung fand, das Fritz Perls dann folgerichtig als ein unakzeptables Introjekt bezeichnete, war für die Theoriebildung quasi aller Berliner Charakteranalytiker von Bedeutung" (Bocian 2007, 58).

Wie viele Oberschüler und Studenten seiner Zeit hat sich Fritz Perls als Statist beim Theater gemeldet, gelegentlich darf er auch kleine Rollen übernehmen. Dort trifft er auf den Regisseur Max Reinhardt, der ihn tief beeindruckt. In seiner Autobiografie beschreibt er ihn als den „erste(n) kreative(n) Genius, den ich traf" (Perls 1981, 315). Nicht unumstritten gibt Max Reinhardt der Theaterwelt durch seine Arbeit neue Impulse, die statt der gestellten theatralischen Gebärde bei den Schauspielern den spontanen, natürlichen Ausdruck anregen. Perls ist beeindruckt von Reinhardts Fähigkeit, auf der Bühne nicht nur Theater zu erzeugen, sondern ein Leben von äußerster Intensität hervorzubringen, einen „[…] Rhythmus von Spannungen und Stille so einzusetzen, dass aus Prosa Musik wurde […]." (Perls 1981). Dieses Zulassen der Gefühle und ihrer kathartischen Wirkung wird für Perls' spätere Arbeit an der Entwicklung der Gestalttherapie von großer Bedeutung sein.

Schon bald danach, 1914, erklärt Deutschland Russland und Frankreich den Krieg. Die Ereignisse dieser Zeit treiben die Menschen auf die Straßen, die für den Erhalt des Friedens sind, aber auch jene, die auf einen schnellen Sieg hoffen. Neben den deutschnationalen Motiven vieler Kriegsbegeisterter hoffen auch manche auf eine Befreiung von der bürgerlichen Enge der wilhelminischen Zeit (Perls 1981). Fritz Perls unterbricht sein Studium und meldet sich freiwillig als Soldat beim Roten Kreuz, da er nicht vorhat, „[…] ein Soldat und ein bekloppter Held zu werden" (Perls 1981, 166). In Belgien erlebt er die Grausamkeit der Giftgasangriffe. Auch wenn Perls an der Front von schweren körperlichen Verletzungen verschont bleibt, hinterlassen die schrecklichen Erfahrungen mit den Kriegsverletzten und sterbenden Frontsoldaten tiefe Spuren in ihm. Seine posttraumatischen Störungen und Depressionen sind in den folgenden Jahren der Therapieausbildung vermutlich ein zentrales Thema (Bocian 2007).

Die Politisierung und Radikalisierung nach dem Kriegsende erfasst Künstler und Intellektuelle. Fritz Perls engagiert sich linkspolitisch und ist besonders von Gustav Landauer beeindruckt, der in Berlin den „Sozialistischen Bund" gründet, zu dessen Mitgliedern auch Martin Buber gehört. Der Germanist und Philosoph vertritt einen Anarchismus verstanden als die Abwesenheit von Zwang, Herrschaft und Hierarchie. Diesen Gedanken, die er in Texten wie „Aufbruch zum Sozialismus" studiert, fühlt sich Perls nahe. Diese Ideen eines Zusammenlebens von Menschen schlagen sich später in seinen Überlegungen zur Gründung eines Gestalt-Kibbuz nieder. Später wird er auch in Paul Goodman, seinem Ko-Autor des Grundlagenwerkes „Gestalttherapie", einen ähnlich, noch radikaler politisch Denkenden finden. Beide sehen die Unterdrückung einer gesunden Selbstregulierung durch repressive soziale Strukturen und Institutionen als Hauptursache einer Leid verursachenden Entwicklung.

Die Jahre nach dem Krieg und dem Ende seines Studiums 1921 bedeuten für Perls einen Neuanfang. Sie sind geprägt durch intensive Kontakte mit der Berliner Avantgarde, die ihn mehr als die medizinischen Fachkreise fasziniert (Bocian 2007). Der Versuch, sich und die Welt zu verstehen, führt ihn zur Philosophie als „Gegengift für meine existentielle Konfusion und

Verwirrung" (Perls zit. nach Bocian 2007, 136). In den Berliner Bohème-Kreisen trifft er Salomo Friedlaender, der einen Kreis Intellektueller und Künstler um sich versammelt. Perls fühlt sich von dessen Gedanken und philosophischen Themen stark angezogen, getrieben von dem Drang, „sich selbst und die Welt zu verstehen" (Perls 1981, 79) und in der Hoffnung, bei den Philosophen Antworten zu finden. Erste Antworten findet er, als er auf die Schriften Friedlaenders und Freuds stößt. Hier entdeckt er eine strukturierende Ordnung und „Orientierung" (Perls 1981, 10).

Während seiner Ausbildung zum Neurologen beginnt er in Berlin eine Lehranalyse bei Karen Horney (1885–1952). Als er 1926 nach Frankfurt zieht, arbeitet er dort bei Clara Happel weiter, einer Schülerin von Karen Horney.

Frankfurter Zeit

Die Zeit in Frankfurt wird im medizinischen und im privaten Bereich zu einem wichtigen Lebensabschnitt. Perls nimmt 1926 eine Assistentenstelle bei Kurt Goldstein an, dem Leiter des Neurologischen Instituts, in dem die Folgeerscheinungen bei Hirnverletzten untersucht werden. In Goldstein begegnet Perls einem interdisziplinär denkenden Mediziner, der an seinem Institut erstmalig einen Gestaltpsychologen, Adhémar Gelb, für den klinischen Bereich engagiert hat, was damals neu und ungewöhnlich ist (Bocian 2007).

Perls nimmt an Veranstaltungen der Universität zur Gestaltpsychologie teil, die von Adhémar Gelb durchgeführt werden. In einer dieser Veranstaltungen kommt es zu der für sein Leben entscheidenden Begegnung mit seiner späteren Frau Lore Posner, die bei Gelb promoviert. Es entwickelt sich eine intensive Liebes- und Arbeitsbeziehung.

Lore Posner wird am 15. August 1905 in Pforzheim geboren. Ihre Eltern gehören dem wohlhabenden jüdischen Großbürgertum an, das Wert auf gute Erziehung und Bildung legt. Sie will ursprünglich Konzertpianistin werden, entschließt sich aber, nach dem Abitur zu studieren, und kommt schließlich zur Psychologie und Philosophie. Sie besucht die Philosophie-Vorlesungen von Martin Buber und Paul Tillich, ein enger Freund von Kurt Goldstein. Tillich ist von Goldsteins ganzheitliche Erfassung des Menschen stark beeinflusst. In seinen Schriften bezieht er sich auf den Organismusbegriff Goldsteins und auch auf den Gestaltbegriff. Sein Einfluss auf Lore Posner und auch auf Fritz Perls spiegelt sich wieder in der Verwendung des Begriffes der Grenze „zwischen", der in ihrem späteren Hauptwerk als „Kontaktgrenze" auftaucht.

Lore Posner interessieren die gestaltpsychologischen Themen, die Adhémar Gelb in Frankfurt lehrt, und sie beschließt, bei ihm zu promovieren. Auf die Entwicklung der Gestalttherapie hat sie einen bedeutenden Einfluss genommen, auch wenn sie in den Hauptwerken von Fritz Perls als Autorin nicht erscheint.

Nach ihrer Heirat mit Fritz Perls 1930 ziehen beide nach Berlin, wo Fritz Perls die Ausbildung zum Psychoanalytiker wieder aufnimmt in der Hoffnung, sie bald abzuschließen. Nachdem er bereits bei Karen Horney begonnen hat, setzt er nun seine Ausbildung bei Eugen Harnik fort. Er macht die Erfahrung mit der machtvollen Position des Ausbilders und Lehranalytikers, die er für sein persönliches Wachstum für nicht positiv hält. Schließlich bricht er die Zusammenarbeit ab. Erst bei Wilhelm Reich, den er aus seinem halbjährigen Aufenthalt in Wien persönlich kennt und der sich mit seiner charakteranalytischen Technik („Widerstands- und Charakteranalyse") einen Namen gemacht hat, findet er einen Psychoanalytiker, der sich auch körperbezogenen Aspekten zuwendet und einen aktiven und experimentellen Stil praktiziert (Bocian 2007). Die Zusammenarbeit mit Reich bestärkt ihn darin, den Körper mit seinen Muskelspannungen und Haltungen in die Therapie einzubeziehen. Die Kraft des eigenen körperlichen Spürens erfahren Fritz und Lore Perls auch in den Gymnastik-Kursen von Elsa Gindler in Berlin, in denen sie sich auf Bewegung, Körperempfindung und Atem konzentrieren. Besonders Lore Perls sorgt dafür, dass diese Erfahrungen Eingang in die Gestalttherapie finden.

Johannesburg: Erweiterung des theoretischen Ansatzes

1933 fliehen Fritz und Lore Perls vor den Nationalsozialisten, die inzwischen an die Macht gekommen sind, über Holland nach Südafrika. In Johannesburg (1934–1946) können sie endlich ihre gemeinsamen Pläne verwirklichen, zu denen vor allen Dingen die Gründung eines Psychoanalytischen Instituts gehört. Hier gelingt es ihnen, die in den Jahren zuvor gesammelten Erfahrungen aus der psychoanalytischen Ausbildung mit den eigenen Ideen und innovativen Gedanken zu verbinden. Die von Sigmund Freud entwickelte Vorstellung von den „analen Widerständen" wird durch das Konzept der „oralen Widerstände" ergänzt (Freud 2014; Staemmler/Bock 1998). Das ist ein erster Ansatz, das Freud'sche Gedankengebäude zu erweitern. In dem Werk „Das Ich, der Hunger und die Aggression" von 1942 entwickeln Fritz und Lore Perls dann ihre Gedanken weiter. Das noch in Südafrika veröffentlichte Werk enthält bereits die wesentlichen neuen Ansätze, die dann im späteren Hauptwerk („Gestalttherapie") ausgeführt werden: die Schöpferische Indifferenz, das Herstellen des organismischen Gleichgewichts, die Konzentration auf Atem und Körper, der Bezug auf das Gegenwärtige und die holistische Betrachtung des Organismus und seiner Umwelt. Dieses Werk arbeitet die Parallelität der gesetzmäßigen Vorgänge beim leiblichen Aufnehmen von Nahrung und der geistigen Verarbeitung von Wissen auf und stellt den Bezug zur Psychoanalyse und zu den eigenen Erfahrungen her. In diesem Entwurf wird auch das Konzept der Introjektion, das sich deutlich von dem psychoanalytischen Konzept unterscheidet, im Zusammenhang mit der Aggressionstheorie und der Entwicklung des Assimilations-Konzeptes entwickelt.

Zu den theoretischen Überlegungen kommen die Erfahrungen der erfolgreichen Praxis in Johannesburg, die sie zu neuen Experimenten inspirieren (Sreckovic 1999) und die sich vor allem auf die Aufmerksamkeit für die Atmung der Patientin und eine neue Sitzordnung (gegenüber) mit der Patientin beziehen. Als die Perls in Johannesburg arbeiten, ist *Jan Christian Smuts* Premierminister in Südafrika, dessen holistische Ideen die beiden Perls schon in Frankfurt beeindruckt haben. Sein Buch „Die holistische Welt“ (Smuts 1938) und das gestaltpsychologische Denken Kurt Lewins mit dessen Feldbegriff enthalten ähnliche Grundgedanken, die von den Perls als fundamentale Gedanken in ihren Werken aufgegriffen werden.

Emigration in die USA, New York

Lore und Fritz Perls verlassen Südafrika, als sich in dem Land zunehmend eine rechtsradikale politische Strömung abzeichnet, die in Rassentrennung und Apartheidpolitik endet. 1946 ziehen sie in die USA, ein Vorhaben, das sie schon lange hegen und das durch die Mithilfe alter Freunde wie Karen Horney auch gelingt. Nach den Anfangsschwierigkeiten, sich im Alter von 54 Jahren und einem deutschen Examen als Psychiater zu etablieren, hat Fritz Perls schließlich das Glück, eine Praxis zu übernehmen und sich eine Lebensbasis zu schaffen, die es ihm ermöglicht, immer mehr die eigenen innovativen Ideen zu verfolgen und sich von der Psychoanalyse zu trennen. In New York findet er in den Cafés von Greenwich Village das geistig kritische intellektuelle Leben, das ihn auch schon in Berlin angezogen hat. Dort trifft er auf ähnlich gesellschaftskritisch denkende Intellektuelle. Unter ihnen ist auch Paul Goodman, zu dem die Perls den Kontakt suchen. Laura (in den USA nennt sie sich nun Laura) und Fritz Perls kennen Paul Goodman bereits von seinen Schriften, die ihren eigenen politischen Überzeugungen sehr nahe sind. Aber mehr noch sind sie von seiner Kritik an Freud überzeugt und sehen in ihm den idealen Mitarbeiter für ihr geplantes

Grundlagenwerk „Gestalttherapie", zumal er im Vergleich zu Perls ein hervorragender Schriftsteller ist. 1947 entschließen sie sich, das Projekt in Angriff zu nehmen: den schon lang gehegten Plan, einen Therapie-Ansatz zu formulieren, der die existentialistischen, phänomenologischen und gestaltpsychologischen Elemente integrieren soll. Sie können Paul Goodman für die Arbeit begeistern und aus dem anfänglichen Lektoratsauftrag wird eine engagierte Mitarbeit, in der Goodman seine Gedanken und Ideen mit in das Werk einarbeiten kann. Das Buch hat zwei Teile, wobei ein Teil Anleitungen zur Selbsterfahrung enthält, Experimente zur praktischen Arbeit (deutscher Titel: „Wiederbelebung des Selbst"), die Ralph F. Hefferline mit seinen Studentinnen durchgeführt hat. Der andere Teil (deutscher Titel: „Lebensfreude und Persönlichkeitsentfaltung"; Perls et al. 1979) behandelt die theoretischen Überlegungen.

2.2.2 Paul Goodman

Paul Goodman wird 1911 in New York geboren. Zunächst studiert er Literatur und Philosophie in Chicago, wo er auch nach seiner Dissertation im Bereich der Literatur lehrt. Die Möglichkeit, weiter an der Universität oder anderen Lehrinstitutionen zu lehren, wird ihm allerdings verwehrt, nachdem er sich öffentlich zu seiner Homosexualität bekannt hat. Als Verfasser von Gedichten und Kurzgeschichten bekommt er zwar Anerkennung in den literarischen Fachkreisen, kann von den Honoraren aber nur spärlich leben. Die Erfahrung des Zweiten Weltkrieges, den er als überzeugter Kriegsdienstverweigerer erlebt hat, macht ihn zum überzeugten Pazifisten. Er bezeichnet sich auch selbst als Anarchist, beeinflusst von dem anarchistischen Philosophen Peter Kropotkin, auf der Suche nach einer nicht-marxistischen Alternative zum Konsumkapitalismus (Höll 1993, 34).

Als Goodman 1947 in New York Laura und Fritz Perls trifft, wird aus dieser Begegnung eine intensive geistige Freundschaft, aus der die gemeinsame Arbeit an dem Projekt „Gestalttherapie" hervorgeht. Die gemeinsame Arbeit führt zu dem grundlegenden Werk der Gestalttherapie. Auch ist er Mitbegründer des „Institute for Gestalt Therapy". Neben diesem Grundlagenwerk veröffentlicht Goodman später noch zahlreiche Texte zu soziologischen, politischen und psychologischen Themen, von denen auch einige ins Deutsche übersetzt sind, wie z. B. „Natur heilt – Psychologische Essays" oder „Aufwachsen im Widerspruch. Über die Entfremdung der Jugend in der verwalteten Welt".

Goodmans Gewinn für die Gestalttherapie liegt in seinem besonderen sozialphilosophischen Blick auf den Menschen. Die Schwierigkeiten des

Individuums sieht er im Zusammenhang mit einer kranken Gesellschaft, in der das Individuum sich in ständiger Angst befindet, zu versagen (Blankertz 1993). Nach seiner Überzeugung wirken die sozialen Strukturen und Institutionen auf das Individuum so, dass der Ausdruck einer gesunden Aggressivität unterdrückt wird.

> „Das Verständnis von der Funktion von Psychotherapie in einer kranken Gesellschaft, die zur Neurose führt, erhält man nur, wenn man sich ihrer gespaltenen gesellschaftlichen Funktion im Dienst des leidenden Individuums und im Dienst der Leiden verursachenden Gesellschaft bewusst ist" (Blankertz 1992, 48).

Die Chicagoer Universität ist seine Lern- und spätere Lehrstätte. Dort steht er unter dem Einfluss der berühmt gewordenen Chicagoer Schule, die von John Dewey und George Herbert Mead ausgeht. Auch mit Kant, Aristoteles und Husserl, ebenso Laotse setzt er sich auseinander. Der Einfluss seines sozialphilosophischen Denkens über die soziale Natur des Menschen ist in das gemeinsame Werk mit den Perls eingegangen (Stoehr 1994).

Goodman hält an dem damals neu gegründeten Gestaltinstitut in New York gelegentlich Vorträge zur Theorie der Gestalttherapie und ist auch einige Jahre therapeutisch tätig. Sein Hauptbeitrag liegt jedoch in der Ausarbeitung und Mitarbeit an dem erwähnten Grundlagenwerk der Gestalttherapie, besonders dem ersten, theoretischen Teil, den er in seiner besonderen Weise inhaltlich und sprachlich prägte (Sreckovic 1999).

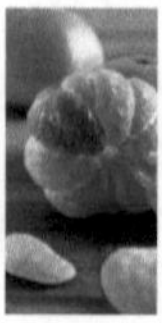

3 Theorie

3.1 Die Grundlagen der Gestalttherapie

3.1.1 Erkenntnistheoretische Grundannahmen

Eine Erkenntnistheorie sucht die dem Erkennen und Handeln zugrundeliegenden Prämissen darüber, was unser Erkennen und Handeln im Hintergrund leitet, zu ermitteln. Es gibt kein voraussetzungsfreies Wahrnehmen, denn der persönliche subjektive Hintergrund bestimmt, welche Unterscheidungen wir treffen, und verleiht der Figur des Erlebens im Vordergrund Bedeutung und Sinn. Psychotherapie beginnt damit, zu erkennen, welche Unterscheidungen Therapeuten und Klienten vornehmen und wie sie das kontinuierliche, aktive Konstruieren und Aufrechterhalten der Erfahrungswelt gestalten (Keeney 1987, 13).

Erkenntnistheoretische Grundannahmen betreffen die Fragen: Wie erlangt der Mensch Wissen über sich selbst und sein Handeln, über die Dinge, die Objekte und die Welt? Und wie gibt er diesen Dingen und Situationen Bedeutung? Wie ist der Prozess der Wahrheitsfindung zu beschreiben, welchen Täuschungen kann er dabei erliegen? Und für den therapeutischen Bereich interessiert die Frage: Woher weiß der Therapeut, was er über den Klienten, die Diagnose zu wissen glaubt? Was verstehen wir darunter, wenn wir von Erkennen sprechen? Das sind wesentliche Fragen, der sich jede Theorie einer Psychotherapie stellen muss und sich mehr oder weniger ausgesprochen auch stellt. Diese erkenntnisbezogenen Grundannahmen geben einerseits eine wichtige Orientierung für das eigene psychotherapeutische Handeln, andererseits dienen sie auch für die kritische Einschätzung der Theorie auf der Modell- und Begriffsebene (zum Beispiel bei Begriffen wie Heilung, Krankheit, Störung; Mehrgardt 1994).

In der Gestalttherapie gibt es bereits in dem Grundlagentext von Perls, Hefferline & Goodman (2006) Hinweise auf eine kritische Auseinandersetzung mit der Frage nach den Zugängen zur Welt, zur äußeren und inneren Realität, zur Wahrheit und zum Verhältnis zwischen Denken und Realität.

Allerdings sind diese Grundfragen zur Zeit der Gründung der Gestalttherapie noch nicht fundiert beantwortet, sondern nur vage beschrieben worden. Erst die nachfolgenden Generationen haben das erkenntnistheoretische Fundament weiterentwickelt (s. Portele 1989, Fuhr/Portele 1990, Teschke 1989, Mehrgardt 1997).

Eine Erkenntnistheorie, die als Grundlage der Gestalttherapie dienen soll, muss deren phänomenologische, dialogisch-existentielle und holistisch-feldtheoretische Prinzipien widerspiegeln und auch das Bild vom Menschen als ein ganzheitliches, dialogisches Wesen angemessen berücksichtigen (Yontef 1983). Diese Prinzipien bestimmen die erkenntnistheoretisch-ethische Grundhaltung des Gestalttherapeuten, seine Erfahrung der Wirklichkeit, sein (Experten)-Wissen und beeinflussen seine Entscheidung, so und nicht anders therapeutisch zu handeln, und damit letztlich die Wirksamkeit der Therapie.

Die Gestalttherapie hat aus vielen Quellen geschöpft (Kapitel 2.1.2) und ihre erkenntnistheoretischen Wurzeln in verschiedenen Philosophien und Theorien verankert. Dazu gehören Phänomenologie, Kritischer Realismus, Konstruktivismus und die Feldtheorie, die aus der Gestalttheorie abgeleitet wurde.

Den erkenntnistheoretischen Grundlagen der Gestalttherapie lassen sich zwei Sichtweisen zuordnen, die im Folgenden vorgestellt werden sollen: die phänomenologische und die dialektisch-konstruktivistische Sichtweise.

Gestalttherapeutische Erkenntnistheorie aus phänomenologischer Sicht

Erkenntnistheoretisch bezieht sich die Gestalttherapie auf die phänomenologische Sichtweise, wie sie ursprünglich von Edmund Husserl entwickelt wurde. In der von ihm begründeten Phänomenologie (Kapitel 3.1.3) beginnt die Suche nach Erkenntnis bei dem Menschen selbst. Husserl geht von der Subjektivität des Menschen aus und untersucht die Sphäre des Bewusstseins. Er untersucht die Dinge, wie sie dem Bewusstsein erscheinen, als „Phänomene", wie die Dinge „erscheinen", im Gegensatz zu den Dingen wie sie wirklich, „an sich" sind. Er untersucht also das, was „originär gegeben" ist (originär im Sinne von Wirklichkeit). So will er zu den „Sachen selbst" zurückkommen und begreifen, wie sie wahrgenommen werden und wie sie sich unmittelbar präsentieren, ohne durch Symbole oder Zeichen vermittelt zu sein. Alle Gegenstände und Sachen gibt es für mich nur dank meines Bewusstseins. Die Dinge (die Realität, die „Außenwelt") werden also nicht direkt erfahren, sondern durch unsere Sinne und unser Bewusstsein vermittelt.

Wie in allen philosophischen Richtungen geht es auch in der Phänomenologie um die Grundfrage: Wie erfahren wir die Welt? Und wie wissen wir, ob sie überhaupt existiert? Es geht um das Verhältnis der objektiven Realität gegenüber der subjektiven Wirklichkeit. Wie ist der Unterschied zu fassen zwischen dem, was wir erfahren und dem, was real und unabhängig von unserer Wahrnehmung existiert? Es geht darum, den Zusammenhang zwischen den mentalen Phänomenen und der physischen Substanz „da draußen" bei den Dingen in der Welt zu ermitteln. Diesen Prozess nennen wir „Erleben". Um diesen Prozess zu erkunden, hat Husserl eine Methode entwickelt, die auch für das praktische therapeutische Arbeiten bedeutend ist. Als Grundlage für die Erforschung unserer (mentalen) Erfahrung dient Husserl die Intentionalität. Hier findet er einen Begriff, der den Vorgang beschreibt, wie der menschliche Geist zu den Anreizen in der realen Welt und zu einer bedeutungsvollen Erfahrung gelangt. Da Bewusstsein immer Bewusstsein von etwas ist, erfahren wir die Welt als Welt der Dinge, auf die wir uns beziehen (Ich sorge mich um *etwas*. Ich liebe *etwas*. Ich bin irritiert von *etwas*. Ich hoffe *etwas*.). Wie die „rohen Daten" aus der physischen Welt zu subjektiv interpretierten (und damit ihnen Bedeutung verleihenden) Objekten werden, zu „Phänomenen" in meinem Geist, erklärt Husserl mit der besonderen Eigenschaft des Bewusstseins: nämlich immer auf etwas gerichtet zu sein (Intentionalität). Husserl will mit diesem Konzept die Trennung zwischen erkennendem Subjekt und erkanntem Objekt aufheben. Wie die realen Dinge und die subjektive Interpretation in jeder Erfahrung zusammenhängen, geschieht durch die schrittweise Annäherung, die mithilfe der phänomenologischen Methode angestrebt wird.

Ausgangspunkt der phänomenologischen Methode ist die Annahme, dass die Außenwelt zwar existiert; sie wird nicht geleugnet, sie gilt als Voraussetzung für das, was wir in ihr erfahren können. Aber in einer naiven und natürlichen Einstellung in einem vorphilosophischen Verständnis gehen wir davon aus, dass die Welt, so wie wir sie sehen, so auch ist. Diese Einstellung können wir jedoch auch ändern, wir können das Wissen um die Existenz der Welt da draußen „einklammern" (Epoché, transzendentale Reduktion), sie zunächst unberücksichtigt lassen. Das heißt, wir ändern unsere Einstellung zur Welt, bemühen uns, uns unseres Urteils darüber zu enthalten. Wir befreien uns von allen Urteilen, Spekulationen, Meinungen, von jedem Vorwissen über die Realität und gewinnen so mehr Abstand zu den Dingen, wie wir sie sehen. So können wir uns offen halten für eine unmittelbare, auf den sensorischen Daten basierende Erfahrung, möglichst frei von Deutungen und Interpretationen (Spinelli 1989). Nun können die Dinge, wie sie unmittelbar erfahren werden, in einem weiteren Schritt beschrieben werden. „Epoché und Reduktion" als das methodische, vorbereitende Einklammern unserer Vor-Urteile erlauben uns, die Welt und ihre Gegenstände „[…] auf neue und überraschende Weise zu erkunden, nämlich in ihrer Erscheinung oder Manifestation für das Bewusstsein." (Zahavi 2007, 24). Durch den Vollzug der Reduktion (Epoché, Einklammerung), nachdem die naive und natürliche Einstellung geändert wurde, gehe ich einen Schritt zurück „zu den Sachen selbst", wie der viel zitierte Wahlspruch Husserls heißt (Waldenfels 1992). Nun offenbart sich, wie die Welt beschaffen ist, wie sie sich mir originär in leibhafter Wirklichkeit darbietet.

Aus phänomenologischer Sicht ist alles, was es gibt, durch menschliches Bewusstsein relativiert und damit sinnhaft. Was passiert jedoch, wenn zwei Menschen mit ihrem je eigenen erkennenden Objektbezug in einer gemeinsam erlebten Situation aufeinandertreffen? Wie wird dann Wahrheit ermittelt? Wie können sie sich in ihren Wirklichkeiten annähern, da ja die Existenz der Realität, meine eigene und die meines Gegenübers, eingeklammert wird?

Ausgangspunkt im therapeutischen Prozess ist die konkrete Erfahrung des Klienten, aber auch des Therapeuten. Den besten Zugang zu den Dingen oder zu einer Situation erfahren wir, wenn sie uns „originär" gegeben sind, d.h. wenn sie anschaulich gegeben sind, sich uns unmittelbar in der äußeren Wahrnehmung zeigen, ursprünglich und so leibhaftig wie möglich (Zahavi 2009, 35f.). Erkenntnis, Wahrheit, Sinn und Bedeutung lassen sich nur erschließen, wenn man die menschliche Wahrnehmung in ihrer Eigenart und Qualität als Ich-Erlebnisse („Qualia") versteht und nicht, wie im naturwissenschaftlichen Verständnis, aus einer Außenperspektive. Dieses Verständnis hat grundlegende Konsequenzen für die gestalttherapeutische Praxis und das gegenseitige Verstehen von Therapeuten und Klienten.

Alle Feststellungen und Urteile über den anderen können deshalb keine objektive Gültigkeit beanspruchen, denn die Welt kann ich immer nur aus einer Perspektive erkennen. Es gibt keine Perspektive, die wir einnehmen können, die über allen Menschen steht, eine sogenannte Gottesperspektive. Auch ist die Welt nicht bloß vorhanden, sondern sie erscheint einem Subjekt:

> „Das Subjekt lässt sich nur in seinem Verhältnis zur Welt verstehen, und umgekehrt können wir der Welt nur Sinn geben, insofern sie einem Subjekt erscheint und von ihm verstanden wird" (Zahavi 2007, 20).

In der gestalttherapeutischen Praxis ist die phänomenologische Methode neben dem dialogischen Aspekt das wichtigste Vorgehen in der Erkundung der Erfahrung des Klienten (Was erfahre ich jetzt hier mit dem Therapeuten? Und gleichzeitig: Wie erfahre ich den Klienten?). Beide Perspektiven, die des Therapeuten und die des Klienten können nun gegenübergestellt und balanciert werden. Das erfordert eine besondere Haltung und Disziplin. Die Vorgehensweise der phänomenologischen Methode kann für die therapeutische Praxis in folgenden Schritten zusammengefasst werden (Spinelli 1989):

- *Die phänomenologische Reduktion (Epoché):* Wir vertrauen der unmittelbaren Erfahrung, d. h. wir halten uns zurück mit einem Urteil über die Dinge, ebenso mit Erwartungen und Vermutungen, sodass wir die direkten unmittelbaren bzw./und ursprünglichen Daten gewinnen können. Wir versuchen, uns dem Gegebenen vorurteilsfrei zuzuwenden, und gehen nicht mit einer vorgefertigten Theorie an die Situation heran. In dieser Haltung üben Therapeut und Klient aufmerksam, welchen Sinn und welche Bedeutung sie der jeweiligen gemeinsam erlebten Situation geben (Zahavi 2007). In einer naiven, „natürlichen Einstellung“ neigen wir dazu, unsere Subjektivität zu objektivieren und zu verdinglichen (Zahavi 2007, 25). Statt dass Theorien unsere Erfahrung leiten, müssen die Dinge selbst zur Sprache kommen, um Spekulationen zu vermeiden.
- *Beschreiben, nicht erklären:* Wir bleiben so weit wie möglich bei der unmittelbaren Erfahrung und einer möglichst genauen Beschreibung der wahrgenommenen, sensorischen Daten, halten jegliche Erklärung und Spekulation darüber, soweit es geht, zurück.
- *Im dritten Schritt werden alle beschriebenen Daten gleichwertig behandelt:* Wir ordnen sie nicht hierarchisch an nach ihrer vermeintlichen Wichtigkeit oder Signifikanz, sondern berichten lediglich in einer beschreibenden Weise, was wir bewusst erfahren haben.

Dialektisch-konstruktivistische Sichtweise

Der Dialektische Konstruktivismus ist ein erkenntnistheoretisches Modell, das sich in vielerlei Weise für die psychotherapeutische Situation auf gestalttherapeutischer Basis eignet. Das von Mehrgardt entwickelte Modell ist eine Synthese von Anregungen, die er aus dem Kritischen Konstruktivismus, dem Kritischen Realismus, der phänomenologischen Feldtheorie und einer dialektischen Sichtweise gewinnt. Aus den jeweiligen erkenntnistheoretischen Ansätzen entnimmt er deren wichtigste und überzeugendste Thesen. Die darin enthaltenen Beschränkungen für eine

Anwendung im psychotherapeutischen Bereich versucht er in seinem dialektischen Ansatz zu überwinden. Das betrifft z. B. die Subjekt-Objekt-Spaltung, den Leib-Seele-Dualismus, das Innen-Außen-Paradoxon, den dogmatischen Wahrheitsbegriff, das Verhältnis zwischen der objektiven Realität und der subjektiven Wirklichkeit.

Die psychotherapeutische Situation wird als eine Erkenntnissituation angesehen, in der der Erkenntnisbegriff sehr weit gefasst ist und sich auf mehrere Ebenen bezieht (Mehrgardt 1994):

Erkennen ist ein ganzheitlicher Prozess, ein aktives Konstruieren wie sinnliches Wahrnehmen, gefühlsmäßig-wertendes Erfassen, Verstehen, Aha-Erleben, jemanden oder etwas *als etwas* erkennen (Mehrgardt 1994, 28). Alles, was Information und Bedeutung herstellt, gehört zum Akt des Erkennens. In der therapeutischen Situation findet Erkennen auf verschiedenen Ebenen parallel statt. Alle Ebenen bilden eine Einheit und spielen im Erkennen zusammen. Zum Beispiel gehen auf der Modellebene der Psychotherapie immer Vorannahmen ein, wie u. a. Gesundheit und Krankheit verstanden werden. Auf der Anwendungsebene im aktuellen therapeutischen Geschehen wirken sich diese Vorannahmen entsprechend aus. Auf dieser Ebene kommen dann die Prämissen zum Tragen, unter denen der Therapeut handelt und mit welchen Vor-Annahmen er Diagnosen stellt und Interventionen vornimmt. Denn wenn der Therapeut etwas als etwas erkennt, dann muss er bereits ein Vor-Verständnis, eine Vor-Erkenntnis haben, welche die Suche anleitet, sonst könnte er nicht etwas als etwas (z. B. einen Baum als Baum) erkennen. Um dieses Vor-Wissen zu erkennen, braucht man bereits Wissen. Erkenntnis trifft immer schon auf etwas, das das Erkennen anleitet und daran mitbeteiligt ist.

Um aus diesem Dilemma des heuristischen Zirkels zu entkommen, in den man sich verstricken kann, wird er als erkenntnistheoretischer Zirkel akzeptiert und anerkannt. So bleibt Erkennen zwar immer auf sich selbst bezogen, selbstreferentiell. Dennoch kann altes Wissen auch überschritten werden, kann man diesem heuristischen Zirkel entfliehen, wenn man eine dialektische Sichtweise einnimmt.

Das Vorwissen und das Erkannte sind dialektisch miteinander verbunden, das eine existiert nicht ohne das andere, sie bedingen sich gegenseitig: Ein Introjekt (etwas Verinnerlichtes, das nicht verdaut wurde) zu erkennen, heißt z. B., dass ich ein Vorwissen über Introjekte habe, ein Wissen über den Unterschied zwischen einem Klienten, der in der therapeutischen Sichtweise auf dem Hintergrund eines Introjektes handelt, und einem, der vermeintlich ohne Introjekte handelt. Realität und Konstruktion stehen in diesem Beispiel in einem dialektischen Verhältnis zueinander. Was der Therapeut erkennt, hängt davon ab, was er entsprechend seiner Theoriekenntnisse und seiner Erfahrung über Verhaltensweisen auswählt und verwendet. Da der therapeutische Prozess durch dieses (diagnostische) Handeln beeinflusst wird und nachhaltige Wirkung haben kann, ist hier besondere Achtsamkeit und Vorsicht geboten. Grundlage für eine diagnostische Aussage ist immer der gegenwärtige und gemeinsam erlebte Prozess, an dem beide gleichermaßen beteiligt sind.

Erkennen wird als relationaler Vorgang verstanden, ein Prozess, in dem der Therapeut und der Klient miteinander in eine Beziehung treten, in der sie beide sowohl aktiv als auch passiv sind (Mehrgardt 1994, 330). Aus dieser lebendigen, wechselseitigen Beziehung zwischen dem Erkennenden und dem Erkannten gehen beide Beteiligten verändert hervor (Mehrgardt 1994, 71).

Die grundlegend dialektische Sichtweise geht von polaren Gegensätzen aus, in denen der eine Pol nicht ohne den anderen existieren kann. So werden auch Subjektivität und Objektivität, Wirklichkeit und Realität auf diese sich gegenseitig bedingende Weise verstanden: Subjektivität als die phänomenale subjektive Konstruktion der Welt und Objektivität als die transphänomenale, objektive Welt beeinflussen sich, gehören untrennbar zusammen, wirken aufeinander, ohne dass sich scharfe Grenzen ziehen lassen. Die Realität ist nie vollständig zu erfassen, aber stets vorhanden. Ihre Wahrheit unterliegt ständiger Entwicklung und Veränderung. Sobald wir von einer objektiven, jenseitigen und „echten" Realität sprechen oder sie zu erfassen versuchen, sprechen wir von einem subjektiven Standpunkt aus. Es gibt also viele subjektive Wirklichkeiten und nicht nur eine einzig mögliche Realität. Sicher ist, um es noch einmal zu betonen, dass jeder immer einen Standpunkt einnimmt und diesen verantworten muss.

Das Handeln auf dem Hintergrund der subjektiven Wahrnehmung des einen bedeutet immer eine objektive Realität für den anderen, die wiederum subjektiv wahrgenommen wird.

Daraus folgt dann für den therapeutischen Prozess, in dem immer (mindestens) zwei Erkenntniswelten aufeinandertreffen, dass Erkennen so stattfindet: Jemand handelt, erkennt (stellt eine Diagnose), schafft damit Tat-Sachen für jemanden, für den die Handlung gilt und Bedeutung hat (Mehrgardt 1994, 94). Therapeut und Klient sind durch das gemeinsam In-eine-Beziehung-Treten Teil einer Relation, und nur daraus kann eine gemeinsame Wahrheit entstehen. Sie gilt nur für diese Relation und ist damit auch veränderlich, sie ist eine interpersonelle Wahrheit, die aus dem Vertrauen in die wechselseitige Beziehung entsteht. Der Wahrheitswert und die Bedeutung gelten nur für diese Beziehung, in der beiden Beteiligten grundsätzlich Gleichwertigkeit zuerkannt wird. Denn alle Bewertungen sind an den persönlichen Standpunkt gebunden, also weder Therapeut noch Klient können für sich allein in Anspruch nehmen zu wissen, was wahr oder falsch ist. Die je eigene Sicht und die eigenen Erfahrungen bleiben immer an die erkennende Person und ihre Deutung gebunden – besonders, wenn es sich um Interventionshandeln oder Diagnostizieren handelt.

Der Akt des Erkennens ist demnach kein objektivierbares Erfassen der Realität, eine absolute erkenntnistheoretische Position gibt es nicht. Das gilt für den diagnostizierenden Therapeuten und ebenso für den Klienten. Diese erkenntnistheoretische Sichtweise führt dazu, den Beteiligten in ihren phänomenalen subjektiven Erlebensweisen gleichermaßen gerecht zu werden. Für den Therapeuten gilt dann besonders, dass seine Haltung, vor allem wenn es um Interventionen geht, mit dem Mut zum Zweifel gewählt werden soll. Die traditionelle Problematik der Subjekt-Objekt-Spaltung soll überwunden werden, indem sowohl die phänomenale, die uns erscheinende Welt (Wirklichkeit) und die nicht zugängliche, transphänomenale Welt (Realität) anerkannt werden. Damit wird ein therapeutisches Wahrheitsverständnis erreicht, in dem die unterschiedlichen, gegensätzlichen Wahrheiten gleichberechtigt behandelt werden (Mehrgardt 2007).

Das weist auf die Verantwortung hin für das, was ich in meiner therapeutischen Rolle konstruiere, denn damit schaffe ich immer eine Tat-Sache für meinen Klienten. Und für diese Tat-Sachen gilt es, Verantwortung zu übernehmen. Erkennen ist also ein Akt, der immer an dieser „Nahtstelle" von objektiver Realität und subjektiver Wirklichkeit stattfindet, und beide haben Wirkung aufeinander. Was für den einen subjektive Wahrheit ist, ist für den anderen objektive Realität. Erkennen ist immer gemeinschaftliches Tun und Angetan-werden, Aktivität und Passivität (Mehrgardt 2007, 258).

Die subjektive Wirklichkeit wird implizit in sogenannten Schemata repräsentiert. Dies sind subjektive Konstruktionen von Erfahrung, organisierende Hintergrundprozesse, die Denken, Handeln und das Bilden von Bedeutungen und Einstellungen aktiv steuern. Sie funktionieren als Ganzheiten – wird ein Schema aktiviert, werden zugleich alle Teile aktiviert, also ein gesamter Zustand, der Wahrnehmen, Denken, Fühlen und Handeln umfasst (Horowitz 1991, 7). Neue Bedeutungen werden durch das dialektische Reagieren auf das eigene Erleben geschaffen. Unklares Erleben wird im Reflektieren darüber symbolisiert, dies ermöglicht Verständnis des Erlebten, stellt Bedeutung her und ist Grundlage für weitere Erfahrungen (Greenberg/Pascual-Leone 1995).

Aus diesem dialektischen Verhältnis zwischen der objektiven Realität und der subjektiven Wirklichkeit lassen sich für das praktische Handeln ethische Schlussfolgerungen gewinnen, die für das therapeutische Handeln als Maxime gelten können:

Als Therapeut begegne ich dem Klienten, der seine Darstellung vorträgt, mit der Grundeinstellung, dass seine (subjektive) Wirklichkeitskonstruktion in die Realität eingebettet ist und für ihn einen Sinn macht (Mehrgardt 1999). Der Therapeut begegnet dem Klienten mit dem echten Interesse dafür, welchen Standort, welche Sichtweise der Klient in der gegenwärtigen Situation einnimmt und wie er sich in der aktuellen Situation erfährt und auf welche Art und Weise er sich, andere und die Welt versteht. Wie nimmt er diesen Kontakt mit sich, anderen und der Welt wahr? Welche Schemata aktiviert er? Welche persönlichen Erkenntnisweisen bringt er in die gegenwärtige Situation ein?

Auch vertraut der Therapeut darauf, dass diese vorgetragene subjektive Wirklichkeit nicht die einzige Möglichkeit, auch nicht die einzige objektive Realität ist. Er hat Vertrauen in die Möglichkeit, dass der Klient andere Wirklichkeiten und damit auch andere Realitäten schaffen kann und damit nicht auf ewig an diese eine Wirklichkeit gebunden ist, also Hoffnung haben kann, dass es eine veränderte Wirklichkeit für ihn geben kann.

Die Wahrheitsfähigkeit des „professionellen" Therapeuten steht nicht über dem „naiven" Erkennen des Klienten. Deutungen oder Interpretationen von Seiten des Therapeuten gegenüber dem Erleben des Klienten würden einer Entwertung des anderen Standpunktes gleichkommen. Dabei wird nicht gegen eine Wertung, sondern gegen die Allgemeingültigkeit einer Wertsetzung gesprochen. Die Einnahme eines Standpunktes nämlich heißt, dass ich auf dem Hintergrund eines Motivs auswähle und dieses meinem Gegenüber vermitteln will. Das Gleiche gilt auch für den Therapeuten: Woher gewinnt er sein Wissen? Setzt er aufgrund seines Vorwissens eine „therapeutische Wahrheit" voraus? Dann besteht die Gefahr, dass der Therapeut nicht die Gleichheit der Wahrheitsfähigkeit vom Therapeuten und Klienten berücksichtigt und seine „therapeutische Wahrheit" zum Machtinstrument wird.

Die eindeutige Grenzziehung zwischen objektiver Realität und subjektiver Wirklichkeit erhält eine neue Bedeutung. Die sonst als unveränderbar angesehene Realität wird im dialektischen Verhältnis als veränderbar begriffen. Aus dieser Dialektik zwischen Realität und Wirklichkeit ergibt sich in der therapeutischen Praxis die Haltung des Sowohl-als-Auch. Jede Wirklichkeitskonstruktion wird als sinnvoll angesehen und als Tat-Sachen schaffende Wirklichkeit, d. h. die Wirklichkeit realisiert sich.

Auch der relationale Wahrheitsbegriff ist – wie oben erläutert – veränderlich, wird zu einem unscharfen Begriff, denn Wahrheit, die in der jeweiligen Relation entsteht, muss sich verändern, wenn sich die Relation zu jemandem oder zu etwas verändert (Mehrgardt 1999, 494). Diese erkenntnistheoretischen Einsichten führen zu einer ethisch therapeutischen Haltung des Respektes vor dem Anderen und des verantwortungsvollen Umgangs mit dem eigenen Standpunkt.

3.1.2 Feldorientierung: Alles ist verbunden und in Wechselwirkung

Aspekte des Feldes

Die Gestalttherapie ist der Auffassung, dass man das Verhalten und Erleben eines Menschen nur in einem Kontext verstehen kann. Der Mensch steht in vielfältigen Wechselwirkungen mit seiner Umwelt, seiner Familie, seinen Mitmenschen, seiner gesellschaftlichen und kulturellen Umwelt, zu welcher ethnischen Gruppe oder zu welcher Nation er gehört, in welchem Staat oder Staatenverbund er lebt. Für die Beschreibung dieses grundsätzlichen Eingebettet-Seins wird in der Gestalttherapie der Begriff des Feldes verwendet. Eine allgemeine Definition eines Feldes gibt Lewin mit Bezug auf Einstein:

> „Eine Gesamtheit gleichzeitig bestehender Tatsachen, die als gegenseitig voneinander abhängig begriffen werden, nennt man ein Feld" (Lewin 1963, 233).

Diese allgemeine Felddefinition lässt sich nicht nur auf die äußere, physikalische Realität beziehen, sondern wird von der Gestaltpsychologie auch auf Wahrnehmungsfelder (Wertheimer 1922, Köhler 1971), das psychologische Feld (Lewin 1963) und den Organismus als Ganzen (Goldstein 1934) angewendet.

Die Feldorientierung ist daher eher eine Weltsicht, eine grundsätzliche erkenntnistheoretische Perspektive, mit der die innere, subjektive Wirklichkeit und die äußere, physikalische Realität einer beliebigen Beobachtungseinheit betrachtet werden kann (Yontef 1999, 141 ff.). Die Person als Organismus kann auf diese Weise einer näheren und weiteren gegenständlichen und zwischenmenschlichen Umwelt, wie einer Paarbeziehung, einer Familie, dem Arbeitsplatz, der Schule zugehörig gesehen werden – man spricht in der Gestalttherapie von einem Organismus-Umweltfeld. Aber auch die persönliche Innenwelt mit biologischen Organsystemen (Herz-Kreislauf-System, Immunsystem etc.) und deren Funktionen und Prozesse sowie die psychologischen Funktionen und Prozesse wie Selbstbilder, implizite Gedächtnisstrukturen (Schemata), Persönlichkeitsanteile und deren

Interaktionen, die Psychodynamik, können als ein Feldgeschehen betrachtet werden.

Versuchen wir stattdessen, eine Person oder einen Organismus isoliert von ihrem Umfeld oder Aspekte der Innenwelt isoliert von anderen inneren oder äußeren Prozessen zu betrachten, so sind diese als Abstraktionen von einem Gesamtgefüge oder einem Gesamtgeschehen aus zu sehen. Das Gesamtgefüge lässt sich nicht zerteilen, ohne seinen ganzheitlichen Charakter zu verlieren, denn: Das Ganze ist mehr und etwas anderes als die Summe seiner Teile. Die Isolierung kann dem Verständnis von Teilen oder Teilprozessen dienlich sein, umgekehrt geht die Gestalttherapie mit Goldstein (1934) jedoch davon aus, dass ein umfassendes Verständnis des Ganzen aus seinen Teilprozessen heraus nicht möglich ist.

Daher kann man einen Menschen für sich allein betrachten und versuchen, ihn durch seine Art zu verstehen, die man klassifizieren kann, beispielsweise als eine narzisstische Persönlichkeitsstörung. Ein umfassendes Verständnis eines Menschen erlangt man jedoch erst, wenn man die äußeren Beziehungskräfte in den Blick nimmt, die Interaktionen und Kontextfaktoren sowie den inneren Dialog zwischen den verschiedenen Selbstanteilen.

Man kann beispielsweise ein Baby für sich betrachten und einen Teil seiner Äußerungen aus seinen inneren biologischen Prozessen ableiten. Umfassend verstehen kann man es nur in seiner relationalen Eingebundenheit mit der Mutter, dem Vater, den Geschwistern. Das Baby ist intersubjektiv angelegt von Beginn an, wie die moderne Säuglingsforschung betont (Stern 1985).

Auch die therapeutische Situation ist als ein Feld zu betrachten; man kann zwar versuchen, den Klienten isoliert für sich zu verstehen und zu „behandeln", eine umfassende, ganzheitliche Therapie wird die therapeutische Situation jedoch immer als ein interaktives Feld betrachten. Therapie als etwas, das „zwischen" zwei oder mehreren Beteiligten geschieht.

Die Feldorientierung betont also die räumliche Kontinuität des Gesamtgeschehens, nicht voneinander isolierte Dinge oder Objekte, sondern die grundsätzliche Verbundenheit und Wechselwirkung von Teilen oder Teilprozessen. Darüber hinaus besteht eine zeitliche Kontinuität; nur, was in der Gegenwart präsent ist, hat Wirkung. Dies gilt auch für die Vergangenheit und die Zukunft. Erinnerungen von gestern und Erwartungen an morgen wirken sich nur aus, wenn sie gegenwärtig präsent sind (Lewin 1963). Eine kausale Determinierung eines gegenwärtigen Ereignisses durch eine Kraft in der Vergangenheit, wie z. B. ein frühkindlicher Konflikt, gilt nach Yontef (1999, 168) von einer Feldorientierung aus als nicht akzeptabel. Das bedeutet, dass eine Erfahrungswelt, auch unter Einbezug vergangener Erlebnisse und Erwartungen an die Zukunft, ständig in der Gegenwart aktiv aufrechterhalten wird, zum großen Teil implizit und nicht bewusst, aber durchaus auch gegenwärtig beeinflussbar, wie in einer Therapie. Diese Orientierung ist ein Grund dafür, dass der Ausgangspunkt der gestalttherapeutischen Arbeit die phänomenologische Erfahrung eines Individuums im Hier-und-Jetzt ist und nicht in der Vergangenheit oder Zukunft. Mit dieser Feldperspektive sind weitere Implikationen verbunden, die im Folgenden dargestellt werden.

Prozess und Struktur

Alle Aspekte des Feldes sind in wechselseitigen Prozessen ständig aufeinander bezogen. In der Gestalttherapie wird in Anlehnung an Heraklit daher betont, dass alles fließt, alles in ständiger Veränderung, im Prozess begriffen ist (Perls 1980, 96). Die Welt wird als ein „kontinuierlich fortwährender Prozess" (Perls 1986, 51) angesehen. Die Prozessperspektive wurde von den Gründern der Gestalttherapie als ein historischer Fortschritt in der Entwicklung von Therapieverfahren betrachtet, der von der linearen Kausalität und dem Fragen nach dem „Warum" der Psychoanalyse zum Prozessdenken, zum Fragen nach dem „Wie" übergegangen ist. Mit der Prozessperspektive des „Wie" lässt sich die Struktur der Situation erkennen.

> „Wenn ihr Wie fragt, schaut ihr auf die Struktur, ihr seht das, was jetzt geschieht, ihr habt ein tieferes Verständnis des Geschehens. Das Wie ist alles, was wir brauchen, um zu verstehen, wie wir oder die Welt funktionieren. Das Wie gibt uns Perspektive und Orientierung. Das Wie zeigt die Gültigkeit eines der Grundgesetze, nämlich der Identität von Struktur und Funktion. Wenn wir die Struktur ändern, ändern wir die Funktion. Wenn wir die Funktion ändern, ändert sich die Struktur" (Perls 2014, 51).

Man könnte auch von einer Komplementarität eines mikroskopischen und eines makroskopischen Phänomenbereichs sprechen. Eine makroskopische Struktur wie eine chronisch gebeugte Körperhaltung wird durch mikroskopische Prozesse depressiogener Gefühle und Gedanken ständig erzeugt und aufrechterhalten. Was als Struktur erscheint, entspricht einem Muster von Prozessen, einer Funktion. Beide sind mögliche Ansatzpunkte therapeutischer Interventionen.

Die Prozessperspektive entspricht dem Denken der neueren dynamischen Systemtheorien, das von einer Komplementarität von Struktur und Funktion in sich selbst organisierenden Systemen ausgeht: Räumliche Strukturen ergeben sich aus Wechselbeziehungen von Prozessen. Lebende Systeme halten auf diese Weise ihre Organisation aufrecht, die sich fortwährend selbst erzeugt, selbst erneuert und auf eine Weise, dass die Identität der Struktur gewahrt bleibt. Man bezeichnet diese Art der Organisation als autopoietisch (Jantsch 1979, 33, 75; Portele 1992, 18). Durch die beständige Selbsterzeugung und -erneuerung eines lebenden Systems findet kontinuierlich eine Unterscheidung von der Umgebung statt, wird eine Grenze gebildet. Einerseits etabliert die innere Dynamik des Systems die Grenze des Systems und damit eine Einheit in Abgrenzung zur Umgebung, andererseits wird die innere Dynamik der Einheit erst durch diese Grenze ermöglicht. Ein Organismus wird in seinem äußeren Erscheinungsbild und Verhalten durch innere Prozesse der Selbstorganisation beständig aufrechterhalten und erneuert.

Eine solche autopoietische Einheit hat Gestaltqualität, sie ist „von innen bestimmt". Sie ist von außen beeinflussbar, aber was mit dem Einfluss geschieht, wird „von innen her bestimmt" (Portele 1992, 31 ff.). Praktisch therapeutisch bedeutet dies, dass man aus dieser Sicht nicht erwarten kann, durch eine spezifische Intervention eine gezielte Veränderung hervorrufen zu können. Ein Organismus reagiert immer als Ganzes auf eine Beeinflussung, eine „Störung" von außen, ist in diesem Sinne autonom und nicht vorhersehbar. Allerdings sind solche Anpassungen nicht unbeschränkt möglich. Sie sind beschränkt durch einen für die jeweilige Einheit charakteristischen Interaktionsbereich, der bestimmt, welche Möglichkeiten von Kontakten zulässig sind, ohne dass das System seine Identität als Einheit verliert. Diesen Bereich nennt man in der Gestalttherapie die Ich-Grenze (Polster/Polster 1977, 110; Votsmeier-Röhr 2005, 33 f.).

Wird die Ich-Grenze zu weit überschritten, entsteht eine Bedrohung und wird als graduell ansteigende Angst erlebt: vor unangenehmen Gefühlen, als unerträgliche Spannung, als Angst vor Verlust der psychischen Identität, vor Auflösung, Fragmentierung des Selbst und Realitätsverlust, als Angst, verrückt zu werden und die Kontrolle über die eigene Reaktion zu verlieren oder als Angst vor Verlust der körperlichen Integrität, als Todesangst, beispielsweise unter Folter.

Die Wahl der selbstorganisierenden Einheit, die untersucht werden soll, obliegt dem Betrachter. Er bestimmt, ob diese ein einzelner Organismus oder eine Gruppe oder Gesellschaft von Individuen sein soll, oder Teile eines Organismus wie seine Physiologie oder psychische Strukturen wie die Persönlichkeitsstruktur oder Schemata etc. (Votsmeier 1984).

Die künstliche, isolierende Fixierung und Verdinglichung von Prozessen, beispielsweise in Form festgefahrener Verhaltensmuster, Gewohnheiten oder Selbstbilder, wird in der Gestalttherapie als ein Aspekt von dysfunktionalen Anpassungen und psychischen Störungen betrachtet. Ihre „Verflüssigung“ mit dem Ziel einer frei fließenden Bildung von Erlebensfiguren (Gestaltbildung) ist ein wesentlicher Aspekt der Therapie.

Ganzes und Teile

Die Gestaltpsychologie versteht sich als eine Antwort und Überwindung der sogenannten Assoziationspsychologie. Diese erklärt sich eine Wahrnehmung „atomistisch“ aus der Summe einzelner Sinneseindrücke (Teile), die mechanisch verknüpft werden. Der Mensch nimmt passiv auf, was „dort“ ist. Demgegenüber postuliert die Gestaltpsychologie ein aktives Prinzip des Wahrnehmens. Es sind nicht einzelne Sinneseindrücke, sondern Ganzheiten, ganze Konfigurationen, die wahrgenommen werden. Diese können dann in untergeordnete Teile aufgegliedert werden. Eine Wahrnehmungs-Gestalt wie beispielsweise eine Melodie ist mehr und etwas anderes als die Summe ihrer Teile, der einzelnen Noten oder Töne. Sind gestalthafte Konfigurationen bruchstückhaft oder unterbrochen, neigt der Wahrnehmende dazu, dennoch das Ganze zu sehen oder etwas zu unternehmen, um die fehlenden Teile zu ergänzen, beispielsweise wie wenn man ein Gesicht nur teilweise sieht (Wheeler 1993, 28). Gestalten sind also „von innen her bestimmt“ (Portele nach Wertheimer 1992, 31 ff., 57 f.), organisieren sich selbst, und auch die Teile unterliegen dieser inneren Organisation in Richtung des Bildens von Ganzheiten. Am deutlichsten wird dies, wenn wir den gesamten Organismus als ein unteilbares Ganzes betrachten. Dies ist die Forschungsdomäne von Kurt Goldstein gewesen, bei dem Fritz und Lore Perls in den 1920er Jahren studierten und arbeiteten.

Goldstein hat die Prinzipien der Gestaltpsychologie, die sich auf die Wahrnehmung beziehen, auf den Organismus als Ganzes übertragen. Dieser reagiert aus seiner Sicht immer ganzheitlich als eine Einheit. So haben Stimulationen des Nervensystems immer einen Nahe-Effekt, der den Teil des Nervensystems betrifft, der in der Nähe des Eintretens des Stimulus ist. Das übrige Nervensystem ist jedoch ebenfalls immer mehr oder weniger beteiligt. Ein Gestreichelt-Werden der Hand kann angenehm oder unangenehm empfunden werden, je nachdem, ob jemand aufgrund früherer Erfahrungen körperliche Nähe als wohltuend oder als bedrohlich empfindet.

Neben Wertheimer und Goldstein aus der gestaltpsychologischen Tradition wurde das Ehepaar Perls in ihrem ganzheitlichen Denken auch von Jan Smuts beeinflusst, dem südafrikanischen Philosophen und Politiker, der seinerseits Ganzheitlichkeit als ein universales, holistisches Wirkprinzip annahm. Nach Smuts besteht ein reziproker Bezug zwischen dem

Ganzen und den Teilen: Das Ganze wird aus seinen Teilen gebildet und synthetisiert die Teile gleichzeitig derart, dass sie auf das Ganze hin funktionieren, indem es in ihre Beziehungen und Funktionen eingreift (Smuts 1938, 89, 108). Smuts betrachtet auch die Persönlichkeit in diesem Sinne als ein Ganzes:

> „Die Persönlichkeit ist somit ein ausgeglichenes Ganzes oder Gefüge verschiedener Neigungen und Fähigkeiten, die durch das holistische Wesen der Persönlichkeit in gegenseitiger und wechselseitiger Übereinstimmung aufrechterhalten werden" (Smuts 1938, 304).

Er unterscheidet Anteile, die innere Aufsicht führen, und untergeordnete Anteile. Auch können in einem dysfunktionalen Zustand innere Zwiespälte zwischen Persönlichkeitsanteilen bestehen bis hin zum Phänomen einer gespaltenen Persönlichkeit (Smuts 1938, 307). Die Persönlichkeit ist von innen her selbstbestimmt, ebenso aber assimiliert und metabolisiert sie aktiv Einflüsse von außen:

> „Sie nimmt zu ihrem Wachstum viele und mannigfaltige Erfahrungen auf, die sie zu ihrer eigenen geistigen Nahrung schöpferisch umwandelt und assimiliert" (Smuts 1938, 299).

Hierbei kann es zu Störungen kommen, die wir in Kapitel 3.3 betrachten werden.

Gestaltbildung: Vordergrund-Hintergrund

Ein Feld, das als ein Kontinuum und in seinem Wesen prozesshaft verstanden wird, ist nicht per se schon organisiert. Es wird erst durch ein erlebendes Subjekt aktiv organisiert. Der Anthropologe Gregory Bateson (1983, 224, 228) bezeichnet dies als die „Interpunktion" des Stroms von Geschehnissen oder Erfahrung, als eine Tätigkeit, die einen „Unterschied" (Bateson 1983, 580ff.) erzeugt, der einen Unterschied macht, d.h. der eines von einem anderen abgrenzt. Wir unterscheiden, wir treffen Unterscheidungen, wir legen fest, wann der Tag in die Nacht übergeht, wann Leben beginnt und Tod eintritt etc., und natürlich treffen wir die grundlegende Unterscheidung zwischen Ich und Nicht-Ich (Portele 1992, 96). Durch Unterscheiden grenzen wir ein System von einer Umwelt ab und können eine Gesellschaft, eine Familie oder ein Individuum oder auch Teilaspekte eines Individuums als System betrachten. So gesehen besteht die Wirklichkeit aus einen „system within a system within a system – ad infinitum". Die Betrachtungseinheit entsteht erst durch die Unterscheidung, die ein Beobachter trifft – es besteht keine reale, objektive Unterscheidung zwischen Aspekten in einem Feld.

Im Verständnis der Gestalttherapie geschieht dieser Vorgang der Unterscheidung nach dem gestaltpsychologischen Figur-Hintergrund-Prinzip. Wahrnehmen ist ein Prozess, bei dem eine Figur im Vordergrund sich von einem Hintergrund abhebt, wie eine Rose vor einer Hauswand. Dieser Prozess wird auch als Gestaltbildung bezeichnet. Je deutlicher die Figur sich vom Hintergrund abhebt – eine rote Rose hebt sich vor einer weißen Hauswand stärker und prägnanter ab als vor einer roten Hauswand – desto prägnanter wird die Gestalt als Ganzes erlebt.

Die sogenannte Prägnanztendenz oder Tendenz zur guten Gestalt bezeichnet ein innewohnendes Streben nach größtmöglicher Ordnung und Organisation, nicht nur in der Wahrnehmung, sondern auch in anderen Bereichen – wie beispielsweise eine Tätigkeit in möglichst optimaler Weise auszuüben.

Welche Wahrnehmungsgestalten gebildet werden, hängt auch von motivationalen Faktoren ab. Lewin betont, dass das psychologische Feld von Bedürfnissen, Hoffnungen und Wünschen bestimmt wird. Das vorrangige Bedürfnis oder Interesse wird Figur

> „und bestimmt das Verhalten des Individuums so lange, bis das Bedürfnis gestillt ist, worauf es in den Hintergrund tritt und dem jetzt wichtigsten Bedürfnis Platz macht" (Perls et al. 1979, 14).

Wie dies funktioniert, beschreibt F. Perls (1978, 50) an einem Beispiel:

> Üblicherweise fallen einem keine Briefkästen auf, wenn man durch die Stadt fährt. Sobald man jedoch dringend einen Brief einwerfen will, springt einem ein Briefkasten ins Auge, wird zu einer Figur vor einem indifferenten Hintergrund. Ist der Brief eingeworfen, ist die Gestalt geschlossen und Briefkästen treten wieder in den Hintergrund zurück.

Es kann jedoch vorkommen, dass ein Bedürfnis nicht befriedigt wird oder werden kann, die Gestalt unabgeschlossen bleibt und daher nicht (vollständig) in den Hintergrund zurücktritt. Die Forschungsgruppe um Lewin hat herausgefunden, dass unterbrochene Handlungen eine starke Tendenz zur Wiederaufnahme dieser Handlungen nach sich ziehen (Ovsiankina 1928), dass also unvollendete Gestalten weiter zur Vervollständigung tendieren. Dies ist eine gestaltpsychologische Erklärung des sogenannten Wiederholungszwangs, den die Psychoanalyse postuliert. Das Vervollständigen unabgeschlossener Gestalten ist ein wichtiger therapeutischer Ansatzpunkt der Gestalttherapie.

Neben den relativ bewusstseinsnahen Bedürfnissen wird die Gestaltbildung auch von impliziten, die Erfahrung organisierenden organismischen Hintergrundprozessen mitbestimmt, mit denen Individuen ihre Welt auf jeweils einzigartige Weise organisieren. Sich wiederholende Wahrnehmungen bilden Muster, die adaptiv sind, wenn sie helfen, aktuelle Anforderungen zu bewältigen („Ich erlebe Interesse und Anerkennung von anderen, fühle mich liebenswert und willkommen in der Welt und gehe optimistisch an Anforderungen heran“). Sie können aber auch maladaptiv werden, wenn sie fixiert bleiben und sich nicht mitverändern mit sich ändernden Bedingungen, sich also nicht kreativ anpassen („Ich habe früher Desinteresse und Ablehnung von anderen erfahren, fühlte mich als nicht liebenswert und die Welt als bedrohlich und kann heute Anerkennung nicht annehmen, weil ich dem scheinbaren Wohlwollen der anderen misstraue“).

Diese Muster von Hintergrund-Einflüssen werden von Gestalttherapeuten mit verschiedenen Begriffen oder Metaphern benannt, beispielsweise als „lenses, prisms, frozen phenomenological formulas“ (Resnick 1995) oder neuerdings als „enduring relational themes“ (Jacobs 2019). Andere Gestalttherapeuten haben das Konstrukt des „Schemas“ vorgeschlagen (Fodor 1996, Votsmeier 1988, 1999, Votsmeier-Röhr 2014), welches wir auch im Weiteren verwenden werden, da es ein allgemein-psychologisches Konzept mit einer langen Forschungstradition ist (Bartlett 1932, Piaget 1932, Neisser 1976) und nach Aussage des Psychotherapieforschers Klaus Grawe (1998, 173) schulenübergreifend zur Begründung ganz verschiedener psychotherapeutischer Vorgehensweisen herangezogen wird (psychodynamische: Horowitz (1988) u. a.; kognitiv-behaviorale: Young (1994) u. a.; humanistische: Greenberg et al. (2003) u. a.).

Grundsätzlich werden in Schemata Regelmäßigkeiten kodiert, oder das, was unterschiedlichen Erlebnissen gemeinsam ist. Es gibt hier Bezüge zur neuropsychologischen Forschung. Schemata sind Bereitschaften zu bestimmten neuronalen Erregungsmustern (Grawe 1998, 244, 265). Einmal gebildet, steuern Schemata Wahrnehmung, Erinnerung, Erleben und Handeln. Adaptive Schemata sind Orientierungs- und Handlungsstrukturen, die kognitive, affektive, motivationale und relationale Aspekte integrieren (Greenberg et al. 2003, 111). Schemata sind daher implizite Erwartungen an die Umwelt und „psychische Aktivität ist darauf ausgerichtet, Wahrnehmungen im Sinne der jeweils aktivierten Schemata herzustellen. Wir suchen solche Situationen auf oder stellen sie her“ (Grawe 1998, 352). Beziehungsschemata sind Erwartungen an zwischenmenschliche Transaktionen und sind darauf ausgerichtet, den Menschen immer wieder in ganz bestimmte Arten von zwischenmenschlichen Beziehungen zu bringen (Grawe 1998, 353). Beispielsweise werden – um an das o.g. Beispiel anzuknüpfen – immer wieder Beziehungen gesucht, in denen Desinteresse und Ablehnung erfahren werden, weil dies den Erwartungen entspricht und damit ein gewisses Maß an Kontrolle und Sicherheit bietet, aber auch, um den Schmerz über das früher Erlebte zu vermeiden, der spürbar würde, wenn positive Zuneigung von anderen zugelassen würde.

Wie Kurt Lewin gestaltpsychologische, an der Wahrnehmung erforschte Gesetzmäßigkeiten auf das menschliche Handeln überträgt, so bezieht Kurt Goldstein das Figur-Hintergrund-Prinzip auf den Organismus als Ganzen. Wie wir bereits gesehen haben, geht Goldstein davon aus, dass jede Erregungsgestalt, jedes Verhalten eines Organismus eine Leistung nicht nur eines Teilbereichs, sondern des gesamten Organismus darstellt und in Form eines Vordergrund-Hintergrundgeschehens stattfindet (Goldstein 1934, 75). Die Figurbildung als Vordergrundprozess geschieht vor dem Hintergrund der übrigen Prozesse des Organismus. Ein erhobener Arm ist Figur, der Rest des Körpers (Körperhaltung) ist der Hintergrund. Ein Gefühl der Wut ist Figur, der Rest des Organismus (verstärkte Atmung etc.) ist der Hintergrund. Ein gesprochenes Wort ist Figur, der Satz, die innere Einstellung, der gesellschaftlich-kulturelle Kontext der Hintergrund (Goldstein 1947, 13). Auch hier wirkt die Prägnanztendenz: Je zentrierter ein Organismus ist, also je stärker Teilprozesse in die Gesamtheit integriert sind (Goldstein 1934, 314), desto klarer können sich die Figuren bzw. Erregungsgestalten gegenüber dem organismischen Hintergrund abheben. Eine Person, die aus ihrer gesamten Persönlichkeit heraus für etwas argumentiert, ist in der Regel überzeugender, als wenn sie nur aus einer Rolle heraus für etwas eintritt. Allgemein zeigt sich die Prägnanztendenz in Tätigkeiten, die „am promptesten, sichersten und richtigsten ausgeführt werden“ können oder zur „besten Erfassung der Welt“ führen, d.h. die Prägnanztendenz ermöglicht je nach Situation oder bestimmter Aufgabe „eine ganz bestimmte Form der Auseinandersetzung von Organismus und Welt, in der der Organismus sich am besten seinem Wesen entsprechend verwirklicht“ (Goldstein 1934, 321).

Betrachtet man die Gestaltbildung als Prozess über die Zeit, spricht man in der Gestalttherapie vom Konzept der „frei-fließenden Gestaltbildung“. Damit wird ein Prozess bezeichnet, in dem fortlaufend

> „der Gegenstand des größten Interesses und der größten Bedeutung für das Fortleben und die Entfaltung des individuellen oder sozialen Or-

ganismus Figur wird, in den Vordergrund tritt, wo er voll erfahren und verantwortlich verarbeitet werden kann“ (L. Perls 1989, 108).

Wenn dieser Prozess kontinuierlich und ohne Unterbrechung abläuft, wird dies in der Gestalttherapie als Zeichen von gesundem Funktionieren bzw. einer schöpferischen, kreativen Anpassung gesehen.

Die Unterbrechung dieses Prozesses und die Folgen, nämlich die Fixierung von Gestalten, die nicht zur Auflösung gelangen, ist ein Aspekt der Störungstheorie der Gestalttherapie.

„Wenn dieses Kontinuum von außen unterbrochen wird oder von innen blockiert ist durch die fixierten Gestalten der starren Charakterbildung oder Zwangsgedanken und -handlungen, dann kann keine neue starke Gestalt in den Vordergrund treten“ (L. Perls 1989, 110).

Bedeutung wird konstruiert

Mit der aktiven Organisation eines Feldes durch ein erlebendes Subjekt mittels der Differenzierung einer Gestalt in Vorder- und Hintergrund, wird nicht nur eine Wahrnehmung organisiert, es wird gleichzeitig auch Bedeutung geschaffen. Eine Rose auf einer stinkenden Müllhalde wird anders erlebt als in einem duftenden Blumengarten. Die Beziehung der Figur im Vordergrund des Erlebens zum jeweiligen Hintergrund ist die Bedeutung der Gestalt. Verändert man den Hintergrund, verändert sich die Bedeutung der Gestalt. Reißt man etwas aus einem Zusammenhang heraus, verliert dieses Etwas seine Bedeutung oder sie wird verändert (Perls 1976, 211 f.). Persönliche Bedeutungen dessen, was wir als Vordergrundprozess erleben, entstehen durch die dazugehörigen organismischen Hintergrundprozesse, durch unsere vergangenen Erfahrungen und ihre Repräsentation, seien sie in bewussten Erinnerungen oder impliziten Schemata repräsentiert („an der Hand gestreichelt zu werden kann angenehm oder unangenehm erlebt werden“).

Auf diese Weise konstruieren wir unsere Erfahrungswelt und diese Bedeutungsgebung leitet unser Handeln (Fuhr/Gremmler-Fuhr 1999, 57). Aufgrund unserer Erfahrungen wissen wir:

„Wenn eine Person auf der Bühne eines Theaters während der Vorführung eine andere Person mit einem Messer bedroht, hat dies eine ganz andere Bedeutung, als wenn sich eine ähnliche Szene auf der Straße ereignet“ (Fuhr/Gremmler-Fuhr 1999, 57).

Der Kontext bestimmt die Bedeutung. Nicht anders ist es auch im psychotherapeutischen Feld: Der persönliche Hintergrund des Therapeuten gibt dem, wie er den Patienten sieht und ihn erlebt, eine Bedeutung und aufgrund dieser Bedeutung wählt er bestimmte Interventionen. Oder er bemüht sich um das „Einklammern" von Bedeutungen bzw. Voreingenommenheiten als Teil seines phänomenologischen Vorgehens (Kapitel 3.1.3), was natürlich ebenfalls eine Art von Bedeutungsgebung ist.

Differenzierung in Polaritäten

Man kann die aktive Organisation des Feldes durch ein Subjekt auch als eine Differenzierung in Gegensätze bzw. Polaritäten beschreiben. Durch den Akt des Unterscheidens ergibt sich eine Differenzierung, die in der Wahrnehmung bzw. in der Art des Erkennens häufig eine polare Struktur annimmt. Beispiele dafür sind die Gegensatzpaare Bindung-Spaltung, Lust-Unlust, Kontakt-Rückzug, Vergangenheit-Zukunft, Spannung-Entspannung, Zuneigung-Abneigung u. a. (Frambach 1996, 19). Diese Sichtweise basiert auf der Philosophie Salomo Friedlaenders, der die polare Differenzierung als ein universelles Phänomen betrachtete. Das Besondere an dieser Philosophie ist aber nicht nur die Differenzierung, sondern der Ursprung, das Wesen der Differenzierung in deren Mitte, die sogenannte Indifferenz:

> „Seit Alters her hat man beim Polarisieren mehr auf die Pole als auf deren Indifferenz geachtet. In dieser aber steckt das eigentliche Geheimnis, der schöpferische Wille, der Polarisierende selber, der objektiv eben gar nichts ist. Ohne ihn aber gäbe es keine Welt",

schreibt Friedlaender (1926, 337) in seinem Buch „Schöpferische Indifferenz". Das Zentrierende, die Mitte oder der Nullpunkt oder die Prä-Differenz, wie F. Perls es häufig bezeichnet, ist beispielsweise hinsichtlich der Polarität Vergangenheit-Zukunft die Gegenwart, das Hier-und-Jetzt:

> „Die Gegenwart ist der sich ständig bewegende Nullpunkt der Gegensätze Vergangenheit und Zukunft. Eine gut ausgewogene Persönlichkeit berücksichtigt Vergangenheit und Zukunft, ohne den Nullpunkt, die Gegenwart aufzugeben" (Perls 1978, 115).

Unausgewogenheiten zwischen Selbstanteilen, der Verlust der balancierenden Mitte sind ein Aspekt der Störungstheorie der Gestalttherapie. Daher ist das „Finden einer Mitte“, wie Perls (1981, 32) sagt, eines der Ziele des gestalttherapeutischen Prozesses. F. Perls resümiert:

> „Die grundlegende Lehre der Gestalttherapie ist die der Wesens-Differenzierung und der Integration. Die Differenzierung als solche führt zu Polaritäten. Als Dualitäten werden diese Polaritäten leicht in Streit kommen und sich gegenseitig paralysieren. Indem wir gegensätzliche Züge integrieren, machen wir den Menschen wieder ganz und heil. Zum Beispiel Schwäche und tyrannisches Verhalten integrieren sich als ruhige Festigkeit“ (Perls 1980, 155).

Bewusstheit und Einsicht in die Struktur des Feldes

Bedeutungsbildung ist ein aktiver und andauernd stattfindender Prozess, der die persönliche Erfahrungswelt aufrechterhält. Dies geschieht nur zum Teil bewusst, überwiegend wirken hier implizite Prozesse. Bewusstheit dagegen ist das volle Gewahrsein im Hier-und-Jetzt (Frambach 1996, 72).

Bewusstheit ist die Fähigkeit, mit dem gesamten Wahrnehmungsfeld in Berührung zu sein (Clarkson/Mackewn 1995, 66 f.), ist eine „Wachheit für die unmittelbare Erfahrung im Organismus/Umwelt-Feld“ (Fuhr/Gremmler-Fuhr 2002, 153).

Diese Erfahrung kann visuelle Wahrnehmungen der Umwelt beinhalten, aber auch Körper- und Sinnesempfindungen oder mentale Zustände wie Gedanken, Bewertungen, Gefühle, Vorstellungen und Erinnerungen – also alles, was in uns und um uns herum geschieht. Bewusstheit ist damit ein Mittel zur Orientierung im Feld und mitentscheidend über die Kontaktmöglichkeiten im Feld. Fuhr/Gremmler-Fuhr (2002, 155 ff.) unterscheiden verschiedene Modi der Bewusstheit:

> „Bewusstheit bezieht sich einerseits auf das Vordergründige, zur-Figur-Werdende, andererseits auf das Hintergründige, das der Figur Bedeutung verleiht“.

Die Figur-bezogene Bewusstheit nennen sie Achtsamkeit. Das Augenmerk liegt hier auf den unmittelbar wahrgenommenen Zuständen und Vorgängen in der Innenwelt wie auch den sinnlichen Wahrnehmungen der Außenwelt. Die Hintergrund-bezogene Bewusstheit bzw. auf den Zusammenhang von Figur und Hintergrund bezogene Bewusstheit nennen sie Gewahrsein. Gewahrsein ist umfassender, eine Zusammenschau mit anderem Wissen, „wir erfassen die Strukturen, Muster und Zusammenhänge in der Ganzheit des wahrgenommenen Feldes“ (Fuhr/Gremmler-Fuhr 2002, 157). Gewahrsein beinhaltet auch das dialektische Wechselspiel zwischen Erleben und Reflektion des Erlebens.

Eine dritte Form der Bewusstheit, die noch umfassender als das Gewahrsein ist, wird in der Gestalttherapie als „mittlerer Modus“ bezeichnet. Dies ist ein Bewusstseinszustand, der „vor“ aller absichtsvollen Wahrnehmung und Erkenntnis liegt, „vor“ den Differenzierungen und Polarisierungen, die im vorangegangenen Abschnitt besprochen werden. Der mittlere Modus ist die Phänomenologie des Erlebens der Mitte, des Nullpunkts im Sinne Friedlaenders, die absichtslose Offenheit ohne Identifikation mit irgendeinem Erlebensaspekt. In diesem Zustand ist das unvoreingenommene Erleben von Verwirrung, Widersprüchlichkeiten und Ambivalenzen möglich, ohne gleich eine Lösung herbeiführen zu wollen (Fuhr/Gremmler-Fuhr 2002, 159 ff.). Es ist auch der Zustand, in dem wir sind, wenn wir ein Aha-Erlebnis, eine spontane Einsicht in die Struktur des Feldes, in das Verhältnis von Teilen zum Ganzen haben (Yontef 1999, 167 f.).

3.1.3 Existentiell-phänomenologische Orientierung: Subjektives Erleben im Fokus

Die existentiell-phänomenologische Orientierung ist das zweite charakteristische Merkmal der Gestalttherapie. Sie bezieht sich auf das Verständnis vom Menschen und seinem „In-der-Welt-Sein“ und „Mit-anderen-Sein“. Unsere Welt, in der wir leben, Husserl nennt sie „Lebenswelt“, ist unsere Erfahrungswelt, die uns konkret, sinnlich und anschaulich gegeben ist. Sie ist unsere vor-wissenschaftliche Welt des täglichen Lebens in Abgrenzung zur wissenschaftlichen Welt (Zahavi 2003/2009, 132). Diese unsere Welt ist an die Situation und die Erfahrungen gebunden, wie sie für jemanden aus einer „Ersten-Person-Perspektive“ (Ich-Perspektive, Teilnehmer-Perspektive) gegeben sind. Da Bewusstsein immer intentional, auf etwas gerichtet ist (ich sehe *etwas*, ich fühle *etwas*, ich befürchte *etwas*), wird dies im therapeutischen Prozess praktisch genutzt, indem der Therapeut den Klienten darin unterstützt, sich auf das innere Gewahrwerden der eigenen psychischen Erlebnisse zu konzentrieren, auf die intentionalen Erlebnisse (*Worüber* bist du traurig? *Wovor* hast du Angst? *Auf wen* bist du wütend?). Ausgangspunkt des therapeutischen Prozesses ist immer die gegenwärtige Situation. Wie erlebe ich mich jetzt in der aktuellen Situation der Therapie und in meiner aktuellen Lebenssituation? Damit ist die existentielle Situation des Menschen gemeint. Denn dazu gehören auch existentielle Themen wie: Sinn des Lebens, Fragen der grundlegenden Polarität von

Eigenständigkeit und Zugehörigkeit, Sterben, Verantwortung für meine Lebensentscheidungen. Denn was immer ich im Augenblick bin, ist Ausdruck meiner Existenz, meines Seins überhaupt. „Was immer existiert, ist hier und jetzt“ (L. Perls 1989).

In der Gestalttherapie interessieren wir uns für das, was im Moment, im Jetzt erfahren wird. („Was erleben Sie jetzt?“, „Woran erinnern Sie sich jetzt gerade?“, „Was befürchten Sie jetzt, was morgen passieren könnte?“). Natürlich haben die Erfahrungen im Jetzt einen Bezug zur Vergangenheit und beziehen sich auch auf die Zukunft, auf Hoffnungen und Ängste. Jedoch alles, was wir erleben, wird nur in diesem gegenwärtigen Augenblick erlebt. Meist sind es die drängenden Bedürfnisse, die sich im Vordergrund zeigen und die nach der Befriedigung/Erfüllung wieder zurück in den Hintergrund unserer Erfahrung treten. In jeder Situation treffen wir eine Entscheidung, wir wählen aus vielen Möglichkeiten aus, das alles geschieht in der Gegenwart.

Aus der existentiellen Perspektive geben wir den Dingen der Welt und unserer Erfahrung in einzigartiger Weise Bedeutung. Mit dieser Erfahrung, auf welche Art und Weise wir die Dinge und Ereignisse erleben, ist jeder letztlich allein. Dennoch können wir sie mit anderen teilen und uns mit anderen darüber austauschen. So erfahren wir etwas über die Wahrnehmung der anderen und auch etwas darüber, wie uns andere wahrnehmen mit unserer Erzählung.

Die existentielle Orientierung hat ihren Hintergrund unter anderem in dem Denken von Buber und Sartre. Buber mit seiner dialogischen Existenzphilosophie hat die Gestalttherapie stark beeinflusst, besonders in Bezug auf die zwischenmenschliche Beziehung (siehe Kapitel 3.1.4). In einem weiteren, allgemeineren Sinn hat die Gestalttherapie in ihrem Menschenbild Gedanken verdichtet, wie sie bei Sartre auftauchen: Verantwortung, der Begriff der Freiheit, die Unbestimmtheit des Menschen, die sich in der Angst zeigt; der Mensch ist nichts Anderes, als das, was er selber aus sich macht, wie er sich verwirklicht. Der Mensch ist sich seiner Existenz bewusst und muss ihr durch sein Leben erst Bedeutung verschaffen. „Er ist gezwungen, sich das Wesen, das er dieser Existenz verleihen will, durch sein Leben ja erst zu schaffen.“ (Lutz/Retlich, 1995, 776).

Er ist immer dazu verurteilt, sich zu „entwerfen“, sich zu „wählen“, er bleibt „zur Freiheit verurteilt“. Die Ungewissheit seiner Existenz ist die Ursache für das grundlegende Gefühl der „Verlassenheit“, der „Angst“.

In der gemeinsamen Situation der therapeutischen Sitzung kann nun die Erfahrung des Klienten auf zweierlei Weise erforscht werden. Einmal zeigt sich in dem speziellen Kontaktprozess zwischen Therapeut und Klient die Erfahrung des Klienten aus der subjektiven Perspektive des Therapeuten als ein beobachtbares Verhalten, andererseits erfährt sich der Klient selbst auf seine eigene Art und Weise. In dieser gemeinsamen Situation erleben sich Therapeut und Klient wechselseitig. In diesem gemeinsamen Prozess können Widersprüche zwischen Gefühl und Inhalt oder zwischen Beobachtung und Erlebnis, Ereignis und Interpretation, zwischen Glaubenssätzen und spontanem Verhalten zur Sprache kommen.

Wie oben beschrieben wurde, ist Phänomenologie die Suche nach Erkenntnis, basierend auf dem „Gegebenen", dem „Offensichtlichen" der unmittelbaren Situation. Gegenüber Husserls Anwendung der phänomenologischen Methode, mit dem Ziel der Erkenntnis über das Wesen der Dinge, benutzt die Gestalttherapie die phänomenologische Methode im Sinne der gestaltpsychologischen, d. h. im Sinne einer existentialen, psychologischen Phänomenologie, die ihr Interesse auf die subjektive menschliche Erfahrung lenkt (Yontef 1983, 13 ff.).

Das Ziel der Gestalttherapie ist es, mit Hilfe der phänomenologischen Methode die Bewusstheit über das subjektive Erleben des Klienten zu erweitern. Dazu wird die Aufmerksamkeit möglichst vorurteilsfrei und unvoreingenommen auf das unmittelbar vorhandene Erleben, das Sinnliche, Leibliche, das Emotionale und Mentale gerichtet, auf das, was ist, frei von Konzepten und Ideen, also frei von dem, was sein *sollte, müsste, war, sein wird*. Das phänomenologische Vorgehen selbst wird in Kapitel 4.3.1 erläutert.

Die Betonung des subjektiven Erlebens des Klienten dient der Erweiterung des Bewusstseins, sich bewusster über die Art des eigenen Prozesses zu sich selbst und zur Umwelt zu werden. Der Klient erfährt etwas über die Art und Weise wie er auf die Umwelt reagiert, mit welchen Dingen er sich identifiziert, wofür er sich entscheidet, was er auswählt und wie er handelt, um gemäß seinen Wünschen und Bedürfnissen eine befriedigende Erfahrung zu machen, mit dem Ziel, ein bewusstes und gutes Leben zu führen (Crocker 1999).

3.1.4 Dialogische Orientierung: Heilung aus der Begegnung

Die dialogische Orientierung ist neben der Feldorientierung und der existentiell-phänomenologischen Orientierung das dritte Merkmal, das die Gestalttherapie unverwechselbar macht. Dialog bezieht sich auf die spezifische Form der therapeutischen Beziehung in der Gestalttherapie (Jacobs 1989, Yontef 1999, Hycner/Jacobs 1995, Doubrawa/Staemmler 1999, Votsmeier-Röhr 2007, Jacobs/Hycner 2009, Wirth 2014) und basiert auf der dialogischen Haltung im Sinne Martin Bubers (1984).

Psychische Störung ist immer auch Beziehungsstörung, der psychisch kranke Mensch leidet an einer gestörten Beziehung zu sich selbst, zu anderen und zur Welt. Daher ist die therapeutische Beziehung ein Mittel der Therapie, aber auch ein Zweck, da es um heilende, korrigierende emotionale Neuerfahrungen in einer Beziehung geht. Dazu gehört auch die Fähigkeit zur Intersubjektivität, sich selbst und den anderen als Subjekt zu erfahren, wozu das Anerkennen der selbstständigen Anderheit eines Anderen gehört. Hier begegnen sich über Buber Gestalttherapeuten und Vertreter der sogenannten relationalen Psychoanalyse (Jacobs/Hycner 2009; Wulf/Boeckh 2013).

In Bubers Beziehungsphilosophie baut sich das Menschsein aus einer doppelten Bewegung auf, der Urdistanzierung und des In-Beziehung-Tretens, wobei die erste die Voraussetzung für die zweite Bewegung darstellt:

> „Daß die erste die Voraussetzung der zweiten ist, ergibt sich daraus, daß man nur zu distanziertem Seienden, genauer: zu einem ein selbstständiges Gegenüber gewordenem, in Beziehung treten kann. Ein selbständiges Gegenüber aber gibt es nur für den Menschen" (Buber 1962, 412).

Das „Anreden" macht für Buber die menschliche Art des Beziehung Pflegens aus und gründet auf „Anerkennung der selbständigen Anderheit des Andern" (Buber 1962, 420).

Den Anderen als eine selbstständige Anderheit anerkennen können, ist eine Voraussetzung für Intersubjektivität und eine Entwicklungsaufgabe (Winnicott 2010, 104ff.; Benjamin 1993, 52ff.; Stern 1985), die mehr oder weniger gut gelingen kann. Diese Fähigkeit zu verbessern ist Ziel einer dialogisch orientierten Gestalttherapie.

Das Dialogische: Hin-und-Her-Schwingen zwischen Ich-Es und Ich-Du

Für Buber gibt es zwei Möglichkeiten der Beziehung zu Welt, die er mit „Ich-Es" und „Ich-Du" bezeichnet. Die Dialektik dieser Grundhaltungen macht die „dialogische Haltung" in der therapeutischen Beziehung aus. Diese Dialektik geschieht durch ein Hin-und-Her-Schwingen zwischen dem Handeln aus der Ich-Es- und der Ich-Du-Haltung. Die sogenannte Ich-Es-Haltung ist aus ontologischer Getrenntheit heraus vertikal, ziel- und zweckgerichtet. Die sogenannte Ich-Du-Haltung wendet sich aus ontologischer Bezogenheit heraus dem anderen Menschen in horizontaler Weise hin, wertschätzt ihn als Person in seiner Einzigartigkeit, ohne einen Zweck zu verfolgen (Hycner 1989).

Zu dem Hin-und-Her-Schwingen möchten wir Martin Buber (1984) in seiner poetischen Sprache am Beispiel der Liebe zu Wort kommen lassen:

> „Gefühle werden ‚gehabt'; die Liebe geschieht. Gefühle wohnen im Menschen; aber der Mensch wohnt in seiner Liebe. Das ist keine Metapher, sondern die Wirklichkeit: Die Liebe haftet dem Ich nicht an, so dass sie das Du nur zum ‚Inhalt', zum Gegenstand hätte, sie ist *zwischen* Ich und Du (S. 18) [...] Und die Liebe selber kann nicht in der unmittelbaren Beziehung verharren; sie dauert, aber im Wechsel von Aktualität und Latenz. Der Mensch, der eben noch einzig und unbeschaffen, nicht vorhanden, nur gegenwärtig, nicht erfahrbar, nur berührbar war, ist nun wieder ein Er und eine Sie, eine Summe von Eigenschaften, ein figurhaftes Quantum geworden. Nun kann ich aus ihm wieder die Farbe seiner Haare, die seiner Rede, die seiner Güte holen; aber solang ich das kann, ist er mein Du nicht mehr und noch nicht wieder" (S. 21).

Nüchterner gesagt: Ich-Es ist alles, was mit Tun und Haben zusammenhängt, mit der Subjekt-Objekt-Trennung („ich bin hier und du bist da"), Dinge oder Menschen nutzen, beeinflussen, analysieren, den Anderen als Objekt sehen oder auch Aspekte von sich selbst, d. h. immer, wenn ich ein Etwas zum Gegenstand habe (auch, wenn ich sage „ich fühle etwas" usw.).

Im Ich-Du dagegen ist der Andere kein zweckorientiertes Etwas, ich „habe" nicht, sondern ich stehe in Beziehung, ich wende mich hin zum Anderen und erkenne ihn in seiner Einzigartigkeit, es besteht ein echtes Interesse an der Person, nicht am Haben, am Tun, am Beeinflussen. Ob aus einer Ich-Du-Haltung tatsächlich eine gegenseitige Ich-Du-Beziehung wird, ist allerdings nicht zu kontrollieren, unterliegt nicht des Menschen „Willkür", aber er kann sich dafür bereithalten (Portele 1994, 10).

Diese Darstellung erweckt leicht den Eindruck, als sei die Ich-Es-Haltung irgendwie weniger wertvoll. Dies ist aber nicht gemeint. Buber weist darauf hin, dass die Relation Ich-Es existentiell notwendig ist. Und in der Psychotherapie ist sie unerlässlich, wenn wir beispielsweise Diagnosen stellen und Therapieziele definieren.

Aber ohne die Ich-Du-Haltung ginge das Wesentliche einer therapeutischen Begegnung verloren, das, was Buber (1993) als „Heilung aus der Begegnung" bezeichnet, einer horizontalen Begegnung zweier Menschen mit ihren gleichberechtigten persönlichen Sichtweisen im gegenwärtigen Moment der therapeutischen Sitzung. Buber sagt: „Ohne Es kann der Mensch nicht leben. Aber wer mit ihm allein lebt, ist nicht der Mensch" (Buber 1993, 38).

Also ist ein Hin-und-Her-Schwingen zwischen diesen beiden Haltungen entscheidend und deshalb ausdrücklich zu betonen. Beide Haltungen stehen in einem Figur-Hintergrund-Verhältnis zueinander, welche Haltung in den Vordergrund tritt, entscheidet sich je nach Erfordernis der Situation (Votsmeier-Röhr 2007, 161).

Das „Zwischen": Gemeinsamer Bereich zwischen Subjekt und Subjekt

Ein so gestalteter Dialog zwischen Therapeut und Klient bringt den Bereich des „Zwischen" (Hycner 1989, 21ff., 55ff.) hervor, den ebenfalls ontologischen Bereich eines größeren Kontextes, welcher beide Personen in der Begegnung umfasst. Die Realität des Dialogs ist größer als die jedes einzelnen Beteiligten, woraus ein „Wir-Gefühl" zwischen Therapeut und Klient entstehen kann. Nicht nur der Klient oder der Therapeut handelt, sondern die Behandlung ist ein gemeinsames Projekt, ein Drittes, an dem beide teilhaben. Aus dem „Zwischen" treten die Antworten hervor, die aus Sicht der dialogischen Orientierung den Wirkfaktor der therapeutischen Beziehung ausmachen. Für die „Heilung aus der Begegnung" reicht die Einnahme der Expertenrolle von Seiten des Therapeuten nicht aus, er muss sich ebenfalls als Person auf die Beziehung einlassen und offen für das sein, was „zwischen" beiden entsteht.

Ich-Du-Beziehung und Intersubjektivität

Durch die Beiträge Bubers und die Erkenntnisse der neueren Intersubjektivitäts-Theorien ist es in der Gestalttherapie möglich geworden, das Bild der Ich-Du-Beziehung noch weiter zu konkretisieren bzw. zu verstehen, was für das Zustandekommen einer Ich-Du-Beziehung förderlich ist.

Grundsätzlich geht es um die Fähigkeit, von einer Subjekt-Objekt- zu einer Subjekt-Subjekt-Beziehung gelangen zu können. Intersubjektivität in diesem Sinne ist eine durch wechselseitige Anerkennung bestimmte Beziehung, in der einer den anderen „als Subjekt" erfährt. Dabei ist nach Benjamin (1993, 46ff.) die Fähigkeit erforderlich, immer wieder eine Spannung zwischen eigenständigem Selbstsein und wechselseitiger Anerkennung zu erzeugen und aufrechtzuerhalten sowie nach immer wieder möglichen Unterbrechungen auch wieder aufzubauen.

Das Herstellen einer „Urdistanz" ist nach Buber die Voraussetzung, den Anderen als von mir unabhängiges und selbständiges Gegenüber, als Subjekt zu erfahren und mit ihm tatsächlich in Beziehung treten zu können (Buber 1962, 11). Hier geht es um das grundsätzliche Anerkennen der selbstständigen Anderheit des Anderen (Buber 1962, 29). Dies ermöglicht, in einer Begegnung für sich zu sein und den Anderen als einen für sich Seienden wahrzunehmen (Buber 1962, 16). Urdistanz ermöglicht, den Anderen in seiner Anderheit zu akzeptieren, sich nicht zu verstricken, nicht in einem Verhältnis zum Anderen zu stehen, das diesen als Objekt verdinglicht.

Um eine entsprechende therapeutische Haltung einzunehmen, ist es die Aufgabe des Gestalttherapeuten, zwischen seinem Bild vom Gegenüber und dem realen Gegenüber zu differenzieren. Dafür bedarf es, die eigenen Erwartungen und Vorstellungen vom Gegenüber zu hinterfragen oder „einzuklammern“ sowie eine Bereitschaft zum Zulassen des „ganz Fremden“, des Unerwarteten, um sich im Therapieverlauf immer wieder überraschen lassen zu können. Der Therapeut hat dabei eine Vorbildfunktion für den Klienten.

Eine so verstandene therapeutische Beziehung impliziert, dass die Wirkung nicht nur einseitig vom Therapeuten auf den Klienten zustande kommt, sondern ein wechselseitiger Prozess ist. Hier bedarf es der Bereitschaft auf der Therapeutenseite, den Anderen zu vergegenwärtigen, d.h. sich gegenseitig zu akzeptieren, sich zu bejahen und zu bestätigen, also auch sich selbst und seine Vorstellung im Dialog zu verändern.

Für den Klienten bedarf es der Bereitschaft, zu lernen, den Anderen auch in seinem Anderssein anzuerkennen und die Gewohnheit zur Einnahme komplementärer Rollen (z.B. Macht und Kontrolle versus Unterwerfung und Überanpassung) zu hinterfragen. Eine Aufgabe ist dabei, den Perspektivenwechsel zu üben: zu akzeptieren, dass dort und hier eine andere Perspektive besteht, und gegenseitig die Perspektive des anderen zu akzeptieren. Die unterschiedlichen Perspektiven können im Privatleben wie auch in der Therapie gemeinsam reflektiert werden. Ein Ziel ist, die Spannung der unterschiedlichen Perspektiven auszuhalten, ohne in komplementäre Rollen wie Macht und Unterwerfung zu fallen, und nach (immer wieder einsetzenden) Unterbrechungen oder gar nach Abbruch der Beziehung die Spannung immer wieder aufzubauen.

Das bedeutet, die eigenen Erwartungen, Vorstellungen und Bilder an und über den anderen an der Realität zu überprüfen, Widersprüche anzuerkennen, ohne sie gleich zu bewerten. Dabei hilft die gestalttherapeutische Arbeit an der Bewusstheit, d.h. in Berührung zu sein mit dem, was gegenwärtig ist, sowie innere Prozesse und äußere sinnliche Wahrnehmung voneinander besser unterscheiden zu lernen. Letztlich geht es um Offenheit für das Unerwartete und manchmal um den Mut und die Bejahung der Erschütterung, des Zusammenstoßes, im Vertrauen darauf, dass auch dies die Beziehung weiterbringen wird.

Eine Ich-Du-Beziehung wird verhindert durch die Negation der Subjektivität, die mangelnde Bereitschaft eines oder beider Beteiligter, die Subjektivität des Anderen anzuerkennen und auf die Einnahme fixierter komplementärer Rollen wie Helfer-Opfer, Macht-Unterwerfung etc. zu verzichten. Diese Ideen finden wir auch in der von Jessica Benjamin mitentwickelten relationalen Psychoanalyse, die einen wesentlichen Beitrag zur intersubjektiven Sichtweise im therapeutischen Kontext geleistet hat. Wir haben aus ihren persönlichen Beiträgen und Schriften auch Anregungen zum Thema Anerkennung und der dialektischen Begegnung eines Bewusstseins mit einem Anderen bekommen.

Die intersubjektive Genese des Selbst

Aus Sicht der dialogischen Orientierung wird Handeln von der ganzen Person, vom ganzen Menschen ausgehend verstanden. Betrachten wir die Person in ihrer Entwicklung, ist das Subjekt nicht isoliert und wird erst durch Kontakt zu seinem Umfeld ("in-a-field") zu einem sozialen Wesen, es ist immer und von Beginn an einem Feld zugehörig ("of-a-field"). Es steht damit von Grund auf in Wechselwirkung mit anderen Teilen oder Aspekten des Feldes (vgl. Yontef 1999, 157ff.).

Wenn wir die Person unter dem Aspekt der kreativen Anpassung betrachten, sprechen wir manchmal vom „Selbst". „Das Selbst ist die integrierende und integrierte Instanz der Person", definiert Laura Perls (2005, 144). Das Selbst ist einerseits *prozesshaft*, es ist weder dem Organismus/der Person zugehörig, noch dem Umfeld, sondern beiden zugleich. Es entsteht immer neu an der Kontaktgrenze, die den Organismus mit der Umwelt gleichzeitig trennt und verbindet (die Austausch- und Aneignungsprozesse der Person/des Organismus an der Kontaktgrenze werden im nächsten Kapitel ausführlich beschrieben). Gleichzeitig ist das Selbst *integriert* und hat, je nach Entwicklungsgeschichte des Subjekts, ein Selbstgefühl der Kohäsion, Ganzheit und Kontinuität (Yontef 1999, 146), also das Erleben von Identität, von „Ich-Selbst" sein. In diesen beiden Aspekten des Selbst erkennen wir erneut die bereits im Abschnitt der Feldorientierung beschriebene Komplementarität von Prozess und Struktur.

Perls, Hefferline und Goodman (1951/2006, 205) haben das Selbst mit dem „System der Kontakte im Organismus/Umweltfeld" gleichgesetzt, welches die strukturierte Erfahrung der gegenwärtigen Situation ausmacht. Damit ist das Wesen des Selbst in der Gestalttherapie ganz und gar relational und als Interaktion zwischen Person und Umwelt definiert, wie Yontef (1999, 7f.) hervorhebt.

Die Perspektive einer relationalen oder intersubjektiven Entwicklung der Person bzw. des Selbst wird von Forschenden aus verschiedenen Bereichen geteilt, wie Künkler (2011, 415ff.) zusammengetragen hat. Das Bubersche Postulat von 1923, „Im Anfang ist die Beziehung", mit dem er das „Apriori der Beziehung" vor dem Ich-Werden betont (Buber 1984, 31), wurde bereits in den 1920er und 1930er Jahren von dem Entwicklungspsychologen Lew Wygotski in seinen Forschungen bestätigt. Er konnte feststellen, dass Kinder mit sich selbst interagieren, wie sie zuvor mit anderen Menschen interagiert hatten: Die intermentale Aktivität ist primär gegenüber der intramentalen (Künkler 2011, 424ff.).

Die moderne Säuglingsforschung von Stern und anderen kommt zu den gleichen Ergebnissen, die Künkler so zusammenfasst, dass das Subjekt in der Relation zu anderen die Relation zu sich und zur Welt erlernt, es nicht aus Beziehungen herauswächst, sondern in diesen lediglich selbstständiger wird, also immer ein „Selbst-mit-anderen" bleibt (Künkler 2011, 450f.). Hierauf baut auch die relationale Psychoanalyse auf (die wesentlich von Benjamin weiterentwickelt wurde). Winnicotts „There is no such thing as a baby!" hebt hervor, dass es keinen Säugling ohne die Mutter gibt, er diese Beziehung *ist* und erst allmählich einen Abstand und eine Beziehung entwickelt (S. 483). Mitchell wiederum betont, dass die grundsätzliche Bezogenheit des Menschen auf andere kein Bedürfnis ist, genauso wenig, wie wir ein Bedürfnis nach Sauerstoff haben – wir sind sauerstoffatmende Wesen, wir sind so konstruiert und ebenso sind wir von Natur aus bezogen auf andere Menschen (S. 492).

Auch das Identitätsgefühl entwickelt sich nicht von innen heraus. Je nachdem, wie wir angeblickt, „gespiegelt" werden, entwickelt sich unser Selbstbild (Winnicott). Anerkennung und Bestätigung (Honneth, Todorov) sind das Medium, in dem wir in der Selbstentwicklung zum Subjekt und zu einem ‚Gegenüber' werden (Künkler 2011, 485, 518ff.).

In Anlehnung an Butler (Künkler 2011, 510f.) ließe sich zusammenfassen, dass wir keine Beziehungen und Bindungen *haben*, sondern diese *sind*. Sich aus früheren, dysfunktionalen Bindungen und Beziehungen herauszuarbeiten und diese heute funktionaler zu gestalten ist eine Entwicklungsaufgabe, die eine dialogische Gestalttherapie unterstützen kann.

Die Themen Dialog, Relationalität und Intersubjektivität in der Gestalttherapie sind neben den Verfassern dieses Buches in den letzten zwei Jahrzehnten auch vermehrt von anderen deutschsprachigen Autoren aufgegriffen worden, wie beispielsweise von Staemmler (2013, 2017), Boeckh (2019) und Wegscheider (2020).

3.2 Die Person in kreativer Anpassung

Wie im vorangegangenen Kapitel dargestellt, ist der Mensch Teil eines Feldes, in ein Feld eingebettet, in der Gestalttherapie spricht man von einem Organismus-Umweltfeld. Neben der Strukturierung dieses Feldes finden auch ständig Regulationsprozesse im Feld statt, die in der Gestalttherapie als „kreative Anpassung" verstanden werden (Perls et al. 2006, 25 f.). Dabei wird Anpassung nicht als Herstellen von Konformität mit Anschauungen und Normen anderer verstanden, sondern als ein Zurechtkommen des Organismus mit der Umwelt. Innerhalb der Pole, sich der Umgebung anzupassen versus die Umgebung an sich anzupassen, ist schöpferische, kreative Anpassung „ein produktiver, beidseitig vorteilhafter Kontakt [...] ein notwendiges Paradox [...], die schwierige Aufgabe, zwischen den beiden Polen immer wieder ein nur vorläufig zu erreichendes Gleichgewicht zu schaffen" (Blankertz/Doubrawa 2005, 23).

Störungen der kreativen Anpassung lassen sich als Fixierungen von Anpassungs- bzw. Bewältigungsstrategien verstehen, die in ihrer Wirkung dysfunktional sind und zu unangemessenem (maladaptivem) Handeln führen, Organismus und Umwelt kommen miteinander nicht zurecht (Kapitel 3.3).

Hier sollen im Weiteren drei Perspektiven der kreativen Anpassung unterschieden werden.

Zum einen reguliert sich der Organismus als ein offenes System, indem er einen Gleichgewichtszustand, seine Homöostase, aufrechterhält. Dies geschieht durch Metabolismus, Austauschprozesse von Materie, Energie und Information im Feld, um Mangelzustände zu beheben, die von Menschen als Bedürfnisse wahrgenommen werden.

Darüber hinaus reguliert sich der Organismus als Ganzheit, um seine Organisation und Struktur bzw. seine Identität als Einheit aufrechtzuerhalten. Auch hier geht es um das Aufrechterhalten einer Stabilität, aber nicht im Sinne eines Gleichgewichts, sondern einer „mittleren Spannung", wie Goldstein (1934, 75 ff.) betont, eines dynamischen Ungleichgewichtszustandes, der dem individuellen Wesen eines Organismus bzw. einer Person entspricht.

Die dritte Perspektive ist die interpersonelle Regulierung zwischen zwei oder mehreren Personen im Feld. Hier geht es um das Aufrechterhalten oder immer wieder Herstellen einer intersubjektiven Beziehungsgestaltung.

3.2.1 Die Person existiert in einem Organismus-Umweltfeld

Erleben an der „Grenze"

Diese Überschrift wurde an einen Buchtitel von Laura Perls (1989) angelehnt, um die Wichtigkeit des Konzepts der Grenze in der Gestalttherapie hervorzuheben. „Grenze" ist einer der drei Begriffe, die für Laura Perls „das Wesen der Theorie und Praxis der Gestalttherapie ausmachen: Die Begriffe der Grenze, des Kontaktes und der Stütze" (Perls 1980, 258).

„Grenze" ist eine Metapher, die in der Gestalttherapie dort verwendet wird, wo es um Differenz, um Unterscheidung in einem Feld geht. Die Grenze ist gleichzeitig verbindend und trennend, ist die Grenze zwischen dem persönlichen und dem unpersönlichen Feld (Perls 1978, 171f.). An dieser Grenze findet Kontakt statt – wenn wir beispielsweise das Feld zwischen Organismus und Umwelt betrachten. Kontakt ist hier das Erleben der Unterscheidung, der Grenze zwischen Organismus und Umwelt, zwischen dem Selbst und dem Anderen (Perls 1980, 130). Perls et al. (2006) spezifizieren:

> „Wenn wir von ‚Grenze' sprechen, meinen wir eine ‚Grenze zwischen'; aber die Kontaktgrenze, an der die Erfahrung geschieht, trennt nicht den Organismus von seiner Umwelt; vielmehr begrenzt sie den Organismus, umschließt und beschützt ihn, und gleichzeitig berührt sie die Umwelt" (Perls et al. 2006, 24).

> „Beim Menschen kann sich Kontakt – in Berührung sein mit – sowohl auf In-Berührung-Sein mit der äußeren Situation als auch mit sich selbst beziehen, als Kontakt im ‚intra-organismischen Feld' (Perls 1978, 286).

Dies ist der Fall, wenn man in Berührung mit Empfindungen, Gefühlen, mentalen Prozessen wie Gedanken, Erinnerungen, Bildern und Phantasien ist. Grenze ist auch hier die Unterscheidung einer Erlebensgestalt als Figur vor dem Hintergrund des übrigen Organismus.

Grenze kann im intra-organismischen Feld auch eine rein psychologische Grenze bezeichnen, die sogenannte Ich-Grenze, die Unterscheidung zwischen Identifikation (etwas als sich zugehörig empfinden) oder Abgrenzung/Distanzierung (etwas als sich nicht zugehörig empfinden). Ersteres wird in der Regel als gut und angenehm empfunden, ist positiv besetzt, letzteres als schlecht und unangenehm, ist negativ besetzt (Perls 1980, 160f.). Als eine Variante davon verstehen Polster/Polster (1977,

109 ff.) unter Ich-Grenze die für einen Menschen zulässigen Kontaktmöglichkeiten unter Erhaltung seiner Identität. Hier ist der Unterschied gemeint zwischen Kontakt innerhalb der Ich-Grenze, der adäquat und assimilierbar ist, sowie Kontakt, der risikoreicher (weil neuartig) an der Ich-Grenze stattfindet und schließlich Kontakt, der über die Ich-Grenze hinausgeht, der inadäquat und nicht assimilierbar ist und deshalb existenzbedrohend sein kann (Abb. 1).

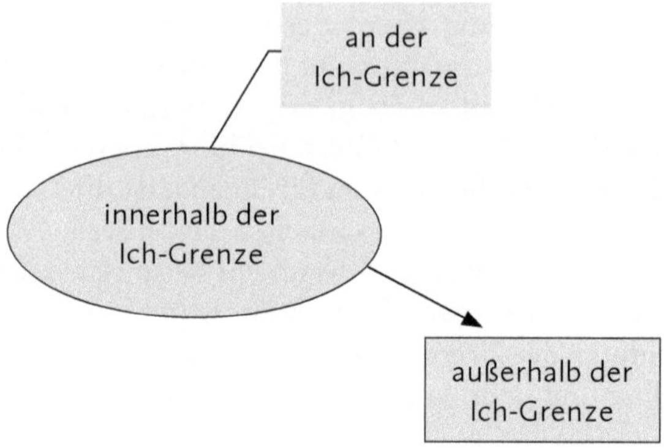

Abb. 1: Ich-Grenze

Kontakt an der Grenze zwischen Organismus und Umwelt

Wie geschieht nun die kreative Anpassung einer Person im Organismus-Umweltfeld? In einem Organismus-Umweltfeld zu existieren bedeutet, dass sich ein Organismus als ein System beständig aufrechterhalten muss sowie danach strebt, seine Möglichkeiten und Fähigkeiten bestmöglich zu verwirklichen. Die dafür nötigen Austauschprozesse werden in der Gestalttherapie als Kontaktprozesse beschrieben, die an der Grenze zwischen Organismus und Umwelt stattfinden (Dreitzel 2007). Perls et al. (2006) erläutern:

> „Kontaktaufnahme, Bewusstheit und Bewegungsreaktion wollen wir im umfassenden Sinn verstehen, einschließlich Bedürfnis und Zurückweisung, Annäherung und Vermeidung, Empfinden, Fühlen, Gestalten, Einschätzen, Kommunizieren, Kämpfen usw. – jede Art lebendiger Wechselbeziehung, die an der Grenze in der Interaktion zwischen Organismus und Umwelt geschieht“ (S. 24).

Mit Clarkson/Mackewn (1995) können wir zusammenfassen:

> „Wesentliche Aspekte des Kontaktprozesses sind: die Aufrechterhaltung des Unterschieds der Person zur Umwelt; die Zurückweisung von Gefahr und Vergiftung; das Überwinden von Hindernissen, die Kontakt beeinträchtigen könnten, und die Selektion und Aneignung von verarbeitbarem Neuen wie Nahrung, Liebe, Lernen, intellektuelle Anregung“ (S. 79).

Homöostase: Die Person reguliert sich selbst

Diese Kontaktprozesse werden in der Gestalttherapie in zyklischer Weise dargestellt. Es werden die Phasen des Vorkontakts, der Kontaktanbahnung, des vollen Kontakts und des Nachkontakts unterschieden.

Zu Beginn des Kontaktprozesses ist das Feld noch undifferenziert, der Organismus ist in Ruhe, in einem Gleichgewichtszustand.

Die Phase des *Vorkontakts* beginnt mit dem Auftauchen eines Impulses, der das Feld in Bewegung bringt, sei es von außen oder von innerhalb des Organismus. Eine Erregung entsteht und mit ihr eine Figur vor dem Hintergrund des übrigen Organismus, die als Empfindung erfahren wird – ein Bedürfnis entsteht und zieht Aufmerksamkeit auf sich. Die Wahrnehmung wird auf das Bedürfnis bezogen organisiert. Am Beispiel der Nahrungsaufnahme soll dies durch die Phasen hindurch mit einem Beispiel veranschaulicht werden:

> „Der Zyklus beginnt mit der Sinnesempfindung: Ich sitze hier, und während ich arbeite, fange ich an, Kontraktionen in meinem Magen zu spüren. Diese Kontraktionen sind mit Gefühlen von Trockenheit in meinem Mund verbunden.“ (Zinker 1982, 95 f.)

Jede Kontaktphase ist neben Sinnesempfindungen auch mit Emotionen verbunden. Emotionen sind Lagebeurteilungen des Organismus zur jeweiligen Situation im Organismus-Umweltfeld (Dreitzel 2007, 99). Der gestalttherapeutisch orientierte Emotionsforscher L. Greenberg (2014, 96) meint: „Eine Emotion sagt uns, dass ein Bedürfnis nicht erfüllt wurde.“ Er geht davon aus, dass Bedürfnisse in Emotionen eingebettet sind und Emotionen eine Handlungstendenz beinhalten, um die Bedürfnisse zu befriedigen. Gefühle haben in dieser Weise antreibende Funktion, sie motivieren den Organismus, sich auf die Objekte hin oder von ihnen weg zu bewegen. Den Attraktionsgefühlen Neugier, Sich-angezogen-Fühlen und Sehnsucht stehen die Aversionsgefühle Erschrecken, Furcht und Ekel gegenüber (Dreitzel 2007, 113 ff.).

Die Phase der *Kontaktanbahnung* beginnt mit der Orientierung: Die Figur, die sich gebildet hat, wird klarer, schärfer, bis sie vollständig bewusst wird. Das Bedürfnis gewinnt Gestalt, der Organismus spürt deutlicher, was genau er benötigt, erlebt ein wachsendes Interesse, von einer gefühlsmäßigen Reaktion gestützt. Es sind „angreifende" Gefühle (Wulf 2006, 109; Dreitzel 1995, 2007), die den Organismus dazu drängen, an die Objekte des Interesses im Umfeld heranzugehen oder ihnen zu entfliehen. Dazu gehören auch sexuelle Begierde oder Wut und Hass. Der Organismus orientiert sich, welche Möglichkeiten bestehen, um das Bedürfnis befriedigen zu können. Es treten auch kognitive Einflüsse in den Prozess ein, Konzepte, Überzeugungen, Erwartungen. Wir bewerten und beurteilen die Situation vor dem Hintergrund des übrigen Organismus als Ganzem und anderer Feldbedingungen:

> „Während ich weiterarbeite, verstärken sich die Kontraktionen, und ich spüre leichte Übelkeit. Diese Ansammlung von Empfindungen erlebe ich als ‚Hunger'. Empfindungen werden zu Gewahrsein. Ich kann diese sensorischen Mechanismen bezeichnen und beschreiben. Anders als der Säugling bin ich den Empfindungen nicht einfach ausgeliefert. Ich weiß, wie ich mit ihnen umgehen kann. Das Gewahrsein erlaubt mir somit zu verstehen, was mein Körper zu diesem Zeitpunkt braucht. Aus früheren Erfahrungen damit, was passiert, wenn ich meinen Hunger ignoriere, weiß ich, dass die nächste Empfindung ein gefäßbedingtes Kopfweh ist. Das Bewusstsein ist ein Segen, weil es mich in die Lage versetzt zu verstehen, was in mir abläuft und was ich dazu tun kann, damit ich mich besser fühle." (Zinker 1982, 95)

Am Ende des Orientierungsprozesses entscheidet sich der Organismus für eine Möglichkeit, mobilisiert Energie und ergreift Initiative in der absichtsvollen Hinwendung zu dem Ziel seines Interesses:

> „Während mir mein Hunger bewusst wird, kommt Bewegung in meinen Körper. Ich spüre, wie sich bestimmte Muskeln in meinen Beinen anwärmen. Ich habe das Bild vor Augen, wie ich zum Kühlschrank gehe und mir etwas Käse, Brot und Obst nehme. Während ich mir das vorstelle, merke ich, wie mein Atem schneller wird, und ich spüre eine allgemeine Mobilisierung von Energie in meinem Körper. Ich komme jetzt in das Stadium der Erregung oder Mobilisierung von Energie. Hätte ich diese Energie nicht, so könnte ich nicht das Tonbandgerät ausschalten, mich aufrichten, in die Küche gehen und mir das Essen besorgen. Ich stehe auf und gehe in die Küche." (Zinker 1982, 96)

In der Phase des *vollen Kontakts* tritt die Figur des Interesses deutlich hervor und wird in Berührung genommen. An diesem Punkt ist alles Absichtsvolle gelockert, „Wahrnehmung, Bewegung und Gefühl wirken spontan und einheitlich zusammen. Das Gewahrsein besitzt am meisten Leuchtkraft in der Figur des Du" (Perls et al. 1979, 194). Das Selbst wächst in die Lösung hinein:

> „Während ich den Käse nehme und anfange, ihn zu kauen, entwickelt sich ein Wohlgefühl in meinem Magen. Ich genieße den Geschmack der Nahrung." (Zinker 1982, 96)

In dieser Phase des Sich-Hingebens, Genießens und Auskostens haben die Gefühle jede Motivation hinter sich gelassen, es ist kein Wollen, keine Intentionalität mehr vorhanden. Der Mensch fühlt Freude, Liebe, oder auch Ehrfurcht, Seligkeit, empfindet Schönheit, aber auch Trauer. Es kann auch ein „Aha"-Erlebnis stattfinden, eine spontane Einsicht in ein Problem.

In der Phase des *Nachkontakts* wird das in Kontakt Genommene – wenn es sich als adäquat erweist und nicht als inadäquat zurückgewiesen wurde – verarbeitet und assimiliert, also integriert in den organismischen Hintergrund. Gefühle haben hier wieder eine evaluative Bedeutung wie in der Phase des Vorkontakts.

> „Mein Verdauungssystem tritt in den Mittelpunkt und transformiert das, was einmal ein Stück Käse war, ein gesonderter Teil der Umwelt, in etwas, das vielleicht Joseph wird. Die Nahrung und ich werden eins. Während ich weiter esse und trinke, wird mir eine Fülle in meinem Magen bewusst." (Zinker 1982, 96)

Ein Gefühl der Befriedigung oder Freude stellt sich ein, manchmal verbunden mit Stolz und Dankbarkeit, begleitet das Einsinkenlassen, das Nachschwingen- und Ausklingenlassen und Nachspüren eines gelungenen Kontakts sowie der wechselseitigen Bestätigung mit anderen („Es war ein fantastisches Essen" o. ä.) (Dreitzel 2007, 77 ff.). Der Kontaktprozess kann aber auch unbefriedigend verlaufen. Dann können Gefühle wie Ohnmacht oder Schuld auftreten.

Der Nachkontakt ist auch eine Phase der Assimilation. Es findet Wachstum statt, der organismische Hintergrund wird bereichert, das vormals Neuartige wird zum Erfahrungsschatz des Bekannten, es kann erinnert und Stütze für künftige Kontakte werden. Die Identifikation mit dem Erlebten stärkt das Identitätsgefühl und die Fähigkeit, sich für das Erleben und Tun zu verantworten.

Im Rückzug aus dem Kontakt verblasst die Figur und tritt in den Hintergrund zurück. Der Organismus ist entspannt und im homöostatischen Gleichgewicht, bis das nächste Ereignis ein Ungleichgewicht erzeugt, figürlich aus und vor dem Hintergrund hervortritt und einen erneuten Kontaktzyklus einleitet:

> „Ich fühle mich gesättigt und etwas matt. Ich komme jetzt in ein Stadium des Rückzugs, der Entspannung, Erholung, des Desinteresses. Wenn ich dieses Stadium des Rückzugs und der Befriedigung erreicht habe, werde ich der Arbeit gewahr, die ich zurückgelassen habe. Die Arbeit tritt als das existierende Bedürfnis aus dem Hintergrund hervor, und mein Gewahrsein, meine Empfindungen, Energie und Handlungen sind alle da, um mir dabei zu helfen, sie zum Abschluss zu bringen." (Zinker 1982, 96)

Dieser Kontaktzyklus wird von unterschiedlichen gestalttherapeutischen Autoren jeweils etwas variiert beschrieben (Perls et al. 2006, Zinker 1982, Korb et al. 1989, Dreitzel 2004, 2007).

3.2.2 Die Person verwirklicht ihre Identität als Ganzheit

Die Feldorientierung bezieht sich nicht nur auf das Organismus-Umweltfeld im Sinne der Austauschprozesse mit der Außenwelt, sondern auch auf die Innenwelt des Organismus, auf intrapsychische bzw. intra-organismische Kontaktprozesse zur Erhaltung der Ich-Identität der Person.

Der Mensch strebt einerseits danach, Störungen des homöostatischen Gleichgewichts immer wieder auszugleichen, indem er als Mangel erlebte Bedürfnisse zu befriedigen sucht. Gleichzeitig strebt er danach, bei allem, was er tut, einen Identitätssinn bzw. ein Identitätsgefühl aufrechtzuerhalten bzw. zu verwirklichen. Hierbei geht es um das Erleben von Kontinuität und Kohärenz, um Konstanz über die Zeit und den inneren Zusammenhalt intrapsychischer bzw. intra-organismischer Prozesse und Strukturen wie der vielfältigen Selbstanteile der Person. Diese machen die Person als Individuum einzigartig und unverwechselbar.

Die Verwirklichungstendenz als primäre Motivation

Die Motivationskraft zu dieser kreativen Anpassung ist die grundlegende Tendenz der Person zur Selbstaktualisierung, der Tendenz zur möglichst optimalen Verwirklichung der individuellen Wesenheit (Potentiale, Fähigkeiten etc.) in der Auseinandersetzung mit der Welt (Goldstein 1971, 471). Die Bedeutung des Begriffs der Selbstaktualisierung geht über eine homöostatische Selbstregulierung hinaus; Selbstaktualisierung ist die Verwirklichung der Person im Sinne ihrer Identität, ihres Wesens, ihrer Möglichkeiten in einer Situation, im Feld. Sie impliziert eine Auseinandersetzung mit der Welt, in der der Organismus bemüht ist, mittels neuronaler Kommunikation den bestehenden Grad an Komplexität und seine individuellen Konstanten aufrechtzuerhalten. Diese Motivation ist unabhängig von spezifischen Bedürfnissen und ihrer Befriedigung im Sinne metabolischer Kommunikation zur Aufrechterhaltung eines Fließgleichgewichts. Es geht eher um Identitätserhalt, um das, was in der neueren psychologischen Literatur als das Streben nach Konsistenz, der Übereinstimmung bzw. Vereinbarkeit der gleichzeitig ablaufenden neuronalen bzw. psychischen Prozesse bezeichnet wird (Grawe 1998, 421 ff.) sowie um die Verwirklichung der aktuellen Möglichkeiten des Individuums.

Die Ich-Grenze bestimmt den Radius des Möglichen

In der Gestalttherapie wird die Ich-Identität einer Person nicht als Substanz oder als innerer Kern mit Grenzen aufgefasst, sondern das Ich wird durch seine Grenzen, die Kontaktstellen, bestimmt (Perls 1978, 171). An dieser Grenze geschieht die Unterscheidung zwischen Vertrautem und Fremdem bzw. von Identifikation und Abgrenzung/Distanzierung. Eine Eigenschaft dieser sogenannten Ich-Grenze besteht darin, dass sie den Bereich der für die Person zulässigen Kontaktmöglichkeiten begrenzt. Was „zulässig“ ist, wird durch die Interaktionen begrenzt, die für einen Organismus unter Erhaltung seiner Identität möglich sind (Votsmeier 1999, 719). Im Einzelnen schreiben Polster/Polster (1977) dazu:

> „Die Grenzen des menschlichen Wesens, die Ich-Grenzen, sind durch seine sämtlichen Lebenserfahrungen und seine eingebauten Fähigkeiten bestimmt, neue oder intensivierte Erfahrungen zu assimilieren. Die Ich-Grenze eines Menschen ist die der für ihn zulässigen Kontaktmöglichkeiten. Sie besteht aus einer ganzen Reihe von Kontaktgrenzen und definiert jene Handlungen, Ideen, Menschen, Werte, Situationen, Vorstellungen, Erinnerungen und so weiter, bei denen man sich bereitwillig oder verhältnismäßig frei engagieren kann, sowohl mit der Welt außerhalb seiner selbst wie auch in dem Nachhall in sich selbst, den dieses Engagement erwecken mag. Die Ich-Grenze schließt auch ein Gefühl dafür ein, welches Risiko man auf sich nehmen will, wo die Möglichkeiten

der persönlichen Steigerung groß sind, wo aber die Konsequenzen neue persönliche Erfordernisse mit sich bringen könnten, denen er vielleicht nicht gewachsen ist" (S. 110).

Kreative Anpassung bedeutet also zum einen, dass ein Mensch als Organismus in der Regel aus sich heraus weiß, was er sich zutrauen kann und welchen Situationen er sich aussetzen kann, so dass er seine Integrität als Eigenwesen im Feld bewahren und seine Wesenseigenschaften verwirklichen kann. Zum anderen ist er im Feld ständigen Einflüssen ausgesetzt und schafft sich selbst Herausforderungen als Ausdruck seiner Selbstverwirklichungstendenz. Im Streben danach, seine Potentiale und Fähigkeiten in ständiger Auseinandersetzung mit der Welt so gut wie möglich zu entfalten, führen diese Interaktionen allerdings immer wieder zu Erschütterungen der Identität, sie sind unausweichlicher Teil des Lebens. Kurt Goldstein (1934) beschreibt dies so:

> „Im Grunde geht der Gesunde in seiner Bewältigung der Welt von einem Zustand der Erschütterung zu einem anderen. Wenn das nicht immer als Angst erlebt wird, dann deshalb, weil er imstande ist, in schöpferischer Weise sich Situationen zu schaffen, die sein Leben, seine Existenz sichern (die das Missverhältnis zwischen Können und Anforderungen der Umwelt – das zum katastrophalen Versagen führen müsste, gar nicht eintreten lassen). Solange diese gesicherte Position nicht erschüttert wird, entsteht keine Bedrohung der Existenz, und die Erschütterungen werden deshalb nicht als Angst erlebt" (S. 195).

Der Mensch erlebt eine zweiseitige existentielle Situation, das Streben nach Sicherheit und Kontinuität und darüber hinaus immer auch das Streben nach neuen Herausforderungen und Erweiterungen seines Spielraums. Er möchte Stress-Situationen, Schwierigkeiten und Störungen aktiv und kreativ überwinden, und zwar aus Freude an der Überwindung und nicht aus Angst.

Nach Polster/Polster (1977, 110) ist Kontakt innerhalb der Ich-Grenze sicher und unproblematisch, das Terrain ist bekannt. An der Ich-Grenze ist Kontakt aufregend, frisch, das Terrain ist neu. Hierhin gehören Erfahrungen von Unsicherheit, Ungewissheit, aber auch Erregung, der Drang zu Neuem, das Eingehen von Risiken und auf Herausforderungen. Hier kann es zu den unausweichlichen Erschütterungen kommen, von denen Goldstein oben spricht. Problematisch wird es, wenn Kontakt zu weit über die Ich-Grenze hinausgeht. Das Neuartige kann nicht integriert werden, diese

Situation wird dann als Angst erlebt, die Ich-Identität, unsere Integrität als Einheit, ist gefährdet.

Kontakt und Stützung: Komplementäre Aspekte der Selbstorganisation

Wie das zulässige Spektrum an Kontaktmöglichkeiten eines Menschen aussieht, wird durch die sogenannte Selbststützung (self-support) bestimmt. Die Selbststützung der Person umfasst alle organisierenden Stützfunktionen des organismischen Hintergrundes. Diese sollen dazu dienen, die Assimilation und Integration von Erfahrungen zu erleichtern und zu fördern. Stützend sind angeborene Fähigkeiten sowie alles, was als Resultat der Assimilation von Neuem durch Kontakt erworben, erlernt wurde:

> „Stützung ist alles, was die kontinuierliche Assimilation und Integration erleichtert: die primäre Physiologie (wie Atmen und Verdauen), die aufrechte Haltung und die Koordination der Bewegungen, die Sensibilität und Beweglichkeit, die Sprache, die Gewohnheiten und Sitten, soziale Verhaltensweisen und Beziehungen und alles andere, was wir in unserem Leben gelernt und erfahren haben. Kurz gesagt: all das, was wir gewöhnlich für selbstverständlich halten und worauf wir uns verlassen, sogar, oder in besonderer Weise, unsere neurotischen Störungen und Widerstände, unsere fixen Ideen, Ideale und Verhaltensmuster, die zur zweiten Natur geworden sind, und zwar genau deshalb, weil sie zur Zeit ihrer Entstehung unterstützend waren [...]" (L. Perls 1989, 103).

Stützung ist also der gesamte Hintergrund, vor dem sich die gegenwärtige Erfahrung hervorhebt und eine bedeutungsvolle Gestalt bildet und die Integration von Erfahrungen erleichtert:

> „Jede Erfahrung, alles Gelernte, das voll assimiliert und integriert ist, wird zum organismischen Hintergrund, welcher der jeweiligen Gestaltbildung im Vordergrund Bedeutung und der Erregung des Grenzerlebnisses Stütze verleiht" (L. Perls 1989, 111).

Besonders die Forschung zur gestalttherapeutischen Behandlung von Menschen mit Borderline- und anderen sogenannten strukturellen Störungen führte zu einer Erweiterung und Differenzierung des eher allgemein gehaltenen bisherigen Stützungs-Konzepts um inhaltlich-strukturelle und prozessual-funktionelle Aspekte (Votsmeier 1988, 1999; Votsmeier-Röhr 2011).

Inhaltlich hat der Arbeitskreis OPD (2006) im Rahmen der Diagnostik struktureller Störungen eine Beschreibung struktureller Fähigkeiten vorgelegt, die mit der Gestalttherapie kompatibel ist (Votsmeier 1999). Dabei geht es um Fähigkeiten der Wahrnehmung von sich und anderen, die Fähigkeit, sich selbst zu regulieren und den Bezug zum anderen zu steuern sowie der Fähigkeit der Kommunikation (intrapsychisch und interpersonell) und die Fähigkeit zur Bindung, d.h. die Fähigkeit, sich auf innere Bilder von anderen beziehen zu können sowie die Beziehungs- und Bindungsfähigkeit nach außen (Tab. 1). Damit guter Kontakt im Vordergrund überhaupt zustande kommen kann, ist es wichtig, in ausreichendem Maße über diese grundlegenden Fähigkeiten als Ressourcen im Hintergrund zu verfügen.

Eine weitere wichtige Stützfunktion ist *prozessualer* Natur, nämlich die funktionale Organisation von Erfahrung im Kontaktprozess von Moment zu Moment, die ebenfalls nicht selbstverständlich vorhanden ist. Es geht hierbei um das Zusammenspiel zweier Funktionsmodi des Organismus, die im Weiteren als unmittelbarer, impliziter, automatisierter versus expliziter, reflektierender Modus in der Organisation von Erfahrung bezeichnet werden. Die Organisation von Erfahrung mittels dieser unterschiedlichen Prozesse geschieht auf neuronaler Ebene als ein Figur-Hintergrund-Geschehen und ist anfangs von Kurt Goldstein und später auch von anderen Wissenschaftlern im Kontext sogenannter Zwei-Prozess-Modelle (dual process models) (Evans/Frankish 2009) erforscht und auch neurowissenschaftlich bestätigt worden (Lieberman 2007, 2009).
Kurt Goldstein beschreibt diese Art der Organisation als das Zusammenwirken eines sogenannten „konkreten" und eines „abstrakten" Funktionsmodus, die er auch als unterschiedliche Haltungen/Einstellungen bezeichnet, mit der man äußeren oder inneren Situationen begegnet (Goldstein/Scheerer 1971, 365ff.).

Das Zusammenspiel von konkretem und abstraktem Modus geschieht folgendermaßen: Im *konkreten* Modus lassen wir uns von äußeren und inneren Stimuli leiten, die Beziehung zur Welt ist konkret und direkt, wir überlassen uns dem sinnlichen Eindruck der gegebenen Situation. Dies geschieht ohne schlussfolgerndes Denken, Gewahrsein oder Bewusstsein der Urheberschaft, also auch ohne Bewusstheit für die aktuellen Gründe für das eigene Tun. Wir überlassen uns den Erfahrungen unreflektiert. Unser Denken und Tun wird durch die unmittelbaren praktischen Erfordernisse einer Situation gelenkt. Wir reagieren unreflektiert auf diese situativen Anforderungen, seien sie von außen oder innen kommend. Auch auf innere Prozesse wie Ideen, Gedanken und Gefühle reagieren wir unmittelbar und unreflektiert (Goldstein/Scheerer 1971, 367f.). Daraus ergeben sich all die Automatismen, Gewohnheiten und Routinehandlungen, mit denen wir den Großteil unserer Lebenszeit bestreiten. Der konkrete Modus ist ein Energiesparmodus des Gehirns, das Gehirn spart Energie für die Situationen, in denen der Organismus im konkreten Modus nicht mehr weiterkommt und den abstrakten Modus benötigt.

Tab. 1: Strukturelle Fähigkeiten nach OPD-2

Selbstwahrnehmung und Objektwahrnehmung	
Selbstwahrnehmung 1.1 Selbstreflexion (Selbstbild) 1.2 Affektdifferenzierung 1.3 Identität	**Objektwahrnehmung** 1.4 Selbst-Objekt-Differenzierung 1.5 Ganzheitliche Objektwahrnehmung 1.6 Realistische Objektwahrnehmung
Steuerung	
Selbststeuerung 2.1 Impulssteuerung 2.2 Affekttoleranz 2.3 Selbstwertregulierung	**Bezug zum Objekt steuern** 2.4 Beziehung schützen 2.5 Interessenausgleich 2.6 Antizipation
Emotionale Kommunikation	
Kommunikation nach innen 3.1 Affekt erleben 3.2 Phantasie nutzen 3.3 Körperselbst	**Kommunikation nach außen** 3.4 Kontaktaufnahme 3.5 Affektmitteilung 3.6 Empathie
Bindung	
Bindung innen 4.1 Internalisierung 4.2 Introjekte nutzen 4.3 Variable Bindungen	**Bindung außen** 4.4 Bindungsfähigkeit 4.5 Hilfe annehmen 4.6 Bindung lösen

Der *abstrakte* Modus umfasst mehr als die faktische Stimulus-Situation. Er beinhaltet bewusste Aktivität von Schlussfolgern, Gewahrsein und das Bewusstsein von Eigenverantwortlichkeit und Urheberschaft. Wir transzendieren die unmittelbar gegebene Situation. Wir lösen uns von den gegebenen Eindrücken, seien sie Situationen im Außen oder innere Erfahrungen. Wir können uns von diesen reflektierend distanzieren, können unterschiedliche Gesichtspunkte einnehmen, können absichtlich von einem Aspekt einer Situation zu einem anderen wechseln. Wir sind nicht nur auf Faktisches eingestellt, wir können uns auch auf „Mögliches" einstellen, wir können planen und antizipieren, auf eine Meta-Ebene wechseln. All dies geschieht bewusst reflektierend und willentlich (Goldstein/Scheerer 1971, 368 ff.).

Üblicherweise kombiniert ein Individuum beide Funktionsmodi miteinander und ist in der Lage, von einem zum anderen zu wechseln, je nach Anforderung der Situation. Dabei sind jeweils beide Modi präsent und in einem bestimmten Figur-Grund-Verhältnis organisiert. Welcher jeweils im Vordergrund ist, bestimmt die Situation, der jeweils andere Modus ist dann im Hintergrund. So wird häufig mittels des abstrakten, reflektierenden Modus eine Richtung vorgegeben. Der anschließende Verlauf geschieht dann im konkreten, unmittelbaren, automatisierten Modus, bis es zu Schwierigkeiten kommt. In dem Fall bringt der erforderliche Wechsel den abstrakten, reflektierenden Modus wieder ins Spiel, in Form von antizipierendem Überlegen oder ähnlichen Operationen, mit denen sich das Individuum von der Situation distanziert. Es kontrolliert dann den weiteren Ablauf oder wechselt wieder in den konkreten Modus und überlässt sich erneut der Situation. Der abstrakte Modus tritt wieder in den Hintergrund zurück (Goldstein/Scheerer 1971, 372 f.).

Dazu ein Beispiel: Ein Autofahrer ist in seinem Auto auf dem Weg nach Hause. Er kennt den Weg „im Schlaf", die Fahrt ist absolut mühelos (das automatisierte System läuft im Vordergrund – bottom up – ungestört ab). Plötzlich sieht er ein Baustellen-Schild, der Weg ist unterbrochen. Er schaut nach einem Umleitungsschild (das automatisierte System sucht eine Lösung). Ein Umleitungsschild ist nicht zu sehen, der Autofahrer wird nervös (das automatisierte System kommt nicht weiter – Ratlosigkeit, Zweifel, Konflikt – das reflektierende System wird alarmiert). Er beginnt, sich zu orientieren, alternative Fahrstrecken zu vergleichen, überlegt und entscheidet sich, wählt die neue Richtung und fährt los (das reflektierende System bringt die Sache in Ordnung – top down). Der Fahrer entspannt sich und fährt die alternative Strecke nach Hause (das reflektierende System übergibt wieder an das automatisierte System).

Für Perls ist dies ein Zeichen von Integrität:

> „Nur, wenn Spontaneität und Überlegung integriert sind, trifft der Mensch gesunde existenzielle Entscheidungen. Denn sowohl Spontaneität als auch die Überlegung gehören zu der Natur des Menschen“ (Perls 1985, 68).

Das Verhältnis von Kontaktmöglichkeiten und Selbststützung wird in der Gestalttherapie mit dem *‚Kontakt-Support-Konzept‘* umschrieben. Dieses Konzept ist ein wesentlicher Beitrag von Laura Perls zur Entwicklung der Gestalttherapie. Kontakt und Stützung stehen in einem Figur-Grund-Verhältnis zueinander. Kontakt ist immer im Vordergrund und kann nur Gestalt werden, wenn die Stützung als organismischer Hintergrund andauernd verfügbar ist. Dieser Hintergrund gibt der Gestaltbildung im Vordergrund seine Bedeutung (L. Perls 1989, 183 f.). Ein dysfunktionaler organismischer Hintergrund verhindert bedeutungsvollen Kontakt und führt zu Störungen der Integration und Organisation von Erfahrungen. Neben der Selbststützung bestimmt auch der Kontext als externe Stützung, welche Kontakte in einer gegebenen Situation möglich sind. Eine eingeschränkte Fähigkeit zur Affektregulierung als Stützfunktion des organismischen Hintergrunds beeinträchtigt in Konfliktsituationen eine Lösung des Konflikts, da die Gestaltung des Kontakts im Vordergrund eher zu einer Eskalation als zu einer Deeskalation tendiert.

Angst, Erschütterung, Mut – Bewältigen von Anforderungen an der Ich-Grenze

Kreative Anpassung im Sinne der Selbstregulierung geschieht dynamisch, in der Gegenwart und an der Ich-Grenze. Diese Gegenwart ist immer neu, stellt immer wieder neue Anforderungen an die Person. Deshalb findet im Akt dieser Selbstregulierung ein ständiges Pendeln an der Ich-Grenze statt. Manches ist für uns relativ bekannt, erfordert wenig Einstellung auf Neuartiges und ist damit eher innerhalb der Ich-Grenze angesiedelt. Anderes ist neuartig, vielleicht mehrdeutig, man steht mit einem Fuß auf bekanntem Terrain, mit dem anderen betritt man Neuland. Wir behaupten uns, gehen beherzt an Dinge heran, bewerten dabei ständig, ob wir der Sache immer noch gewachsen sind und regulieren uns so, dass Anforderung und Können adäquat zueinander sind.

In der Gestalttherapie werden eine Reihe von Mechanismen unterschieden, wie wir das Erleben an der Kontaktgrenze beeinflussen, um diese Balance aufrechtzuerhalten. So können wir das Erleben zeitweise unterbrechen, die Intensität drosseln, wenn die Geschwindigkeit zu hoch ist, und wir „nicht mehr mitkommen" und es mit der Angst zu tun bekommen.

Der erste Punkt dabei ist, ob eine Kontakt-Grenze im eigentlichen Sinne überhaupt zustande kommen darf. Wenn ich etwas im Augenblick nicht ändern kann, und das Aufrechterhalten dieser Unterschiedenheit zu unangenehm wird, kann ich aufhören, die Kontaktgrenze bewusst wahrzunehmen. Wenn ich zu einer Gruppe dazugehören möchte, obwohl ich mich als anders geartet erlebe, kann ich Unterschiede nivellieren, angleichen. Ebenso mögen Situationen, in denen ein Wir-Gefühl wichtiger ist als Individualität, zeitweilige *Konfluenz* erfordern.

Die gegensätzliche Variante hierzu, ein Grenzerleben zu vermeiden, ist die Möglichkeit des *Isolierens*, des zeitweisen Kontaktverlusts. Dissoziieren oder sich entsensibilisieren, sich zeitweise taub machen, kann in Extremsituationen sehr adaptiv sein und die Existenz sichern.

Als zweites kann das Grenzerlebnis vermieden werden, indem die Kontaktgrenze nach innen oder außen verschoben wird. Unklare Unterscheidungen zwischen sich und der Umwelt können zu Introjektion oder Projektion führen. Bei der *Introjektion* vermeidet man zu schmecken, zu kauen, sich entscheiden zu müssen, was man verinnerlichen will. Dies geschieht, indem wir z. B. Meinungen introjizieren, d. h. wir übernehmen beispielsweise eine Beurteilung durch jemanden ungeprüft und unverdaut – das Verinnerlichte ist wie ein Fremdkörper. Wenn uns jedoch die Vorläufigkeit dieses Tuns klar ist und wir die Aussage später für uns prüfen, wird kein dauerhaftes fremdes Introjekt zurückbleiben.

Bei der *Projektion* vermeiden wir das Grenzerlebnis, indem wir beispielsweise die eigene Aggression nicht spüren und nicht entscheiden müssen, was wir mit ihr machen wollen. Es könnte beim Zulassen der Aggression zu einem Konflikt mit dem Selbstbild kommen, sich z. B. als ein friedfertiger Mensch zu sehen. Auch Selbstbilder haben das inhärente „Streben" danach, ihre „Identität" aufrecht zu erhalten, was zu Vermeidungsreaktionen führen kann, damit sie nicht infrage gestellt werden. (Dies unterscheidet Menschen mit neurotischen Störungen von Menschen mit strukturellen Störungen: Erstere fühlen sich eher in ihrem Selbstbild bedroht, letztere in ihrer tatsächlichen Integrität als Einheit. Die Aussage: „Ich platze vor Wut" beispielsweise ist für diese nicht metaphorisch, sondern wird als reale Angst erlebt.)

Und drittens neigen wir dazu, das Grenzerlebnis zu vermeiden, wenn wir starke Energien oder Impulse empfinden, die uns, wenn wir sie ausleben würden, weit über unsere Ich-Grenzen hinaustragen und bedrohlich werden könnten; dann werden wir diese wahrscheinlich drosseln. Sind wir auf jemanden wütend, werden wir uns zurückhalten, die Energie *retroflektieren*, uns beherrschen, wenn zu befürchten ist, dass wir die Konsequenzen einer heftigen Auseinandersetzung nicht tragen könnten, dass unsere Existenz als Folge davon bedroht sein könnte.

Eine Erregung, die zu stark würde, wenn sie fokussiert bliebe, können wir *deflektieren*, ablenken, streuen, also beispielsweise Blickkontakt vermeiden, verallgemeinert sprechen etc.

Empfinden wir in uns selbst Energien oder nehmen diese im Feld wahr, denen wir uns nicht gewachsen fühlen, dann können wir uns dem dahinfliegenden Geschehen entziehen. Wir können versuchen, Kontrolle zu behalten, unsere Spontaneität zu bremsen – diese Haltung wird als *Egotismus* bezeichnet.

Welche Manöver notwendig sind beim „Leben an der Grenze" (Laura Perls), hängt ab von der Stützung, die für den jeweiligen Kontakt entweder von außen oder vom eigenen organismischen Hintergrund her zur Verfügung steht.

Dennoch wird es bei einem Leben an der Grenze, als Ausdruck der Verwirklichungstendenz eines Menschen, immer wieder zu Zusammenstößen mit der Welt kommen. Durch diese Störungen muss der Mensch hindurch, wie Goldstein sagt,

> „ja der schöpferische Mensch, der ja sich in viel mehr Situationen begibt, in denen er der Erschütterung ausgesetzt ist, wird besonders oft und leicht in Angstsituationen geraten. Das Maß des Einzelnen, Angst zu ertragen, ist verschieden: Das Maß des Hirnverletzten sehr gering, das des Kindes größer, das des schöpferischen Menschen am größten. Hier zeigt sich der wahre Mut, bei dem es letztlich nicht um die Dinge der Welt geht, sondern um die Existenzbedrohung, der Mut, der in seiner tiefsten Form ja nichts anderes ist als eine Bejahung der Erschütterung der Existenz als eine Notwendigkeit zur Verwirklichung der eigenen Wesenheit (Goldstein 1934, 197 f.).

Die Konfrontation mit Neuartigem, Unsicherheit, Angst und Erschütterung gehören also in einem gewissen Maße zum Leben dazu, sind unausweichlicher Teil schöpferischer Anpassung, unausweichlicher Teil der Selbstregulierung.

Wird die Angst jedoch zu stark, weil die Erregung bei einem Handeln an der Ich-Grenze nicht zu einem „mittleren" Zustand zurückbalanciert werden kann, ändert sich das ganze Bild. Es kommt zu anderen Erscheinungen der Selbstregulierung, zu dysfunktionalen Formen der Anpassung (Kapitel 3.3).

Integration von Selbstanteilen

Die Ganzheitstheorie des Organismus (Goldstein 1934), auf der die Gestalttherapie u.a. basiert (L. Perls 1982, 9f., Votsmeier 1995), geht davon aus, dass jede Erregungsgestalt, jedes Verhalten eines Organismus eine Leistung des gesamten Organismus ist und nicht nur eines Teilbereichs. Das Maß an Integration der Teilprozesse in die Gesamtheit bezeichnet Goldstein mit dem Begriff der „Zentrierung". Bei höchster Zentrierung handelt der Mensch aus der gesamten Persönlichkeit heraus. Je geringer die Zentrierung ist, desto mehr sind Teile der Persönlichkeit voneinander isoliert, desto mehr gerät der Organismus in Un-Ordnung.

Wenn eine Situation durch Angst, Erschütterung, im schlimmsten Fall durch existentielle Bedrohung bzw. Traumatisierung nicht auf gute Art und Weise zum Abschluss gekommen ist, kann in der Folge, um keiner weiteren Erschütterung ausgesetzt zu sein, die Erfahrung abgespalten werden – und mit ihr evtl. entsprechende Persönlichkeitsanteile (beispielsweise ein trauriger oder wütender Anteil). Diese sind damit nicht mehr eingebettet in die Gesamtheit der Person. Fritz Perls benennt, besonders in seinen frühen Schriften, immer wieder die Themen Entfremdung, Dissoziation, Desintegration und Integration (Perls 1980). Er vertritt das Konzept des Organismus als einer Ganzheit (Perls 1980, 30f.) und sieht das Problem einer gespaltenen Persönlichkeit, in der verschiedene Selbstanteile in Disharmonie sind. Zum Ziel der Therapie sagt er:

> „Wir müssen den Grad von Integration zustandebringen, der seine eigene Entwicklung fördert. Das entspricht der Tatsache, dass ein gespaltener Mensch in seiner Entwicklung behindert oder sogar degeneriert ist" (Perls 1980, 34).

Als Prototyp der gespaltenen Persönlichkeit führt er den sogenannten Top-Dog/Under-Dog-Dualismus an (Perls 1980, 98). Dieser wird als ein Konflikt zwischen Teilpersönlichkeiten verstanden und zeigt Anklänge an das transaktionsanalytische Konzept der Ich-Zustände: In diesem werden Eltern-Ich-/Top-Dog-, Erwachsenen-Ich- und Kind-Ich/Under-Dog-Zustände unterschieden. Polster/Polster (1977, 72) sprechen von „kooperativen Erfahrungen zwischen Bestandteilen des Individuums", sodass, „was in einem Teil des Menschen geschieht, den Menschen als Ganzes beeinflusst". Außerdem verstehen sie das Individuum in sich selbst als eine „Gruppe, unter deren Mitgliedern immer neue Beziehungen und Verbindungen entstehen" (Polster/Polster 1977, 73).

3.2.3 Die Person entfaltet sich in interpersonellen Beziehungen

Neben der Selbstregulierung durch Beheben von Mangelzuständen und dem Aufrechterhalten sowie Verwirklichen der Ich-Identität, ist die dritte Form der kreativen Anpassung die zwischenmenschliche Regulierung und Beziehungsgestaltung, insbesondere im intersubjektiven Sinne. Während bei der Selbstregulierung durch Beheben von Mangelzuständen eine Subjekt-Objekt-Relation vorhanden ist, geht es hier um die Beziehungsgestaltung zwischen Subjekt und Subjekt.

Aspekte intersubjektiver Beziehungsgestaltung

> „Unser Ansatz, der das menschliche Wesen gleichzeitig und von Natur aus als Individuum und als Mitglied der Gruppe sieht, gibt uns eine breitere Operationsbasis“ (Perls 1985, 70).

Mit dem Konzept des Kontaktprozesses wurde in der Gestalttherapie der Grundstein gelegt für einen Blick auf die Menschen in ihren Beziehungsverhältnissen, für eine intersubjektive Sichtweise. „Der Kontakt selbst ist die erste und unmittelbarste Wirklichkeit“ (Perls et al. 2006, 21).

Wirklichkeit ist, was wir subjektiv (von unserem Standpunkt aus) an der Kontaktgrenze im Organismus-Umweltfeld erleben. Das Organismus-Umweltfeld beschreibt das Interaktionsfeld, in dem wir als soziale Wesen in „Kontakt“, in Berührung sind mit anderen (Perls et al. 2006, 22). Wer wir sind, ist durch den lebenslangen Austausch zwischen uns und den anderen geprägt, kulturell und historisch. Selbstsein wird als Eingebettet-Sein in ein Umfeld und in einen Kontext mit anderen verstanden, es entwickelt sich nur in Bezogenheit auf andere und im Kontakt mit ihnen. Der Mensch ist nur in diesem relationalen und intersubjektiven Zusammenhang zu verstehen. So ist Intersubjektivität ein zentraler Gedanke der Theorie der Gestalttherapie. Er lässt sich aus der zugrundeliegenden Feldtheorie und der Dialogphilosophie ableiten:

Das feldtheoretische Denken betrachtet – wie bereits in Kapitel 3.1.2 beschrieben – alle Ereignisse, Erfahrungen, Organismen etc. als bedeutungsvolle Teile einer Gesamtheit von sich wechselseitig beeinflussenden Kräften, die gemeinsam ein einheitliches Ganzes (Feld) bilden (Yontef 1999, 179). Die feldtheoretische Betrachtung richtet sich gegen eine einseitig am Individuum und seine Eigenverantwortlichkeit orientierte Ausrichtung und bezieht immer schon die Lebenswelt mit ein, so dass psychische

Disposition und individuelles Handeln nur in diesem Sinnzusammenhang zu verstehen sind.

> „Das Individuum ist nur jeweils durch das Feld definiert, dessen Teil es ist; und das Feld kann nur via das Erleben oder vom Standpunkt eines Individuums aus definiert werden" (Yontef 1999, 158).

Das macht diesen gleichzeitig subjektiven und objektiven Charakter des Feldes aus.

In der Philosophie des Dialogs ist die Bezogenheit die erste und elementarste Eigenschaft allen menschlichen Seins, und die von Buber benannte Dimension des „Zwischen" kann als das Pendant der sich ständig ändernden Grenze, an der Menschen in Kontakt miteinander und in Beziehung treten, angesehen werden. Das Subjekt ist für Buber ein relational verfasstes Wesen (Kapitel 3.1.4):

> „Im Anfang ist Beziehung: als Kategorie des Wesens, als Bereitschaft, fassende Form, Seelenmodell; das Apriori der Beziehung; *das eingeborene Du.*" (Buber 1984, 31, kursiv im Original).

Das Organismus-Umweltfeld als ein intersubjektives Feld ist Hintergrund für die qualitativ und existentiell besondere Beziehung zwischen Menschen. Mit der Subjekt-Subjekt-Beziehung ist die zwischenmenschliche Beziehung gemeint, in der Aspekte wie Gleichwertigkeit, wechselseitige Abhängigkeit, Fähigkeit zur Perspektivenübernahme sowie dem Streben nach Selbsterhaltung, Autonomie und Anerkennung Bedeutung haben. Sie unterscheidet sich von einer Subjekt-Objekt-Beziehung, die einen anderen Beziehungsmodus meint, zu einem Ding, einem Objekt, oder zu einem Menschen, den ich verdingliche, ihn auch benutze (Ich-Es-Haltung bei Buber).

Die Fähigkeit zur intersubjektiven Beziehungsgestaltung entwickelt sich schon in den ersten Jahren des Lebens. In den letzten Jahrzehnten wurde in vielen Forschungsarbeiten das Beziehungsgeschehen vom ersten Tag des Lebens an und auch schon vor der Geburt untersucht. Diese Forschungsarbeiten bestätigen die Bedeutung der Beziehung für die Entwicklung des Menschen und liefern wertvolle Ergebnisse auch für die psychotherapeutische Arbeit mit Erwachsenen. Die dialogische bzw. relationale Gestalttherapie greift die empirischen Forschungsergebnisse aus verschiedenen Forschungsbereichen (Entwicklungspsychologie, Säuglingsforschung, Bindungsforschung) auf, die das Verständnis des interaktiven Kontaktgeschehens in den frühen Jahren, schon zwischen Säugling und erster Bezugsperson, immer genauer und differenzierter beschreiben und die Beziehung zu Veränderungsprozessen hervorheben (Stern 1996). Dadurch wird ein differenziertes Verständnis möglich, wie wir die Welt an der Kontaktgrenze als dem „Ort", wo das „Ich" auf alles, was „Nicht-Ich" ist, stößt, erfahren und wie sich der Organismus dabei reguliert. An der Kontaktgrenze, an der nicht nur der Körper, sondern auch die Seele und der Geist entsprechend ihrer grundlegenden Bedürfnisse mit dem Neuen, dem Fremden und dem Anderen in Berührung kommt, sich austauscht, wird Wachstum und Leben möglich.

Wie dieser Austauschprozess schon von Anbeginn des Lebens zu verstehen ist und wie schon Säuglinge sich mit der Welt in Beziehung setzen und sich selbst erleben, haben die Ergebnisse der Entwicklungstheorien und besonders der sich separat entwickelnden Säuglingsforschung sowie die Ergebnisse aus neurowissenschaftlichen Forschungen in den letzten Jahrzehnten differenziert beschrieben.

Besondere Bedeutung für die therapeutische Praxis haben Ergebnisse, die sich darauf beziehen, welche Fähigkeiten das Selbst aus der Interaktion mit der Mutter herausbildet, welche erworben werden müssen und welche als angeboren gelten. Mit dem heute differenzierten Verständnis dieser Zusammenhänge kann damit auch die Störanfälligkeit dieser Entwicklungsprozesse genauer beschrieben werden. Die Forschungen haben weiterhin dazu beigetragen, dass die intersubjektive Beziehung mit dem Aspekt der gegenseitigen Anerkennung zu einer zentralen Bedeutung der therapeutischen Praxis geworden ist.

Für die Theorie der Gestalttherapie sind Ergebnisse, die das Wachstum des Menschen und die zunehmende Differenzierung an der Grenze (Innen-Außen-Grenze) beschreiben, wertvoll, da sie dem gestalttheoretischen Denken entsprechen. Das gilt besonders für die Säuglingsforschung der Gruppe um Daniel Stern:

> „Grundhaltung und Ziele ihrer Arbeit decken sich weitestgehend mit denen der Gestalttherapie: die selbstverständliche Annahme einer Zwei-Personen-Psychologie, die Anerkennung entwicklungspsychologischer Forschungsergebnisse auf die psychotherapeutische Praxis, die Bedeutung der impliziten neben der expliziten Kommunikation in der Therapie, ein dynamisch-systemisches Denken […]" (Ludwig-Körner 2014, 19).

Im Folgenden wollen wir eine Zusammenfassung der wichtigsten Forschungsergebnisse von Stern geben, die sich auf die Fähigkeit zur intersubjektive Beziehungsgestaltung beziehen sowie die daran anknüpfende Sichtweise auf die Entwicklung der Fähigkeit zu gegenseitiger Anerkennung, die von Jessica Benjamin vorgeschlagen wird.

Stern (1996) entwickelt das Konzept der auftauchenden Bezogenheit, das davon ausgeht, dass „der Säugling vom Augenblick seiner Geburt an [...] ein soziales Wesen ist, dass er die Anlage hat, unverwechselbare Interaktion mit anderen Menschen zu suchen und aktiv aufrechtzuerhalten" (Stern 1996, 328).

Schon von Anbeginn des Lebens entfalten wir uns im Zusammensein mit anderen, lange bevor wir unsere Erfahrung beschreiben können. Von Anfang an haben wir ein gefühlsmäßiges Verständnis von der Welt, sind wir menschliche Wesen, die sich in einem intersubjektiven Feld existentiell und mental entwickeln.

Stern beschreibt den Säugling als ein aktives, kompetentes, kontaktsuchendes und Interaktion stimulierendes Wesen. In allen empirischen Forschungsergebnissen wird bestätigt, dass subjektive Erfahrung untrennbar mit der Erfahrung der anderen Menschen, mit denen wir in Kontakt sind, zusammenhängt.

Steht am Anfang noch die Regulierung des Selbsterlebens durch den anderen im Mittelpunkt, tritt schon nach einigen Monaten die wechselseitige Beeinflussung des subjektiven Erlebens zwischen Selbst und Anderem in den Mittelpunkt (Stern 1996, 285). Nun beginnt zusammen mit der wechselseitigen Regulierung das intersubjektive gemeinsame Erleben (Stern 1996, 286). In dem unmittelbaren In-Beziehung-Sein mit der Betreuungsperson entwickeln sich die Selbstorganisation und das Selbstempfinden des Säuglings, welche für die soziale Interaktion notwendig sind und später zu einem normalen Sozialverhalten führen: das Empfinden, Urheber der eigenen Handlungen zu sein; das Empfinden des körperlichen Zusammenhalts und der Kontinuität; die Wahrnehmung der eigenen Effektivität; das Empfinden, ein Subjekt zu sein, das zur Intersubjektivität mit anderen Menschen fähig ist; das Empfinden, aktiv eine innere Organisation zu entwickeln und das Empfinden, Bedeutungen zu vermitteln (Stern 1996, 21). Das klinische Interesse liegt in dem Verständnis, wie Beeinträchtigungen der normalen Entwicklung zu Störungen des Selbstempfindens führen können und das normale Sozialverhalten beeinträchtigen.

Die Entwicklung der Selbstorganisation entspricht dem gestalttherapeutischen Verständnis von „Wachsen an der Kontaktgrenze" durch unmittelbares „In-Beziehung-Sein", Stern nennt es „being with". Die menschliche Entwicklung geht einher mit der zunehmenden Fähigkeit, an dieser Kontaktgrenze „Innen" und „Außen" zu unterscheiden, die Differenz zwischen „zu mir gehörend" und „nicht zu mir gehörend" zu erleben. Die empirischen Befunde bestätigen, dass die Fähigkeit, diese Differenz zu erfahren, bereits von Geburt an vorliegt, sodass schon Säuglinge „[...] andere Personen als von ihm selbst getrennte, eigenständige Interaktionspartner wahrnehmen." (Stern 1996, 104). Soweit die Zusammenfassung der Entwicklungstheorie.

In der Gestalttherapie wird das Erleben an der Kontaktgrenze als ein Prozess des fortwährenden Austausches verstanden, der verbunden ist mit der Wahrnehmung der Andersartigkeit des anderen, also der Differenz zu mir, die meine Identität schützt, andererseits als ein Prozess, der fortwährenden Austausch und Bereicherung möglich macht (Hartmann-Kottek 2004, 140). Kontakt ist ein rhythmisches Geschehen, zwischen Innen und Außen, zwischen Selbst und Anderem, zwischen Kontakt und Rückzug schwingend. Dieses Schwingen der Aufmerksamkeit zwischen Außen und Innen verbindet beide Bereiche und öffnet und schließt jeweils einen Gestalt-Prozess (Hartmann-Kottek 2004, 140). So ist für ein gesundes Funktionieren der Kontaktgrenze einerseits genügend Durchlässigkeit notwendig, um Intimität und Nähe (Hingabe) zuzulassen, und andererseits genügend Undurchlässigkeit notwendig, um Autonomie aufrechtzuerhalten und um sich dem für mich Schädlichen aus dem Umfeld zu widersetzen.

Autonomie und Bezogenheit, Abhängigkeit und Unabhängigkeit, die sich parallel zueinander entwickeln, sind zwei Grundkonstanten der Entwicklung über den gesamten Lebenszyklus hinweg (Bohleber 2004). Der Wunsch des Selbst nach Autonomie, verstanden als eine „relative Unabhängigkeit gegenüber den Ereignissen, Bewertungen und Ressourcen der Außenwelt" (Hartmann-Kottek 2004, 187), steht in einem ständigen Konflikt mit der Abhängigkeit vom Anderen, dem Wunsch nach Anerkennung durch den Anderen. Diese polaren Gegensätze von Autonomie und Bezogenheit stehen im gestalttherapeutischen Denken in einem dialektischen Verhältnis zueinander.

Das gestalttherapeutische Verständnis dieser Zusammenhänge konnte durch das anerkennungstheoretische Modell von J. Benjamin bereichert werden (Wulf/Boeckh 2013). Das Selbst ist abhängig vom Anderen insofern, als es den Anderen als unabhängiges Selbst erst einmal anerkennen muss, bevor es seinerseits anerkannt werden kann. Benjamin befasst sich in ihrer intersubjektiven Theorie damit, welche Voraussetzungen notwendig sind und welche Fähigkeiten sich in der Interaktion mit anderen ausbilden, damit dieses Gleichgewicht zwischen Selbstbehauptung (Autonomie) und dem Wunsch nach Anerkennung immer wieder hergestellt und der ständige Konflikt ausgehalten und gelöst werden kann.

In Benjamins Theorie steht der Konflikt zwischen Abhängigkeit und Unabhängigkeit im Zentrum, dem Wunsch frei zu sein und dem Wunsch, es gleichzeitig auch nicht zu sein. Sie entwickelt ein Modell einer „Beziehungsform, die ein Glück ohne Macht kennzeichnet und in der eine auf gegenseitiger Achtung und Anerkennung beruhende Beziehung entsteht“ (Wulf/Boeckh 2013, 2 3; Benjamin 1990). Darin beschreibt sie die Prozesse in der Entwicklung des Menschen, die bereits im Säuglingsalter beginnen und eine gelingende Beziehung zu anderen, zu Partnern möglich machen, beziehungsweise sie verhindern. In dieser intersubjektiven Theorie wird der Zusammenhang zwischen Macht und Liebe dargestellt und wie diese Entstehungsgeschichte für die Therapie nutzbar gemacht werden kann. Unter Intersubjektivität versteht Benjamin das Gesamt des interaktiven Austausches im Verlauf der seelischen Entwicklung vom frühen Blickkontakt bis zu den Konflikten um gegenseitige Anerkennung (Benjamin 1990).

Der Säugling, der seine Mutter von Anbeginn erkennt und bevorzugt, entwickelt zu ihr eine Beziehung, die ein breites Spektrum von Aktivitäten und Emotionen umfasst – ganz unabhängig vom Bedürfnis nach Nahrung und Pflege (Benjamin 1990, 20). Das Kind hat schon bei der Geburt die Fähigkeit und den Wunsch, sich mit der Welt in Beziehung zu setzen. Es ist von Anfang an bereit, sich für die Welt der anderen zu interessieren und sich von ihr abzugrenzen (Benjamin 1990, 21).

Um ein Subjekt zu werden, müssen wir den Anderen auch als Subjekt erkennen, und nicht nur als Objekt meiner Bedürfnisse. Und zwar als ein psychisch verfasstes Wesen, mit dem sich „mitempfinden“ lässt, der jedoch über ein abgegrenztes, eigenständiges Gefühls- bzw. Wahrnehmungszentrum verfügt. Diese Möglichkeit der Anerkennung dessen, dass auch andere über ein Seelenleben verfügen (die Anerkennung der Subjektivität des Anderen), ist eine entscheidende Leistung der Ontogenese. Für die gestalttherapeutische Praxis bedeutet das, dass auch die eigene Subjektivität der Therapeutin der Anderen, der Klientin gegenüber zum Ausdruck gebracht werden muss, darüber geht der Weg zum gegenseitigen Anerkennen und zur Heilung. Denn die jeweils spezifische Reaktion des Anderen gibt uns Auskunft darüber, wie wir auf ihn wirken. So haben wir auch Einfluss auf unseren Selbstausdruck, so dass wir uns besser und effektiver artikulieren können. Anerkennung ist die Responsivität eines Anderen, der unseren Einfluss persönlich erfahren hat.

> „Das Subjekt erklärt: ‚Ich bin, ich tue‘, und wartet dann auf die Reaktion: ‚Du bist, du hast getan‘. Anerkennung ist also reflexiv; sie umfasst nicht nur die bestätigende Reaktion des Anderen, sondern auch die Art, wie wir diese Reaktion aufnehmen. Wir kennen uns selbst im Anderen, […]“ (Benjamin 1990, 24).

Anerkennung ist „ein konstantes Element, das alle Ereignisse und Phasen des Lebens durchzieht“ (Benjamin 1990, 25). Wir haben lebenslang ein Bedürfnis nach Anerkennung. Damit unterstellen wir gleichzeitig auch, dass wir das Bedürfnis haben, den Anderen als selbstständige Person anzuerkennen: uns ähnlich und doch verschieden. Nach Stern haben schon Kinder unter einem Jahr ein Gefühl von Verschiedenheit und getrennten Personen einerseits und Gemeinsamkeit und geteilte Gefühle andererseits. Wie Benjamin mit Bezug auf Stern annimmt, hat schon der Säugling die Fähigkeit, zwischen sich und anderen zu unterscheiden und die Subjektivität der Mutter anerkennen zu können (Benjamin 1990, 27).

Diese Differenzierung zwischen Selbst und Anderem setzt allerdings eine reziproke Beziehung zwischen dem Selbst und dem Anderen, dem Säugling und der Bezugsperson voraus, die bereits in den ersten Entwicklungsjahren seine Wirkung hat. Es gilt, die Intentionen des Kindes anzuerkennen, seinen eigenen Willen zu akzeptieren, gleichermaßen aber auch auf der eigenen Autonomie zu bestehen, um den Prozess wechselseitiger Anerkennung voranzutreiben, sodass die Mutter als ein unabhängiges „äußeres Subjekt“ und nicht nur als Objekt der Bedürfnisse des Kindes, als Produkt seiner Allmachtsphantasie, anerkannt werden kann. Diese Spannung, die durch die entgegengesetzten Tendenzen zwischen Anerkennung und Selbstbehauptung in dieser paradoxen Weise besteht und ein Paradox bedeutet, gilt es auszuhalten: Nach Benjamin liegt die „Lösung“ dieses Paradoxes der Anerkennung in der beständigen Aufrechterhaltung eben dieser Spannung zwischen Anerkennung des Anderen und Selbstbehauptung (Benjamin 1993, 67). Da sie immer wieder auch zusammenbricht, bedeutet das ein ständiges Widerherstellen der notwendigen Spannung, um ein Abgleiten in Machtausübung oder Unterwerfung zu verhindern.

Denn darüber hinaus, dass der Andere auch mir gegenüber reagiert, haben wir die Fähigkeit, die Intention des Anderen hinter seiner Handlung zu lesen. Nach Daniel Stern ist es klar, dass Menschen so konstruiert sind, dass sie den Geist anderer Menschen lesen können. Unser Geist ist nicht unabhängig, isoliert, sondern entwickelt sich kraft der ständigen Interaktion und des Dialogs mit anderen (Stern 2006). Die eigene subjektive Erfahrung ist untrennbar von der subjektiven Erfahrung der Menschen, mit denen wir in Kontakt sind.

Zusammenfassend können wir sagen: Das Gefühl zu erlangen, die Wirklichkeit mit anderen zu teilen und die Subjektivität des Anderen als Bereicherung zu empfinden, im Gegensatz zu einem Gefangen-Sein im Gefühl der Allmacht, das gelingt nur, wenn das Ringen zwischen den zwei wichtigen, aber einander entgegengesetzten Tendenzen anerkannt wird: der Tendenz zur Selbstbehauptung und der Tendenz des Wunsches nach Anerkennung. (und damit der Abhängigkeit vom Anderen). Voraussetzung ist, zwischen der Vorstellung (meiner Phantasie vom Anderen) und der Realität, zwischen Innen und Außen (der erlebten Wirkung und Gegenwirkung) zu unterscheiden, zwischen Phantasie und Realität zu differenzieren. Dazu gehört auch, dass der Andere seine Grenze zeigt. Es geht also darum, Distanz herzustellen, um damit die Liebe zum Anderen, zur Welt auch genießen zu können. Loslösung vom Anderen heißt Wertschätzung des Anderen. Damit stellen wir gemeinsam eine Realität her (Benjamin 1993), einen Kontakt, der unsere erste und unmittelbarste Wirklichkeit wird (Perls 1976). Zu einer gelingenden Beziehungsfähigkeit im Erwachsenenalten tragen – zusammengefasst – die folgenden Fähigkeiten bei:

- Die Fähigkeit zu differenzieren zwischen „Innen“ und „Außen“, zwischen dem, was „zu mir gehört“ und dem, was „nicht zu mir gehört“.
- Die Fähigkeit, hin- und herzuschwingen zwischen dem intrapsychischen Erleben und dem intersubjektiven Erleben.
- Die Fähigkeit, andere anzuerkennen als unabhängige und gleichwertige Zentren eines Selbst mit einer individuellen Erfahrung (Subjektivität).
- Die Anerkennung, dass der Andere als „äußerer Anderer“ und unabhängig von mir existiert und nicht nur ein Produkt meiner Phantasie ist. Das erkenne ich daran, dass ich den Anderen nicht unter meine Kontrolle bringen kann (Anerkennung der Anderheit), immer wieder von ihm überrascht werden kann, er meinen Erwartungen nicht immer entspricht.
- Die Fähigkeit, die Paradoxie und damit die innere Spannung auszuhalten zwischen dem Wunsch, sich selbst zu behaupten, und dem Wunsch, vom Anderen anerkannt zu werden. Das Anerkennen, dass wir abhängig und gleichzeitig unabhängig sind von anderen. Mit der Unterscheidung von Phantasie und dem äußerlich Gegebenen gelingt die Fähigkeit zur Faszination an dem Neuen, dem Anderen, um ihn in seiner Anderheit zu lieben (Anderheit ist keine konsumierbare Differenz).
- Die Fähigkeit zum Perspektivenwechsel (Mentalisieren).

Das Verinnerlichen von Beziehungserfahrungen in Schemata

Die Assimilation und Integration von Beziehungserfahrungen im Nachkontakt findet in Form von Schemaprozessen statt. Nach Ansicht von Greenberg et al. (2003, 114f.) wird schon von früher Kindheit an affektives Erleben in Form innerer Modelle oder Schemata repräsentiert. Es beginnt mit dem Verinnerlichen von Auslösesituationen und den zugehörigen sensomotorischen Reaktionen, später auch mit den Überzeugungen und Bedeutungen, die mit dem Geschehen verbunden werden. Es wurde schon erwähnt, dass Schemata die Wahrnehmung, Erinnerung, Erleben, Erwartungen an eine Situation und Handeln im Sinne nicht-bewusster organismischer Hintergrundprozesse steuern und kognitive, affektive, motivationale und relationale Aspekte integrieren – ähnlich wie das Konzept der Objektbeziehung in der Psychoanalyse. Schemata bestimmen also – in gestalttherapeutischer Terminologie – die Möglichkeiten und Grenzen des Kontakts, stecken sozusagen das „Spielfeld" ab, in dem Kontakt möglich ist, bestimmen den Kontext für weitere Kontaktprozesse und Beziehungsgestaltungen (Votsmeier-Röhr 2005, 35). Schemata sind Teile der Selbst-Stützung der Person und damit Teile des organismischen Hintergrunds, der wiederum Erlebensgestalten im Vordergrund Bedeutung gibt und den Kontaktprozessen Stütze.

3.2.4 Das vollständige Kontaktzyklus-Modell

Das vollständige Kontaktzyklus-Modell integriert zusammenfassend alle möglichen Kontaktprozesse im Organismus-Umwelt-Feld (Tab. 2).

1. Am Anfang einer Kontaktepisode steht die implizite oder explizite Vergewisserung der äußeren oder inneren Stützfunktionen (*Stützung*). Dazu gehören die äußeren und situativen Kontextfaktoren (materielle Sicherheit, soziale Eingebundenheit etc.) sowie der organismische Zustand und Hintergrund der Person (Krankheiten, Beeinträchtigungen, Fähigkeiten, Einstellungen, Schemata). Auch das Maß an Integration der Teilprozesse in der Gesamtheit (Zentrierung) ist Teil der Stützung.
2. Die Stützfunktionen bestimmen die für die Person möglichen und zulässigen Kontaktinteraktionen unter Erhaltung ihrer Ich-Identität (*Ich-Grenze*). Sie bestimmen damit, ob sich eine Anforderung gegebener Feldbedingungen innerhalb, an oder außerhalb der bestehenden Ich-Grenze des Organismus/der Person bewegt. Das zur Verfügung stehende „Spielfeld" ist sozusagen abgesteckt. Dies geschieht implizit oder explizit durch Vorgänge der Identifikation und Abgrenzung.
3. Ein Bedürfnis oder eine situative Anforderung aktiviert (bottom-up) im Vorkontakt ein emotionales Schema, welches im organismischen Hintergrund verfügbar ist, bestehend aus dem Bedürfnis, einer begleitenden Emotion, einer Handlungstendenz und einer Erwartung an den Ausgang der Kontaktepisode. Das Schema beinhaltet Repräsentanzen frü-

herer Kontaktepisoden und beeinflusst Wahrnehmen, Erinnern und Erleben innerhalb der aktuellen Kontaktepisode (top-down). Das dialektische Zusammenspiel von reflektierenden und eher automatisierten Prozessen des unmittelbaren Erlebens begleitet den Fortgang der Kontaktepisode.

4. Die *Kontaktnahme*, gerichtet auf die materielle oder immaterielle Außenwelt, auf die Innenwelt (Körperbereiche, intrapsychische Selbstanteile) oder die interpersonelle Situation, geschieht mittels der Kontaktfunktionen der Bewusstheit/des Gewahrseins, der Lenkung der Aufmerksamkeit, durch Orientierung, Bewerten und Auswählen, Aktivieren von Energie und Ergreifen der Initiative.
5. Im vollen Kontakt kommt es zu kommunikativen Austauschprozessen zwischen Organismus und Umwelt. Prozesse der *Kontaktregulierung* sorgen für das kontinuierliche Erleben von Adäquatheit, indem sie zum einen austarieren, dass das Können des Organismus (Stützung) und die Umweltbedingungen kontinuierlich übereinstimmen (Ich-Grenze),

Tab. 2: Kontaktzyklus-Modell

Kontaktprozesse	Relation: Ich – Es	Relation: Ich – Du
Materielle Außenwelt		
■ Belebte Natur	Nahrungsaufnahme	Freude an Pflanzen/Tieren
■ Unbelebte Natur	Ausbeutung v. Bodenschätzen	Ästhetik im Naturerleben
Immaterielle Außenwelt		
■ Ideenwelt	Theorien aneignen, verdauen	Künstlerisch-lyrischer Umgang
Innenwelt (intrapsychisch)		
■ psychisch-organismisch	Selbstoptimierung	Selbstakzeptanz (Selbstanteile)
Interpersonell		
■ Subjekt-Objekt	Andere zweckgerichtet beeinflussen	
■ Subjekt-Subjekt		Zweckfreies Interesse am Anderen

zum anderen, dass der Kontaktprozess sich Schema-bezogen gestaltet. Hierzu finden an der Kontaktgrenze Prozesse wie Introjektion, Projektion und andere Bewältigungsmechanismen statt. Der interpersonelle Kontakt ist geprägt durch eine Mischung aus Kontakt mit dem „inneren" Bild, einer Phantasie vom Anderen (Subjekt-Objekt-Relation) und dessen Projektion nach außen sowie dem Kontakt zu dem „äußeren", realen Anderen (Subjekt-Subjekt-Relation) und wechselseitigen Anerkennungsprozessen.

6. Im *Nachkontakt* wird das Erlebte über den dialektischen Prozess von Erleben und Reflektieren assimiliert und darüber verinnerlicht, es werden Repräsentanzen von sich selbst, von anderen und Beziehungen angereichert und bestehende Schemata adaptiert. Damit werden die Voraussetzungen für den weiteren Selbstumgang und zukünftige Beziehungsgestaltungen geschaffen. Die Erfahrung wird Teil des organismischen Hintergrunds und steht damit als Stützfunktion (Support) für neue Kontaktepisoden zur Verfügung (Abb. 2).

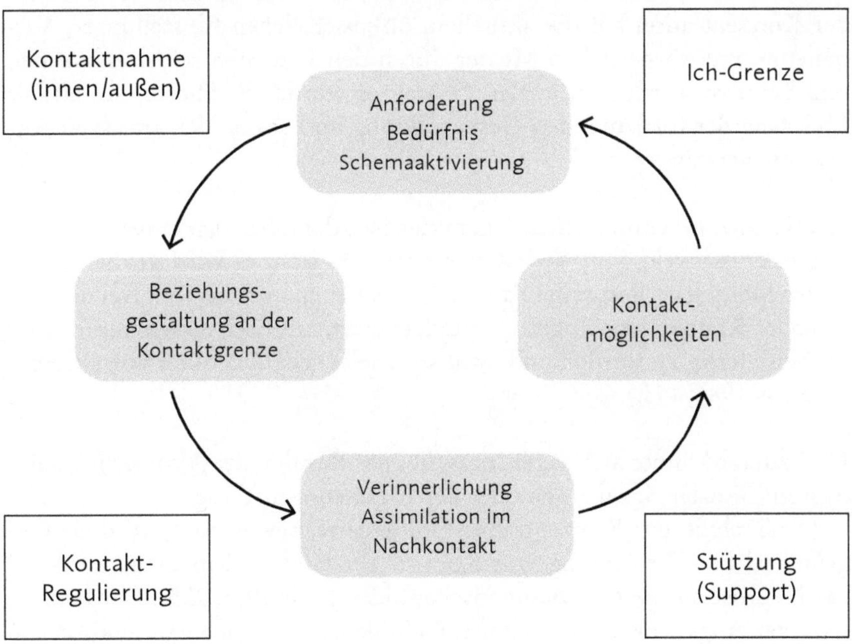

Abb. 2: Vollständiges Kontaktzyklus-Modell

3.3 Dysfunktionale Anpassungen

Störungen der kreativen Anpassung werden in der Gestalttherapie als Fixierungen von Anpassungs- oder Bewältigungsstrategien verstanden, die früher einmal adaptiv, also situationsangemessen und hilfreich fürs Überleben waren, die aber heute in ihrer Wirkung dysfunktional sind und zu situativ unangemessenem (maladaptivem) Handeln führen.

In den 1960er Jahren wurde die Störung der kreativen Anpassung in der Gestalttherapie mit dem Konzept des „Charakters" verbunden. Das Konzept stammt von Wilhelm Reich: Seine Erkenntnis der Identität von Muskelspannung und Charakterbildung, die er als Charakterpanzer bezeichnet, war ein wichtiger Beitrag zur Entwicklung der Gestalttherapie (L. Perls 1989, 108). Allerdings suggeriert der Begriff des „Panzers" eine Art „objektiver" Schranke, die irgendwie angegriffen, durchbrochen werden müsste, wie eine starre Schale oder Kruste. Dies lehnt Perls ab. Er sieht die richtige Technik darin, den Panzer als „fehlgeleitetes Tun des Patienten selbst zu interpretieren" (Perls et al. 1979, 216) und mithilfe der Technik der Konzentration auf die aktuellen, offensichtlichen Einstellungs-, Verhaltens- und körperlichen Muster durch den Patienten selbst erforschen und bewusst werden zu lassen. Charakter wurde als fixierte Gestalt, als Fixierung der fortlaufenden Gestaltbildung im Prozess der kreativen Anpassung verstanden:

> „Wenn einer einmal einen Charakter hat, dann hat sich ein starres System entwickelt. Sein Verhalten versteinert sich, es wird vorhersagbar, der Mensch verliert seine Fähigkeit, das Leben und die Welt frei und aus voller Kraft zu bewältigen, ist prädestiniert, mit Ereignissen nur in einer Weise fertig zu werden und zwar so, wie es sein Charakter vorschreibt" (Perls 1986, 15 f.).

Heutzutage könnte man sagen, dass dies das Resultat der Aktivierung eines dysfunktionalen Schemas ist oder der Anpassung an dieses.

Die Technik der Konzentration (fokussierte Bewusstheit) wird als Gegenmittel zur Vermeidung von Kontakt verstanden, dem Hauptmerkmal der Neurose aus gestalttherapeutischer Sicht (Perls 1978, 225). Der Neurotiker hat Angst vor unangenehmen Gefühlen, die mit den dysfunktionalen emotionalen Schemata der unerledigten Situationen aus der Vergangenheit verbunden sind, und er vermeidet deren Erleben bzw. Aktivierung im Kontakt mit sich und in Beziehung zu anderen. Perls (1986, 59) nannte dies eine phobische Haltung, ein Widerstreben, unangenehme Erfahrungen anzunehmen und zu verstehen, verbunden mit sogenannten Katastrophenerwartungen, chronischer Erwartungsangst, Angst vor dem Risiko, wodurch das Erleben der jeweiligen Konfliktspannung vermieden wird (Perls 1980, 100). Als Folge davon werden Erlebensbereiche oder Selbstanteile ausgeblendet, es entstehen „Löcher", Lücken, Bereiche, die nicht wahrgenommen, nicht zugelassen und nicht anerkannt werden, aber dennoch Teil der Persönlichkeit sind. Dies eröffnet Raum für Projektionen, Entäußerungen dieser Anteile. Demgegenüber besteht auch die Möglichkeit der fixierten Anpassung durch ein „Zuviel", durch übersteigerte Formen des Vermeidens, Überkompensationen wie z. B. grandioses Verhalten bei Minderwertigkeitserleben.

Das bisher Gesagte gilt für neurotische Patienten. Bei Menschen mit schwer beeinträchtigten Stützfunktionen bzw. strukturellen Störungen gilt das Vermeiden nicht der Angst vor unangenehmen Gefühlen, sondern der Angst vor unerträglicher Spannung, vor Erschütterung der Integrität des Selbst, vor existentieller Bedrohung durch Ereignisse der Innenwelt oder äußerer Ereignisse. Entsprechende Anpassungen – wie beispielsweise autoaggressives Verhalten – haben selbst Symptomwert oder gewinnen diesen, wenn die fixierte Anpassung dekompensiert.

3.3.1 Allgemeine Störungslehre

Kontaktunterbrechungen führen zu unabgeschlossenen Gestalten und Fixierungen

Da die Theorie der Gestalttherapie die Person als Teil eines integrierten Organismus-Umweltfeldes betrachtet, bedeutet dies, dass auch Störungen und Symptome Ausdruck einer Feldsituation sind, die beide Aspekte des Feldes beinhalten.

> „Alle neurotischen Störungen entstehen aus der Unfähigkeit des Individuums, die richtige Balance zwischen sich und der übrigen Welt zu finden und aufrechtzuerhalten" (Perls 1985, 49).

Dies „führt weg von der Idee, eine einzige Ursache für neurotisches Verhalten zu suchen" (Perls 1985, 70). Gemäß den von uns unterschiedenen drei Perspektiven der kreativen Anpassung unterscheiden wir

1. Kontaktunterbrechungen in der Beziehung des Subjekts zu den „Objekten" im Feld,
2. zu anderen „Subjekten" und
3. zu „sich selbst".

Zu 1.: Anforderungen der Situation (z. B. eine Prüfungssituation) oder das Auftauchen von Bedürfnissen eines Individuums erfordern eine kreative Anpassung im Feld unter Einbeziehung anderer „Objekte“. Gelingt es nicht, im Kontaktprozess die Anforderungen (beispielsweise einen Verlust) zu bewältigen, weil die Stützfunktionen nicht ausreichen oder der Kontext nicht die nötige Unterstützung bietet, oder gelingt es nicht, im Kontaktprozess die Bedürfnisse zu befriedigen, weil das Gegenüber die eigenen Wünsche nicht erfüllt, dann kommt es zur Unterbrechung des Kontakts, wenn die Zurückweisung, Frustration und Enttäuschung zu unangenehm und leidvoll wird.

Da jeder Kontaktzyklus in der Gestalttherapie als ein Gestaltbildungs-Prozess betrachtet wird und gemäß der Tendenz zur „guten Gestalt“ (oder Prägnanztendenz) zu Vervollständigung und Abschluss drängt, wird eine solche Erfahrung der Kontaktunterbrechung als eine „unerledigte Gestalt“ bezeichnet. Sich wiederholende ähnliche Erfahrungen, die nicht assimilierbar sind und so nicht zu einer Schließung der Gestalt führen, werden dann in Form eines dysfunktionalen emotionalen Schemas repräsentiert. Dadurch, dass die unvollendete Gestalt weiterhin zur Vervollständigung drängt, die Ressourcen dafür jedoch nicht vorhanden sind oder das Individuum, aus Angst vor dem Erleben negativer Gefühle, diese bzw. die Aktivierung des dysfunktionalen emotionalen Schemas vermeiden möchte, entsteht ein Konflikt.

Das Individuum versucht diesen Konflikt durch Anpassungen zu bewältigen, d. h., in ähnlichen Situationen kommt es immer wieder zu ähnlichen Mustern der Kontaktunterbrechung bzw. -vermeidung. Geschieht dies anfangs möglicherweise bewusst, so werden diese Muster mit der Zeit immer mehr zur Gewohnheit, automatisiert und damit unbewusst, habituell. Je nach Art der Unterbrechung und der Güte der Stützfunktionen sind diese Anpassungsmuster mehr oder weniger funktional. Je dysfunktionaler die Anpassungen sind, je weniger sie in der Lage sind, sinnvolle Antworten auf Anforderungen zu geben oder zur Befriedigung von Bedürfnissen beizutragen, desto inadäquater fühlt sich der Mensch in seiner Umwelt oder seine Umwelt mit ihm.

Die dysfunktionalen Anpassungen oder Bewältigungsmuster sind Fixierungen und Blockierungen im Prozess der Gestaltbildung („fixierte Gestalten“) und beeinträchtigen so den fortlaufenden Prozess der kreativen Anpassung, insbesondere den Zugang zu adaptiven Bedürfnissen und Emotionen (Votsmeier-Röhr 2005, 37; 2004, 86; 2014, 269 f.). Sie manifestieren sich in polarisierter Form (z. B. entweder Aggression vermeiden oder sich übermäßig aggressiv verhalten), das angemessene, situationsadäquate

Ausbalancieren geht verloren. Von außen betrachtet zeigen sie sich in Charakterhaltungen und Symptomen, die aus Sicht der Gestalttherapie als früher sinnvolle Antworten des ganzheitlichen Organismus auf an ihn gestellte Probleme verstanden werden, für die zu dem damaligen Zeitpunkt andere Bewältigungsmöglichkeiten nicht zur Verfügung standen. In der Gegenwart sind diese jedoch maladaptiv. Entweder die Anpassung selbst oder der Zusammenbruch der Anpassung können Symptome hervorrufen. Diese bekommen durch das subjektive Leiden der Person oder der Umgebung Krankheitswert und müssen in ihrem individuellen Sinn für die jeweilige Person verstanden werden, bevor eine wirklich wesentliche und dauerhafte Veränderung möglich ist. Zusammenfassend zitieren wir L. Perls (1989, 98):

> „Jede fixierte Gestalt wird mit der Zeit zu einer Blockierung. In psychoanalytischen Termini würde man von Komplexen, Hemmungen und Widerständen sprechen und nach dem Ursprung und den Ursachen in der Vergangenheit, den frühesten Erfahrungen der Kindheit suchen. Aber es ist keine Fixierung an oder in Situationen der Vergangenheit; es ist gerade hier und jetzt in den immer noch aktivierten Muskelverspannungen, den gewohnheitsmäßigen und automatischen Verhaltensmustern, den sozialen Einstellungen vorhanden, die zur zweiten Natur geworden sind.“

Zu 2.: Bisher haben wir betrachtet, was geschieht, wenn ein Subjekt den „Objekten“ begegnet und es zu Kontaktunterbrechungen kommt. Im Unterschied dazu geht es in einer intersubjektiven Begegnung um eine Beziehung eines Subjekts zu anderen „Subjekten“. Um mit Goldstein (1957, 69 f.) zu sprechen, entspricht dies einem höheren Grad der Verwirklichung. Im Vordergrund stehen dabei nicht Motive der Sicherheit, der Selbsterhaltung und des Wohlbehagens aufgrund von Spannungsreduktion (Homöostase), sondern um Erfahrungen eines dynamischen Ungleichgewichts, um den Mut, auch Erschütterungen in Beziehungen in Kauf zu nehmen zur Verwirklichung der eigenen Wesenheit. Dies ermöglicht eine Freude und Erfüllung, die im Kontakt und aus dem Staunen über den Anderen und aus dem Sich-überraschen-lassen-Können durch das Fremde/Andere entsteht.

Zu Kontaktunterbrechungen kommt es, wenn an der Kontaktgrenze die Differenz zum Anderen/Fremden nicht ertragen werden kann. Dazu kommt es, wenn der natürliche Anpassungsprozess, der sich zwischen Unterbrechen und Wiederherstellen von Kontakt-Interaktionen bewegt, aufgrund von Angst-Erfahrungen dauerhaft unterbrochen bleibt, weil es beispielsweise den Eltern nicht gelingt, den Kontakt mit ihrem Kind so zu ko-regulieren, dass eine andauernde wechselseitige Resonanz aufrechterhalten bleibt (Beeghly/Tronick 2011, 198). Aufgrund der so entstandenen unerledigten Gestalt ist die Öffnung zum Anderen nicht mehr möglich, ist die Neugier auf das Fremde, vor allem auch die Freude am Neuen nicht mehr lebbar. Wenn also die Angst vor dem „äußeren" realen Anderen überwiegt und dieser nicht im eigenen Sinne kontrollierbar ist, das Subjekt sich den Reaktionen des Anderen ausgeliefert fühlt, dann steht der Impuls im Vordergrund, den Kontakt zu unterbrechen. Es wird ein Bild vom Anderen (Phantasie) aktiviert, das zu den vergangenen (unerledigten) Situationen gehört. Deshalb kann nicht auf den realen „äußeren" Anderen reagiert werden, sondern auf das projizierte Bild vom anderen. Dieser ist dadurch nicht mehr „Subjekt", sondern wird wieder zum „Objekt". Komplementäre Beziehungsmuster (z.B. Macht vs. Ohnmacht, Kontrolle vs. Unterwerfung) bestimmen als dysfunktionale Anpassungen und Fixierungen den Kontakt und blockieren die Wiederherstellung der Intersubjektivität.

Zu 3.: Beim dritten Aspekt kommt es zu Kontaktunterbrechungen zu „sich selbst" bei Gefährdung der Ich-Grenze. Ziel der Kontaktregulierung ist es, Beziehungen so zu gestalten bzw. den Kontakt so zu regulieren, dass die damit verbundene Erregung und Energie erträglich bleibt und die Ich-Grenze und damit die Identität der Person aufrechterhalten wird. Kontakt über die Ich-Grenze hinaus wird als Angst und existentielle Bedrohung erlebt, wenn es zu Kontakt kommt, für den die wesentliche Stützung fehlt (L. Perls 1989, 110ff.). Dies ist bei Traumatisierungen der Fall, es kommt zu sogenannten Katastrophenreaktionen, die als Erschütterungen den gesamten Organismus in seinem Systemzusammenhang gefährden. Der Kontakt wird abrupt abgebrochen, mit der Folge einer unabgeschlossenen Situation oder Gestalt: Der Erfahrungsbereich und die entsprechenden Selbstanteile werden abgespalten, isoliert und sind nicht mehr eingebettet in die Gesamtheit der Person. Das Erlebte kann im Nachkontakt nicht assimiliert und verarbeitet werden. Trifft die Erschütterung einen jungen Menschen, der sich noch in der Entwicklung befindet, kann es zu Defiziten in der Entwicklung basaler Stützfunktionen kommen, zu sogenannten strukturellen Defiziten. Es können allerdings auch bereits erworbene strukturelle Fähigkeiten labilisiert werden oder verloren gehen. Anpassungsmuster haben hier den Sinn einer habituellen Kontaktvermeidung, um die Defizite zu kompensieren und einerseits weitere reale Erschütterungen zu verhindern, die andererseits auch durch das mögliche Hervortreten des abgespaltenen Erfahrungsbereichs ins Bewusstsein entstehen können. Auch hier kann das blockierende Anpassungsmuster selbst Symptomwert erhalten, wenn die Person an situativen Anforderungen scheitert, oder der Zusammenbruch der Anpassung führt zu Symptomen (Votsmeier 1999, 722 ff.).

3.3.2 Störungen des Kontaktzyklus

Nicht ausreichende Stützfunktionen beeinträchtigen guten Kontakt

Stützfunktionen sind Resultat von früher verinnerlichten Erfahrungen in der Nachkontakt-Phase und beeinflussen die zukünftige Kontaktanbahnung in der Vorkontakt-Phase.

Wenn man versucht, mit etwas Kontakt aufzunehmen, wofür die wesentliche Stützung fehlt, wird dies als Angst erlebt (L. Perls 1989, 110 ff.). Das bedeutet, dass Kontaktversuche bei nicht ausreichender Stützung zur Gefährdung der Ich-Grenze und damit der Identität und Existenz der Person führen. Im Unterschied zur Furcht, die auf ein Objekt bezogen ist, ist Angst nicht auf ein Objekt bezogen. Sie ist die subjektive Erfahrung der Gefahr für die Existenz der Person (Goldstein 1947, 91).

Selbstüberschätzung oder Ignoranz bei Erwachsenen kann in maladaptive Kontakt-Situationen führen. Beispielsweise gehen viele Leute Bergsteigen in den Alpen, ohne dafür die Ausrüstung und die körperlichen Voraussetzungen zu haben, und geraten in Angst und Not. Nicht wenige bezahlen ihren Leichtsinn mit ihrem Leben.

Andere, nicht selbst verschuldete, sondern aufgezwungene Situationen wie Unfälle, Naturkatastrophen, Gewalterfahrungen etc. können ebenfalls zu Erschütterungen führen, die eine Person mit ihren Möglichkeiten nicht bewältigen kann. Wenn sie davor durch ihr Umfeld nicht geschützt wird bzw. keine wirksame Hilfe bei der Bewältigung und Verarbeitung erhält, können diese Erschütterungen traumatischen Charakter bekommen.

Der überwiegende Teil der Angst-Erfahrungen ist jedoch mit den Erfahrungen von Kindern, Jugendlichen und jungen Erwachsenen während ihrer Entwicklung verbunden. Kinder machen im Laufe ihrer Entwicklung mannigfache Erfahrungen von Erschütterungen, da sie aufgrund der reifungsbedingten, noch mangelnden Zentrierung gehäuft in Situationen geraten, die zum Teil über ihre Ich-Grenze hinausgehen. Sie suchen solche Situationen sogar, wie es auch in dem Märchen „Von einem der auszog, das Fürchten zu lernen“ zum Ausdruck kommt. Sie suchen Herausforderungen und erleben Lust an der Überwindung von Hindernissen. Diese Erfahrungen sind jedoch nur möglich durch den stützenden Hintergrund, den die Erwachsenenwelt zur Verfügung stellt, welcher Schutz vor Überforderung gewährleistet und Halt gibt bei dem unausweichlichen Erleben von Scheitern und Misserfolgen und somit Adäquatheit ermöglicht. Mit dem Begriff der Adäquatheit bezeichnet Goldstein (1934, 224, 235) einen Zustand, wenn das Können des Organismus, seine Stützfunktionen, und die Umweltanforderungen übereinstimmen, was im Erleben von Natürlichkeit, des Sicheren, Richtigen im Kontakt zum Ausdruck kommt.

Eine Interaktion weit über die Ich-Grenze hinaus, also ein Kontaktversuch bei mangelnder innerer oder äußerer Stützung erzeugt Angst und Erleben von Existenzbedrohung. Ein Kind von zwei Jahren, das daheim schlafen gelegt wird, wenn die Eltern die Wohnung verlassen, wird sich, wenn es aufwacht, nach den Eltern ruft und niemand da ist, nicht nur einsam und verlassen, sondern existentiell bedroht und erschüttert erleben. Es kann nicht wissen, dass die Eltern nur bei den Nachbarn sind und irgendwann wiederkommen werden. Wegen der noch nicht etablierten konstanten Bindung an eine Bezugsperson (Objektkonstanz) wird es wahrscheinlich erleben, dass die Eltern nicht mehr da sind und was subjektiv bedeutet, dass sie nie wiederkommen werden. Dies wird massive Angst und Panik zur Folge haben und den kindlichen Organismus in eine Katastrophensituation stürzen, mit extremer Erregtheit und Anspannung.

Einen solchen Zustand ungeordneten, katastrophalen Verhaltens kann der Organismus nicht lange tolerieren, weil die Existenz, die Integrität als Einheit immer bedrohter wird, je länger der Zustand anhält. Versuche kreativer Anpassung, durch lautes Schreien die Eltern auf sich aufmerksam zu machen, werden, wenn sie aussichtslos erscheinen und keine Entlastung bringen, an irgendeinem Punkt eingestellt. Es kommt zu einer abrupten Beendigung der Kontaktsituation, des Grenzerlebnisses. Auf dem Entwicklungsniveau eines Zweijährigen geschieht dies möglicherweise durch den Mechanismus des Isolierens, als Dissoziieren, den Körper nicht mehr spüren o. ä. Wird die Situation mit den Eltern später nicht aufgearbeitet, erfährt das Kind keine Bestätigung für die Not, die es erlebt hat, oder – mehr noch – wiederholen sich ähnliche Situationen, dann wird sich die Notfallreaktion des Kindes zu einem Anpassungsmuster entwickeln.

Durch die dissoziative Verarbeitung bleibt die Situation unabgeschlossen, die unmittelbare Bedrohung ist zwar abgewendet, aber – um keiner weiteren Erschütterung ausgesetzt zu sein – um den Preis der Isolierung von Selbstanteilen, die mit Gefühlen (wie beispielsweise Wut) verbunden sein können, die ebenfalls nicht mehr dem Erleben zugänglich sind. Sie sind nicht mehr eingebettet in die Gesamtheit der Person.

Zu anderen, ähnlichen Gegebenheiten werden Katastrophenerwartungen als Alarmsignal zu Schutz- oder Vermeidungsverhaltensweisen führen, die sich zu gewohnheitsmäßigen Anpassungen entwickeln können. In der Folge wird nicht mehr die Angst selbst wiederholt erlebt, dies wird durch die Alarmfunktion der Katastrophenerwartung und entsprechendes Vermeidungsverhalten möglichst frühzeitig verhindert. Wir bekommen keine Angst mehr, sondern fürchten sozusagen die drohende Angst.

Je stärker es durch die Abspaltung von Persönlichkeitsanteilen zu einer Dezentrierung des gesamten Organismus kommt, je häufiger ungeordnetes Verhalten und Katastrophenreaktionen auftreten und je weniger das Empfinden von Adäquatheit in der Welt erlebt wird, desto mehr wird sich die Tendenz zur Selbstverwirklichung zu einer Tendenz zur bloßen Selbsterhaltung mit entsprechenden dysfunktionalen Anpassungsmustern verändern, Angst oder Angstvermeidung werden die treibenden Kräfte des Handelns, nicht mehr die Freude am Meistern von Schwierigkeiten.

Auch dieser Ablauf ist eine Form der Selbstregulierung, allerdings im Dienste einer reinen Selbsterhaltung, der Sicherung des Status quo und nicht mehr im Dienste der Verwirklichungstendenz, der kreativen Anpassung. Diese Blockierung geschieht in Form von dysfunktionalen Anpassungen, die nicht mehr offen im Sinne einer frei-fließenden Gestaltbildung sind, sondern fixiert in Form von starren, stereotypen Mustern. Die Vermeidung kann sich auf intrapsychische Bereiche beziehen (wie z. B. persönliche Schattenseiten ausblenden), auf Bereiche der äußeren physischen Umgebung (wie z. B. nicht mehr aus dem Haus zu gehen – bei einer Agoraphobie), oder die Vermeidung ist interpersonell (z. B. Konfliktvermeidung in der Partnerschaft).

Symptome sind aus dieser Sicht Manifestationen dysfunktionaler Anpassung und Blockierung, Lösungsversuche, die in gewisser Weise als „adaptive“ Strategien zu verstehen sind, um damit Überwältigung durch Angst zu vermeiden (Harrington 2002, 275 ff.), die in ihrer Wirkung jedoch meist auf Scheitern fixiert und damit letztlich maladaptiv sind. Haben diese Symptombildungen viel mit Kontrolle und Kompensation zu tun (und bekommen Krankheitswert z. B. in Form einer Persönlichkeitsstörung), kann auch der Zusammenbruch der dysfunktionalen Anpassung, die Dekompensation zu Symptomen führen, wie beispielsweise bei einer narzisstischen Depression.

Das Zusammenspiel des unmittelbaren, automatisierten, „konkreten“ und des reflektierenden, „abstrakten“ Modus ist eine Stützfunktion des organismischen Hintergrundes. Ist dieses koordinierte Zusammenspiel gestört, kommt es zu pathologischen Zuständen. Das Figur-Hintergrund-Verhältnis beider Modi kann desorganisiert, wenn nicht desintegriert werden. Meist geschieht dies dadurch, dass der reflektierende Modus in seiner Funktion beeinträchtigt ist (entweder dauerhaft durch Hirnverletzungen im Bereich des Großhirns oder zeitweise z. B. bei starker Angst oder hohem, unkontrollierbarem Stress) und ohne dessen funktionelle Kontrolle die „konkrete“ Verhaltensebene in automatisierter Weise die Oberhand gewinnt und zu abnormen Zuständen führt.

Der fehlende oder beeinträchtigte Bezugsrahmen des reflektierenden Funktionsmodus wirkt sich auch auf den kreativen Umgang mit Ideen, Gedanken und Gefühlen aus, macht es unmöglich, diese absichtlich hervorzurufen, zu organisieren, zu lenken und unter Kontrolle zu halten. Die Person kann ihr „Ich“ nicht von ihren inneren Erfahrungen loslösen, ist daher mehr ihr passives Objekt als sie aktiv zu dirigieren, wie ein Dirigent sein Orchester (man erlebt also nicht: „Ich habe eine Emotion“, sondern „die Emotion hat mich“). Diese Art der Störung ist charakteristisch für Patienten mit Borderline- oder anderen strukturellen Störungen. Daher ist diese funktionelle Desintegration des Figur-Hintergrund-Verhältnisses des konkreten und abstrakten Modus Bestandteil eines gestalttherapeutischen Störungsmodells der Borderline-Störung (Votsmeier 1988, 1999).

Dysfunktionale emotionale Schemata generieren inadäquate, maladaptive Reaktionen

Wie wir im letzten Kapitel beschrieben haben, können in der Phase des Vorkontakts durch Bedürfnisse oder äußere Anforderungen adaptive oder maladaptive Schemata aktiviert werden. Zu Störungen im Kontaktprozess kann es durch Aktivierung maladaptiver, dysfunktionaler Schemata kommen. Schauen wir uns dies an einem Beispiel an:

> Stellen wir uns Herrmann vor, der ein Bedürfnis nach Aufmerksamkeit und menschlichem Austausch mit anderen wahrnimmt. Mit diesem Bedürfnis wird ein Teil des Feldes, in dem er eingebettet ist, z.B. der neue Nachbar von gegenüber, zur Figur vor dem Hintergrund dieses äußeren Kontextes. Nehmen wir an, der Impuls, das Bedürfnis nach Kennenlernen des Nachbarn, nach Aufmerksamkeit durch ihn und danach, selbst als guter Nachbar gesehen zu werden, ist eine starke Gestalt, sie hebt sich scharf vom organismischen Hintergrund ab. Subjektiv wird sie deutlich als Erregung in Form einer Emotion erlebt, zum Beispiel als Neugier und Vorfreude. Nun ist der Nachbar jemand, den Herrmann bisher kaum kennt. Da Herrmann selbst unsicher und der Nachbar fremd ist, handelt es sich um eine Erfahrung an oder außerhalb der Ich-Grenze. Die Situation, auf ihn zuzugehen, trägt ein hohes Maß von Neuartigkeit und damit auch Risiko des Ausgangs in sich. Es ist nicht von vornherein gesichert, dass der Kontakt für das Subjekt oder für bestimmte Selbstaspekte nicht zu einer Existenzbedrohung wird, die positive Besetzung zu einer negativen wird, Neugier und Freude in Angst um-

schlagen und das Gefahrenfeld einschneidende Reaktionen erfordert. Von dem Nachbarn abgelehnt zu werden, könnte eine Enttäuschung bedeuten und damit eventuell eine Bedrohung eines Selbstkonzepts bzw. Schemas („Ich kann nur leben, wenn mich alle Menschen lieben"). Zumindest ist es nicht gesichert, dass das Bedürfnis nach Aufmerksamkeit und Kennenlernen befriedigt wird. Nehmen wir zunächst an, Herrmann hat ein genügendes Verhaltensrepertoire, um seinen Wunsch in die Tat umzusetzen, und nimmt Kontakt zu dem Nachbarn auf. Dieser freut sich über den mutigen Schritt des anderen und es kommt zu einem warmen und herzlichen Gespräch, das anschließend beide Gesprächspartner mit einem befriedigten Gefühl wieder auseinandergehen lässt. Kontakt wird dann abgelöst durch Rückzug, das „Objekt" verliert die Aufmerksamkeit des Individuums, die Figur tritt in den Hintergrund zurück, die Gestalt ist geschlossen.

Die Kontaktepisode könnte aber auch anders ablaufen.

Nachdem der Nachbar die Tür geöffnet hat, wird Herrmann unsicher angesichts dieser neuen Situation. Dieser Auslöser aktiviert ein negatives Selbstkonzept, sein dysfunktionales Schema („Ich muss nett sein und sicher auftreten, damit man mich liebt"), was für ihn impliziert: „Wenn ich unsicher bin, werde ich nicht geliebt". Die vorsichtige Zurückhaltung des Nachbarn wird daher von Herrmann als Ablehnung aufgefasst („Der sieht, dass ich unsicher bin und mag mich nicht").
Herrmann kann die Phase der Unsicherheit und Ungewissheit nicht akzeptieren, da die Situation aufgrund seiner Katastrophenerwartung, der Erwartung einer ‚Katastrophenreaktion' (Perls übernimmt diesen Begriff von Goldstein, 1980, 81) für ihn bedrohlich geworden ist. Seine freudige Erregung als Zeichen der positiven Besetzung wird zu Angst, und entweder unterbricht er sich selbst, indem er seine Unsicherheit überspielt, etwas Belangloses fragt (Deflektion) und froh ist, danach einen schnellen Abgang zu finden (Rückzug). Oder er projiziert seine Selbstablehnung auf den Nachbarn, hat so das Gefühl, dieser lehne ihn ab und verhält sich ihm gegenüber aggressiv. Er erwartet möglicherweise, dieser solle nun offen auf ihn zugehen, als Zeichen, dass er ihn doch möge, um so seine Sicherheit zu bekommen (Manipulation). Wenn sich diese Erwartung nicht erfüllt, wird sein Schema bestätigt – dies sind beispielhafte Möglichkeiten.

Einerlei, welche Verhaltensweisen Herrmann zeigt, er wird Kontakt vermeiden, das Grenzerlebnis unterbrechen und versuchen, sich in Sicherheit zu bringen, obwohl die Gefahr möglicherweise nur in seiner Phantasie besteht. Das dysfunktionale emotionale Schema hat sich „erwartungsgemäß" erfüllt. Das Bedürfnis nach positiver Aufmerksamkeit wird unbefriedigt bleiben. Er wird kommenden, ähnlichen Situationen weiterhin mit Katastrophenerwartungen begegnen und sich weiterhin die Möglichkeit nehmen, sich doch als geliebt zu erfahren, obwohl er unsicher ist – oder vielleicht gerade deshalb, da er authentisch zeigt, wie er wirklich ist.

Die vorsichtige Zurückhaltung des Nachbarn und die eigene Unsicherheit sind die Stimuli, welche das Schema aktiviert haben, was Herrmann nicht bewusst ist. Das aktivierte Schema bestimmt die weitere Informationsverarbeitung (Katastrophenerwartung), die Situation wird dadurch in einer Weise interpretiert, die Angst aktiviert und eine Rückzugstendenz, um sich in Sicherheit zu bringen. Dem Schema liegt eine unerledigte Erfahrungs-Gestalt zugrunde, beispielsweise Erfahrungen von Beschämung durch männliche Bezugspersonen wie den Vater oder den Lehrer.

Mechanismen der Kontaktunterbrechung und Grenzregulierung

Die im letzten Kapitel besprochenen Kontaktunterbrechungen an der Kontaktgrenze zwischen Organismus und Umwelt kommen durch das Einsetzen von spezifischen Kontaktunterbrechungs-Mechanismen zustande, die in ihren funktionalen Varianten im Kapitel 3.2.2 besprochen werden, hier jedoch pathogene Wirkungen haben. Sie sorgen dafür, dass der Kontakt schemagebunden abläuft. Sie beeinträchtigen den Vorkontakt und regulieren in der Phase des vollen Kontakts die Intensität des Erlebens an der Grenze, damit das Erleben von Angst und anderen Gefühlen erträglich bleibt. Damit dienen sie auch der Aufrechterhaltung des Identitätsgefühls (Eidenschink/Eidenschink 1999, 693; Perls 1985, 82). Die einzelnen Kontaktunterbrechungs-Mechanismen können entweder defizitäre Fähigkeiten bei beeinträchtigten Stützfunktionen (bei strukturellen Störungen) sein oder aber neurotische Vermeidungs- oder Bewältigungsmechanismen.

Eine Möglichkeit, Kontakt zu vermeiden, zu unterbrechen bzw. ein Grenzerlebnis nicht entstehen zu lassen, ist der Mechanismus der *Konfluenz*. Pathologische Konfluenz kann ein Defizit sein, eine mangelnde Fähigkeit, innen und außen sowie sich von anderen unterscheiden zu können und hat Auswirkung auf das Identitätsgefühl. Die Orientierung darüber, welche die eigenen Bedürfnisse, Wünsche und Impulse sind und welche die der anderen, ist bereits im Vorkontakt beeinträchtigt. Die Kontaktgrenze wird dadurch diffus erlebt und ein Bedürfnis befriedigender Kontakt ist daher nicht möglich. Aber auch Rückzug und absichtsvolle Beendigung des Kontaktes sind nicht möglich – es ist das Erleben einer Verstrickung.

Konfluenz kann jedoch – außer ein Defizit – auch ein neurotischer Vermeidungsmechanismus sein und aktiv eingesetzt werden, um ein prägnantes Grenzerleben an der Kontaktgrenze, das Erleben von Differenz, das Erleben „des Anderen" zu verhindern. Jemand, der sich konfluent erlebt, kann sich weigern, Unterschiede oder Widerspruch zu tolerieren, dies ist verwirrend oder bedrohlich für ihn. Möglicherweise erlebt er entweder „gerechten" Zorn oder Groll (Polster/Polster 1977, 98) und fordert aktiv Angleichung, sei es durch Manipulieren oder Einschüchterung, oder er erlebt Schuld, wenn er die Konfluenz verletzt hat, reagiert überangepasst, harmonisiert, will keinen Streit, verwischt die eigene Individualität, um die ängstigende, bedrohliche Differenz zu verhindern. Konfluente Beziehungen sind entweder Herrschaftsbeziehungen, in denen ein Partner überlegen ist und der andere sich unterwirft, oder es sind Symbiosen, in denen die Bedürfnisse, Gefühle und Meinungen zweier Personen genau aufeinander abgestimmt sind und bleiben müssen.

Die weitere Möglichkeit, ein Grenzerlebnis gar nicht erst entstehen zu lassen, ist die *Isolierung*, die Desensibilisierung der Kontaktgrenze, die ebenfalls bereits im Vorkontakt beginnt. Sie wird erlebt als Taubheit, Mangel an Empfindung, ein Gefühl, in Watte gewickelt zu sein, wie hinter einem ständig vorhandenen Schleier zu sein (Perls 1978, 186f.). Vom Umgang mit traumatisierten Menschen sind diese Erlebensweisen heutzutage als Dissoziation bekannt. Desensibilisierung kann ebenfalls zum einen ein Defizit in der Wahrnehmungsfähigkeit sein, zum anderen aber auch als Bewältigungsmechanismus eingesetzt werden.

Pathologische Konfluenz, wenn das Grenzerleben zwischen innen und außen verschwimmt, begünstigt Prozesse der Introjektion und der Projektion. „*Introjektion* geschieht immer, wenn man mit etwas zu schnell konfrontiert wird, mit dem man nicht fertig wird und das man nicht assimilieren kann" (L. Perls 2005, 139; Hervorhebung durch die Autoren).

Analog zur Nahrungsaufnahme wird das Aufzunehmende nicht geschmeckt, nicht gekaut bzw. zerkleinert und daher unkritisch geschluckt, ohne angemessen verdaut zu werden. Regeln, Urteile, Werte und Normen, Meinungen, Einstellungen, Handlungs- und Denkweisen werden so zu unverdauten Fremdkörpern, zu Introjekten, die nicht wirklich unser eigen sind. Für Perls (1985, 53) bedeutet Introjektion, „dass wir die Grenze zwischen uns und der übrigen Welt so weit in uns hinein verlegt haben, dass von uns fast nichts mehr übriggeblieben ist." Er vergleicht das Resultat dieser Art von Verinnerlichung mit

> „einem Haus, das so voll gestopft ist mit den Besitztümern anderer Leute, dass kein Platz mehr für das Eigentum des Besitzers da ist. Sie macht uns zu Mülleimern fremder und bedeutungsloser Informationen.

> Und wirklich tragisch wird die Sache dadurch, dass dieses Material von enormem Wert für uns sein könnte, wenn wir es ändern und verwandeln und uns aneignen könnten“ (Perls 1985, 52).

Dies behindert die Entwicklung einer eigenen Persönlichkeit und Identität. Der Mechanismus der pathologischen Introjektion kann ein Defizit sein, aber auch ein neurotischer Vermeidungsmechanismus, wie Polster/Polster (1977, 82) ihn beschreiben:

> „Die Intoleranz gegen den unvermeidlichen Unterschied ist in Wirklichkeit eine Intoleranz gegen die Aggression, die erforderlich ist, um Unterschiede zu verändern, bevor sie verarbeitet und in den gesunden Organismus aufgenommen werden können. Ungeduld, irgendetwas schnell aufzunehmen, Faulheit bei der anstrengenden Arbeit, es richtig aufzunehmen, oder Gier, so viel wie möglich so schnell wie möglich bekommen – all diese Tendenzen führen zu Introjektion“.

Wie bei der Introjektion besteht auch bei der pathologischen *Projektion* ein unsicheres Identitätsgefühl. Jemand, der projiziert, kann bestimmte Persönlichkeitszüge, Einstellungen, Gefühle oder Impulse und Verhaltensweisen unbewusst nicht als die eigenen akzeptieren. Dies kann aufgrund defizitärer Stützfunktionen geschehen, d. h. diese Selbstanteile sind angstbesetzt und werden stattdessen in polarisierter Weise bei anderen erlebt. Ein Extrembeispiel ist die paranoide Persönlichkeit, die eifersüchtig und misstrauisch ist, sich ungerecht behandelt und als Opfer fühlt und eben nicht Verantwortung für eigene, angstbesetzte, aggressive und angreifende Impulse erkennt bzw. übernimmt und diese daher auch nicht als eigene Potentiale zur Verfügung hat. Als neurotischer Vermeidungsmechanismus dient Projektion der Aufrechterhaltung eines Selbstbildes, indem beispielsweise Aggression projiziert wird, um das Selbstbild eines zutiefst friedfertigen Menschen aufrechtzuerhalten. Projektion ist auch im Spiel, wenn ein intersubjektiver Kontakt verhindert wird oder zusammenbricht. Durch Projektion wird die Welt durch die eigenen Bilder gesehen und die Wahrnehmungen von anderen Menschen und Ereignissen verzerrt, um sie in Übereinstimmung mit eigenen Glaubenssätzen, Haltungen oder Emotionen und dem inneren Bild vom anderen zu bringen. Der Projizierende unterscheidet nicht genügend zwischen innerer und äußerer Welt, zwischen Phantasie und Realität.

Ein anderer Grund, das Grenzerlebnis zu vermeiden, ist das Drosseln oder Ablenken starker Energien oder Impulse, die real oder befürchtet das Kontakterleben über die Ich-Grenzen hinaustragen und damit Angst erzeugen könnten. Dies ist möglich durch die Mechanismen der Retroflektion, Deflektion oder des Egotismus.

Der Mechanismus der *Retroflektion* wird eingesetzt, wenn wir beispielsweise auf jemanden wütend sind, wir uns jedoch zurückhalten und beherrschen, wenn zu befürchten ist, dass wir die Konsequenzen einer heftigen Auseinandersetzung nicht tragen können, dass also unsere physische oder psychische Existenz als Folge davon bedroht sein könnte. Statt die Energie nach außen zu richten, wird sie umgelenkt, die Aktivität richtet sich nach innen und nimmt sich selbst zur Zielscheibe.

Der Retroflektierende spaltet seine Persönlichkeit in zwei Teile, Täter und Opfer, Ausführer und Dulder, Beobachter und Beobachteter. Er fügt sich selbst das zu, was er eigentlich einem anderen zufügen möchte (beispielsweise Selbstkontrolle, Selbstvorwürfe, Selbsthass oder Autoaggression) oder tut sich etwas an, von dem er wünscht, dass es ihm ein anderer antäte (beispielsweise narzisstische Selbstliebe, anstatt die Liebe einer anderen Person zuzulassen, oder Selbstmitleid, anstatt Trost und Mitgefühl von jemand anderem anzunehmen), kurz gesagt: „Objektbeziehungen werden ersetzt durch eine ‚Ich- und Selbst-‘ Beziehung“ (Perls 1980, 47). Die Gewohnheit der Retroflektion wird normalerweise in der Kindheit erworben, wenn das Kind für die freie Äußerung seiner Bedürfnisse oder Gefühle mit Strafe bedroht oder tatsächlich bestraft wurde. Die strafbaren Reaktionen werden häufig durch Muskelkontraktionen zurückgehalten:

> „In diesem Stadium sind zwei Teile der Persönlichkeit, die nach diametral entgegengesetzten Richtungen streben, miteinander verhakt. Was ursprünglich ein Konflikt zwischen Organismus und Umwelt war, ist zu einem ‚inneren Konflikt‘ zwischen einem Teil der Persönlichkeit und einem anderen geworden – zwischen einer Verhaltensweise und ihrem Gegenteil“ (Perls et al. 1979, 149 f.).

Retroflektion wird dann pathologisch, wenn sie zu einer chronischen, stagnierenden Verklammerung widerstreitender innerer Anteile wird. Ein Teil kann das „Über-Ich“ sein, das Perls als ein Bündel von Introjekten versteht, als von der Umwelt aufgezwungene, nicht assimilierte „böse“ Einstellungen und Verhaltensweisen; der andere Teil ist das Selbst mit den assimilierten (und nicht introjizierten), „guten“ Einstellungen der Eltern oder anderer Bezugspersonen (Perls 1985, 60 f.). Die Folge ist eine Persönlichkeit, die die Fähigkeit verloren hat, zwischen Selbst und Selbstbild zu unterscheiden.

Bei der *Deflektion* wird der direkte Kontakt mit einem anderen Menschen vermieden. Die Energie wird abgelenkt, um ein möglicherweise bedrohliches Grenzerlebnis zu vermeiden. Nach Polster/Polster (1977, 93 f.) wird dies beispielsweise

> „durch Weitschweifigkeit erreicht, durch eine übertriebene Ausdrucksweise, dadurch, dass man stets in scherzhaftem Ton spricht, dass man den Gesprächspartner nicht direkt ansieht, dass man nie zur Sache kommt, dass man schlechte Beispiele heranzieht, die nichts besagen, dass man über die Vergangenheit spricht, wo doch die Gegenwart relevant ist, dass man seine eigenen Worte in Frage stellt."

Sowohl der Initiator wie die antwortende Person fühlen sich nicht berührt und unverstanden, wenn Deflektion stattfindet. Kontakt an der Grenze ist diffus und schwach.

Der Mechanismus des *Egotismus* überbetont das absichtliche gegenüber dem spontanen Tun. Das weiter oben beschriebene Zusammenspiel des unmittelbaren, automatisierten Modus und dem reflektierenden Modus ist zugunsten des letzteren gestört. Wenn die Situation eigentlich unmittelbares, spontanes Erleben ermöglicht, bleibt die Person in einer absichtsvoll-reflektierenden Haltung, sie „lässt sich nicht ein". Dahinter kann die Angst vor Kontrollverlust stehen, die auf nicht vorhandene innere Stützung für den jeweiligen Kontakt hindeuten kann.

Bestimmte Mechanismen der Kontaktunterbrechung können bei spezifischen Störungsbildern besonders deutlich in Erscheinung treten: Introjektion beispielsweise durch kritiklose Verinnerlichung der Meinung anderer wie in dependenten Anpassungsformen, Projektion z. B. durch misstrauisch die Aggressoren im Außen suchen und dabei ein Selbstbild eines friedfertigen Menschen pflegen, Retroflektion durch das Wenden von vitalen Impulsen gegen sich, was häufig in Depressionen mündet, Deflektion durch wenig effektives, wenig fokussiertes Verhalten wie in histrionischen Ausdrucksformen, Egotismus als ängstlich-vermeidender Umgang mit sich und anderen, Konfluenz wie beispielsweise in mangelndem Grenzempfinden bei Ko-Abhängigkeit, welches ein altruistisches Selbstkonzept stützt und das Wahrnehmen eigener Interessen verhindert, Isolierung als Dissoziation bzw. Abspaltung von Persönlichkeitsanteilen.

Das Problem bei diesen Mechanismen ist die Fixierung, der gewohnheitsmäßige, automatisch ablaufende Einsatz, der mit der Zeit nicht mehr bewusst ist. Damit ist er einem direkten Zugriff entzogen und nicht mehr adaptierbar. Dies kann zu dauerhaften Einschränkungen führen, denn auch Fixierungen sind Stützfunktionen, die häufig wegen ihrer Eingeschränktheit nicht zur Bewältigung von komplexeren Anforderungen ausreichen.

Störungen der intersubjektiven Beziehung

In der Phase des vollen Kontakts ist die Ko-Kreation einer intersubjektiven Beziehung als einer höheren Stufe der Verwirklichung in der Beziehungsgestaltung und kreativen Anpassung möglich. Diese Qualität der intersubjektiven Beziehungsgestaltung ist zwar störanfällig, ja, ihre eigentliche Qualität liegt in der unausweichlichen Unterbrechung, aber auch der permanenten Tendenz zur Wiederherstellung des Kontakts zum realen, „äußeren" Anderen.

Das Gleichgewicht zwischen der Abgrenzung vom Anderen (der Selbstbehauptung) und dem gleichzeitigen Anerkennen der Abhängigkeit vom Anderen unterliegt Schwankungen. Nicht immer kann die Balance gehalten werden. Das Aushalten und Aufrechterhalten der Spannung, zwischen dem Sich-selbst-behaupten-zu-Wollen und gleichzeitig Vom-Anderen-anerkannt-werden-zu-Wollen und davon auch abhängig zu sein, bricht immer wieder zusammen. Die paradoxe Struktur der Anerkennung mit deren entgegengesetzten Tendenzen bringt es mit sich, dass jeder der Beteiligten diese Spannung in sich aushalten muss, um das Gleichgewicht in der intersubjektiven Beziehung zu halten.

Die Struktur der wechselseitigen Anerkennung in der Beziehung ist deshalb eine paradoxe zu nennen, da sich die widerstrebenden Wünsche, sich zu behaupten und gleichzeitig die notwendige Anerkennung vom Anderen zu erhalten, die Waage halten sollten. Es erfordert die Fähigkeit, den Anderen in seiner Anderheit anzunehmen, ist jedoch gleichermaßen verbunden mit dem Wunsch, ja dem basalen Bedürfnis nach Anerkennung vom Anderen. Diesem Wunsch nach Anerkennung und damit auch der Abhängigkeit vom Anderen kann sich niemand entziehen (Benjamin 1990, 53). Das beschriebene Paradoxon besteht darin, dass wir unabhängig sein wollen, und auch als unabhängig anerkannt werden wollen, vor allem von der Person, von der wir am meisten abhängig sind. Diese aber muss ihrerseits als eine von mir unabhängige Person anerkannt werden, da sie sonst als die von mir abhängige Person auf mich keine Wirkung haben kann, denn sie würde nur in ihrer Funktion des Widerspiegelns meiner Bedürfnisse wahrgenommen werden. Kurz gesagt: Wir sind abhängig von der Unabhängigkeit des anderen – und das wechselseitig. In dieser paradoxen Situation des Spannungsverhältnisses der beiden widersprüchlichen Wünsche liegen viele Möglichkeiten, aneinander zu scheitern.

Die Integration der ambivalenten Gegensätze und die Fähigkeit, die paradoxe Spannung auszuhalten, bleibt im Verhältnis Selbst und Anderer in allen Phasen des Lebens eine Herausforderung. Es gibt keine andere Möglichkeit, als in dieser Spannung zu leben und sie immer wieder zu erneuern. Denn es liegt in der Natur der Beziehung zwischen Selbst und Anderem, dass sich die Spannung immer wieder auflöst und für eine gelingende Beziehung immer wiederhergestellt werden muss (Benjamin 1990).

Im Aufeinandertreffen zweier unterschiedlicher Subjekte wird jeder ständig mit seiner Vorstellung (Phantasie, Projektion) vom Anderen und dem Erleben des Anderen als außerhalb von sich konfrontiert. Die Vorstellung über den Anderen muss immer wieder an der Wirklichkeit des Anderen überprüft werden. Es ist eine ständige Bewegung von inneren Bildern vom Anderen zur Anerkennung des „äußeren" Anderen, ein Schwingen zwischen innerer Resonanz und dem „äußeren" Anderen. Wir werden geboren mit einem natürlichen Rhythmus, der zwischen dem Wunsch nach Nähe zu anderen und dem Wunsch nach Unabhängigkeit hin- und herschwingt. Im Entwicklungsprozess in der frühen Kindheit ist bereits eine Spannung zwischen Anpassung an den Anderen oder In-Opposition-zu-ihm-Gehen zu beobachten (Tronick 2007).

Ähnlich der immer wieder vergleichsweise herangezogenen Entsprechung zwischen Mutter und Kind entfaltet sich ein Anpassungsprozess, der sich zwischen Unterbrechung und Wiederherstellung bewegt (s. Tronick „rupture and repair"). Der Austausch der Gesten und Laute zwischen Mutter und Kind, die in der Säuglingsforschung in beeindruckender Weise dokumentiert sind, liefern hilfreiche Anhaltspunkte für das Verständnis der Interaktion zwischen Erwachsenen, wie auch zwischen Therapeut und Klient von Moment zu Moment.

Im Austauschprozess zwischen Mutter und Kind regulieren sich beide gegenseitig in ihrem gefühlsmäßigen Ausdruck. Wenn sich in ihrer Beziehung kleinere Unterbrechungen der Verbindung wiederherstellen lassen, wirkt sich das langfristig stärkend auf die Belastbarkeit aus (Resilienz). Ein gelungener Prozess zwischen Abbruch und Wiederherstellung der Beziehung („rupture and repair") wird als positiv im Sinne der Selbstregulierung und späteren Konfliktfähigkeit angesehen (Tronick 2007). Im Erwachsenenalter wirken sich die erfahrenen Sequenzen von Unterbrechung und gelungener Wiederherstellung der Beziehung auf die Fähigkeit aus, Konflikte zu ertragen und Spannung zwischen Selbstbehauptung/Autonomie und Abhängigkeit von der Anerkennung auszuhalten. Gelingt es nicht, die Spannung auszuhalten, führt der Beziehungsprozess zum Zusammenbruch der notwendigen gegenseitigen Anerkennung, dann zerfallen die Beziehungen, Wenn die gegenseitige Anerkennung in komplementäre Strukturen und die Abhängigkeit vom Anderen wird zum Machtmittel, so dass beide in eine Spirale der Eskalation von Aktion und Reaktion geraten, „wie du mir, so ich dir" (Benjamin 2010, 69). Die Beziehung gerät in einen typischen Zerfall in eine Komplementarität, in eine Spaltung in Täter- und Opferrolle.

Diese Form der Beziehungskollision im Konflikt gilt für alle Beziehungen, auch für die therapeutische Beziehung.

Die Beteiligten fühlen sich in einem Konflikt/Zwiespalt mit ungelösten gegensätzlichen Meinungen und Wünschen. Sie erleben den Anderen als machtvoll in seiner Opposition, im Sinne von „der Andere hat mir etwas angetan". Sie fühlen sich nicht mehr als Handelnde, sondern als Behandelte, denen etwas angetan wurde. Beide fühlen sich unfähig, die Anerkennung vom Anderen zu bekommen. In dieser Sackgasse entsteht ein typisches asymmetrisches Beziehungsmuster: Entweder Unterordnung oder Widerstand gegen die Forderung des Anderen, wobei jeder glaubt, dass seine Perspektive die richtige ist, unversöhnlich mit der des Anderen. Es entsteht eine Beziehung, in der Rechthaben erlebt wird als „entweder ich oder du". Die daraus folgende Schuldzuweisung macht es unmöglich, die eigene Verantwortung für den so entstandenen Prozess zu erkennen.

Die Gründe für den Zusammenbruch der gegenseitigen reziproken Form der Anerkennung innerhalb einer Beziehung und die sich anschließende Frage, wie die Dynamik einer gegenseitigen Anerkennung wieder möglich gemacht werden kann, wird deutlich, wenn man symmetrische und komplementäre Beziehungsmuster gegenüberstellt.

In der symmetrischen Beziehung wird die Differenz zum Anderen und die Spannung zwischen Autonomie und Abhängigkeit ertragen und kann immer wieder hergestellt werden, wenn sie zusammenbricht (was immer wieder normalerweise geschieht).

In einer komplementären Beziehung dagegen herrscht vorwiegend Angst: vor der Diskrepanz, vor der Differenz, der Verschiedenheit des Anderen, der z. B. als zu mächtig erlebt wird, um sich gegen ihn zu behaupten.

Als Ausweg aus der Angst bleibt dann nur die Wahl zwischen den komplementären Polen von Macht oder Unterwerfung: Entweder wird die Unterwerfung unter den mächtig erlebten Anderen gesucht oder unter der Angst vor der völligen Abhängigkeit vom Anderen der komplementäre Pol der Macht. Dann wird der Andere dominiert, um der eigenen Angst zu entgehen. Auch liegt die Versuchung nahe, den Anderen zu kontrollieren, damit er mir meine Wünsche erfüllt. Das misslingt, da der kontrollierte Andere ja nur in meiner Wunschphantasie existiert und in der Unabhängigkeit von mir, also als selbständig Handelnder, geleugnet wird, und damit seine unabhängige Existenz, die die Voraussetzung für den symmetrischen Anerkennungsprozess ist.

Wenn die Angst vor dem Getrenntsein vom Anderen vorherrscht, dient als Ausweg wieder die Flucht in die Unterwerfung unter den Anderen.

Wenn die Abhängigkeit vom Anderen, den ich unbedingt zu meiner Bestätigung brauche, verleugnet wird, kann eine symmetrische Beziehung und der basale Wunsch nach Anerkennung nicht gelingen. Verleugnet wird diese Abhängigkeit meist, wenn die Spannung zwischen den widersprüchlichen Tendenzen der Abgrenzung und Anerkennung nicht ertragen wird, oder wenn die Fähigkeit fehlt, sich gleichzeitig verbunden zu fühlen und doch getrennt zu sein. Im Hintergrund des asymmetrischen Anerkennungsmusters wird ein Misslingen des Differenzierungsprozesses angenommen, der bereits in der Entwicklung zwischen Bezugsperson und Kind misslingen kann: Ich und Du, wir sind zwei eigenständige Subjekte, verschieden und einzigartig, zwei unabhängige Zentren des Willens und der Gefühle. Zur Differenzierung gehört auch das Bewusstsein über die Unterscheidung zwischen dem Anderen als Produkt meiner Phantasie, meiner Gedanken und Vorannahmen, (zu meinem Inneren gehörend) und dem Anderen als dem real „äußeren“ Anderen (außerhalb von mir existierend), den ich in diesem Moment erlebe und an den ich zwar Erwartungen habe, den ich aber nicht kontrollieren kann. Was außerhalb meiner Kontrolle ist, kann mich lediglich überraschen und erstaunen.

Wenn die Differenz zum Anderen also subjektiv so stark als Bedrohung erlebt wird, werden die jeweils ausgebildeten Strategien zur Vermeidung des Kontaktes aktiviert, um den nicht gelingenden Anerkennungswunsch (und damit das Aushalten der Spannung) zu bewältigen. Die Strategien reichen wie oben beschrieben von den Abspaltungsprozessen, von dem Versuch, Kontrolle auszuüben bis hin zur Machtausübung.

Die Chance einer symmetrischen, reziproken Beziehung liegt darin, dass jeder in sich die notwendige Spannung dieser widersprüchlichen Impulse von Selbstbehauptung und Abhängigkeit vom Anderen aushalten muss, um eine gelingende gegenseitige Anerkennung zu ermöglichen und immer wieder herzustellen, um der Flucht in die Polarisierung und dem Ringen um die Kontrolle zu entgehen (Benjamin 1990, 55).

Unterbrechungen der Assimilation und Integration von Erfahrung

Ein positiv erlebter Kontakt ist noch keine Garantie dafür, dass daraus eine Erfahrung wird, die vollständig assimiliert und in den organismischen Hintergrund integriert wird und damit für weitere Kontaktepisoden zur Verfügung steht. Das unmittelbare Erleben muss im Nachkontakt symbolisiert werden, damit es zu einer bedeutungsvollen Erfahrung wird. Wiederum geht es hier um das Zusammenspiel eines unmittelbaren, automatisierten Erlebensmodus und eines reflektierenden Modus. Greenberg et al. (2003, 97 ff.) sprechen von einem dialektischen Aufeinander-Einwirken dieser beiden Erfahrungsquellen des unmittelbaren Erlebens und des reflexiven Erklärens, resultierend in einer Synthese, der Konstruktion von Bedeutung des Erlebten. Störungen können auftreten, wenn es nicht gelingt, aus dem Erlebten im Prozess dieser dialektischen Konstruktion eine Synthese zu entwickeln, also aus dem unmittelbar Erlebten Bedeutung abzuleiten (Greenberg et al. 1993, 133).

Auch hier spielen im gestalttherapeutischen Verständnis Anpassungsmuster eine Rolle: Abhängig von der Persönlichkeit bzw. schemagebunden kann es zur Akzeleration oder Dezeleration, also zur Beschleunigung oder Verzögerung des Nachkontakts kommen (Glanzer 2013). Der Verarbeitung wird entweder zu wenig Zeit gegeben, das Erleben wird unzureichend „verdaut“ und eingeordnet und bereits durch die nächsten Kontaktepisoden überlagert. Oder das Erlebte wird schemabezogen nicht anerkannt, das Erlebnis einer spontanen Zuneigung durch eine Bekannte beispielsweise passt nicht zum eigenen Selbstbild, nicht liebenswert zu sein, es muss daher abgewertet werden. Man kann sich mit dem Erlebten nicht identifizieren und dadurch das Erlebte auch nicht verantworten. Es wird nicht verankert und hat auch keine Konsequenzen für zukünftiges Handeln (Dreitzel 2007, 87ff.). Deswegen ist die Beachtung des Nachkontaktes auch im therapeutischen Prozess von großer Bedeutung, wenn es darum geht, emotionale Schemata zu verändern und emotional korrigierende Neuerfahrungen zu machen, zu assimilieren und zu integrieren.

Isolierung und Fragmentierung von Selbstanteilen

Wenn eine Situation durch Angst, Erschütterung, im schlimmsten Fall durch existentielle Bedrohung bzw. Traumatisierung nicht auf gute Art und Weise zum Abschluss gekommen ist, die Erfahrung im Nachkontakt nicht assimiliert werden konnte, kann in der Folge, um keiner weiteren Erschütterung ausgesetzt zu sein, die Erfahrung dissoziativ verarbeitet werden, indem sie isoliert, abgespalten, fragmentiert wird und mit ihr möglicherweise entsprechende Selbstanteile (beispielsweise ein Anteil mit wütend-impulsiver Reaktionsbereitschaft). Diese abgespaltenen Selbstanteile sind damit nicht mehr vernetzt mit anderen Anteilen, nicht mehr eingebettet in die Gesamtheit der Person. Durch die Abspaltung und Isolierung vom Hintergrund der übrigen Prozesse kann es zu extremen Reaktionen und Fehlregulationen kommen, wenn ein solcher Bereich re-stimuliert wird. Um das zu verhindern, werden charakteristische dysfunktionale Anpassungen gebildet, die sich in selbst- oder beziehungsschädigendem Verhalten äußern können sowie in Kompensationsmechanismen wie Depression, psychosomatischen Symptomen oder Zwängen (Votsmeier 1999, 724f.).

Fritz Perls benennt, besonders in seinen frühen Schriften, immer wieder die Themen Entfremdung, Dissoziation, Desintegration und Integration (Perls 1980, 30ff.). Er vertritt hier das Konzept des Organismus in seiner Ganzheit und sieht das Problem in einer gespaltenen Persönlichkeit – in der verschiedene Selbstanteile in Disharmonie sind. Zum Ziel der Therapie sagt er:

> „Wir müssen den Grad von Integration zustandebringen, der seine eigene Entwicklung fördert. Das entspricht der Tatsache, dass ein gespaltener Mensch in seiner Entwicklung behindert oder sogar degeneriert ist" (Perls 1980, 34).

Als Prototyp der gespaltenen Persönlichkeit verwendete er die sogenannte Topdog/Underdog-Dualität (Perls 1980, 98). Diese wird als ein Konflikt zwischen Teilpersönlichkeiten verstanden und zeigt Ähnlichkeiten zu dem transaktionsanalytischen Konzept der Ich-Zustände: Hier werden Eltern-Ich- (= Topdog-), Erwachsenen-Ich- und Kind-Ich-Zustände (= Underdog-) unterschieden.

Auch die bereits im vorherigen Kapitel eingeführten Autoren des gestalttherapeutisch orientierten Prozess-Erfahrungs-Ansatzes um den Therapieforscher Leslie Greenberg gehen davon aus, dass das Selbst seiner Natur nach modular ist (Elliott et al. 2008, 38f.). Vielfältige oder gar widersprüchliche Selbstanteile seien an sich kein Zeichen von Dysfunktion. Erst wenn die Beziehung zwischen Selbstaspekten feindlich oder unterdrückerisch ist, kommt es zu Problemen. Die Autoren unterscheiden Typen von Selbstanteilen wie „Kritiker, Erlebender, verdecktes Kernselbst, reflektierender Beobachter, internalisierter signifikanter Anderer und so weiter" (Elliott et al. 2008, 39), gleichzeitig wird jedoch die Auffassung vertreten, dass bestimmte Selbstaspekte nicht konkretisiert werden sollten, da es keine überdauernden, unveränderlichen Selbstaspekte gebe.

Isolierte und fragmentierte Selbstanteile sind Elemente des organismischen Hintergrunds der betroffenen Person. Sie beeinträchtigen aufgrund der mangelnden Kohärenz das Identitätsgefühl und damit die Selbststützung, wodurch wiederum die Kontaktmöglichkeiten eingeschränkt sind.

3.3.3 Spezielle Störungslehre

Die Gestalttherapie verfügt über ein weites Spektrum an störungsspezifischen Anwendungen (Fuhr et al. 1999; Francesetti et al. 2016). An dieser Stelle soll anhand der wichtigsten Störungsbilder in der psychotherapeutischen Praxis das gestalttherapeutische Störungsverständnis skizziert werden. Auf die Darstellung der Gestalttherapie bei Menschen mit psychotischen Störungen wird an dieser Stelle verzichtet und auf die Literatur verwiesen (Hutterer-Krisch 1999).

Depressive Störungen

> Depressives Leiden ist nach ICD-10 (Dilling et al. 1994) charakterisiert durch eine anhaltende depressive Stimmung, mit Interessen- oder Freudeverlust an Aktivitäten, die normalerweise angenehm waren, sowie vermindertem Antrieb oder gesteigerter Ermüdbarkeit. Zusätzlich können je nach Schweregrad der Depression ein Verlust des Selbstwertgefühls, unbegründete Selbstvorwürfe oder Schuldgefühle, wiederkehrende Gedanken an Tod oder an Suizid, suizidales Verhalten, Klagen über vermindertes Denk- oder Konzentrationsvermögen, psychomotorische Agitiertheit oder Hemmung sowie Schlafstörungen und Appetitlosigkeit oder gesteigerter Appetit vorhanden sein.

Aufgrund klinischer Erfahrungen unterschiedlicher psychotherapeutischer Richtungen können wir von der grundlegenden kindlichen Erfahrung ausgehen, dass das Bedürfnis nach emotionaler Zuwendung durch die primären Bezugspersonen dauerhaft frustriert wurde. Aufgrund noch unzureichend entwickelter Stützfunktionen führte dies zu einer Kontaktunterbrechung, um die unerträgliche, schmerzhafte Spannung zu beenden. Dies resultierte in einer unabgeschlossenen Gestalt, und die Erfahrung wurde in Form eines dysfunktionalen emotionalen Schemas repräsentiert. Dieses Schema beinhaltet typischerweise die Erwartung, dass die eigenen Bedürfnisse nicht befriedigt werden und die implizite Gewissheit, dass dies an der eigenen Unfähigkeit liegt, die Bezugsperson zu erreichen und dass man selbst schuld ist am eigenen Leid. Wenn das Schema aktiviert wird, was durch aktuelle Erfahrungen von Verlust oder Misserfolg ausgelöst werden kann, erlebt sich das Subjekt hilflos, machtlos, hoffnungslos und sich selbst als inadäquat, schwach oder schlecht. Dies kommt in der depressiven Symptomatik zum Ausdruck.

Um dieses schmerzhafte Erleben zu vermeiden und möglichst nicht eintreten zu lassen, entwickeln die Betroffenen Anpassungen in Form von abhängigen Beziehungsgestaltungen oder/und eines selbstkritischen Selbstumgangs (Greenberg et al. 1998, 230 ff.).

Die abhängig Depressiven zeigen sich hilflos-ängstlich und abhängig in Beziehungen und fürchten sich vor Trennung und allein gelassen werden. Sie tendieren zu Konfluenz im Kontakt und haben große Angst vor Autonomie und Unabhängigkeit, aus Sorge, diese nicht bewältigen zu können.

Die selbstkritisch Depressiven haben negative Botschaften aus der Umwelt introjiziert, verachten sich selbst und stehen in einem inneren Konflikt zwischen einem harten, strafenden und fordernden Selbstanteil und einem Selbstanteil, der sich entsprechend unzulänglich und wertlos fühlt. Dies resultiert in einer aggressiv-kämpferischen Überkompensation und (Pseudo-)Unabhängigkeit im Kontakt, um das Erleben von Schwäche zu vermeiden. Sie haben Angst vor Abhängigkeit und dem Zulassen eigener Bedürfnisse in Beziehungen und vermeiden die Sehnsucht nach Nähe und Versorgung.

Beide Anpassungsmuster sind polarisiert und sind Fixierungen, die zur Gewohnheit geworden sind und damit die kreative Anpassung blockieren und beeinträchtigen. Werden sie überstrapaziert oder überfordert durch Veränderungen der Lebenssituation, können sie zusammenbrechen, dysfunktionale emotionale Schemata aktivieren und die depressive Symptomatik hervorrufen.

Ansatzpunkte, Ziele und Vorgehen

Die gestalttherapeutische Behandlung konzentriert sich auf den Zugang zu den adaptiven Bedürfnissen und Gefühlen sowie auf die Aktivierung dysfunktionaler emotionaler Schemata, um diese neu zu strukturieren (Greenberg/Watson 1999, 1125). Auf der Basis einer dialogischen Therapiebeziehung und des phänomenologischen Explorierens wird der Klient dabei unterstützt, seine Bewusstheit über das „Wie", die Art und Weise, in der sich die abhängige oder selbstkritische Anpassung manifestiert, zu erhöhen.

Die Arbeit an dem abhängigen Anpassungsmuster beginnt mit dem Explorieren, wie der Klient Kontakt unterbricht und vermeidet, wie er sich hilflos und machtlos macht, sich in Beziehungen zurückzieht und sich abhängig macht sowie von welchen Überzeugungen und Glaubenssätzen dies begleitet ist. Es wird exploriert, wie er zu diesen Einstellungen gekommen ist, ob dies Introjekte sind oder eigene Schlussfolgerungen und ob sie für ihn aktuell noch gültig sind. Bisweilen kann die eigene negative

Selbstbeurteilung auch auf den Therapeuten projiziert werden, der Klient fühlt sich von ihm abgewertet. Der Fokus ist dann die Wiederaneignung der Projektion. Dieser Prozess ist mit der Befreiung von der Illusion der Verantwortungslosigkeit verbunden, wie es Staemmler/Bock (1998, 96) formulieren.

Die Konzentration auf die Blockierung, die zunehmende Bewusstheit darüber, wie die Anpassung funktioniert und selbst fortwährend erzeugt wird, aktiviert früher oder später das unangenehme emotionale Schema. Damit wird die unerledigte Situation emotional spürbar und die damit verbundene Angst vor Verlassensein, Verlorensein und so auch vor Schritten zum Anderssein und zu mehr Unabhängigkeit. Mit dem genauen Hinspüren, der steigenden Bewusstheit der Schwäche und des Gelähmtseins wird dieses leidvolle Erleben prägnanter. In dieser Situation ist die therapeutische Frage nach dem Bedürfnis entscheidend, welches die Person an diesem inneren Ort erlebt, vielleicht das Bedürfnis nach emotionaler Nähe und Rückhalt bei Autonomiebestrebungen oder Akzeptanz, anders zu sein.

Die Bewusstheit, dass dieses berechtigte Bedürfnis früher nicht erfüllt wurde, führt zu einer Neubewertung und mobilisiert alternative Emotionen, sei es Traurigkeit über den Verlust oder über das, was man immer vermisst hat oder Wut über die Enttäuschung und Frustration (Greenberg 2014, 90; Staemmler/Bock 1998, 94f.). Mit Hilfe von Experimenten wie beispielsweise der „Leeren-Stuhl"-Technik kann diese unerledigte Gestalt geschlossen werden, können diese Gefühle der entsprechenden Bezugsperson gegenüber ausgedrückt werden. Gleichzeitig wird Energie frei, um heilsame innere Bilder zu entwerfen, wie es früher hätte sein müssen oder können.

So wird es möglich, über das in der Vergangenheit Nicht-Erfahrene zu trauern und sich den Möglichkeiten der Gegenwart zu öffnen. Die fixierte Vordergrund-Identifikation mit der hilflos-abhängigen Anpassung und die Angst vor dem anderen Pol der Unabhängigkeit werden im Sinne von Frambach (1994, 106) integriert in eine sich frei ordnende polare Differenzierung. Diese ermöglicht dann situativ angemessenes Erleben von Nähe und Abhängigkeitswünschen sowie Impulsen nach Autonomie und Unabhängigkeit, gleichzeitig auch das Erleben, anders sein zu dürfen.

Schwere Formen der Depression beinhalten häufig einen tiefen Rückzug in einen kontaktreduzierten mentalen Schutzraum. Das Rückzugsverhalten bezieht das Erleben von Leere, Erstarrung, Bedürfnis- und Willenlosigkeit mit ein. In diesem Anpassungsmuster zeigen sich somit Kontaktunterbrechungen bereits im Vorkontakt, wie Konfluenz oder Desensibilisierung. Die Arbeit am Erleben von Unterschieden, von Gestaltbildungsprozessen wie dem Auftauchen von Erregung, Empfindungen, Nuancen von Gefühlen und deren Symbolisierung in Sprache ist hier von besonderer Bedeutung. Neue Erfahrungen erfordern dabei häufig die besondere Fokussierung des Nachkontakts. Damit wird dem Klienten Zeit gegeben für emotionales Nachschwingen und reflektierendes Bewerten, um das neu Erfahrene zu integrieren und damit die Stützfunktionen zu bereichern (Glanzer 2014). Die Arbeit mit der retroflektierten Energie, die Wiederbelebung von Atmung und Körperempfinden kann aktive Anleitungen erfordern, wie die Anleitung zu bewusstem Atmen oder zur Energetisierung durch Anheben des Aktivitätsniveaus im Alltag.

Die Arbeit an dem selbstkritischen Anpassungsmuster beinhaltet zunächst die Arbeit an der Identifikation mit dem Muster des kritischen Selbstanteils und dessen Pendant, des diese Kritik erduldenden Selbstanteils (Topdog- vs. Underdog-Dualität). Mit der Aktivierung eines dritten Selbstanteils, der realisiert, wie schmerzhaft und demütigend es ist, so kritisiert, bestraft oder angetrieben zu werden, wird das Anpassungsmuster bewusst, ich-dyston, das dysfunktionale emotionale Schema aktiviert und mit ihm die unabgeschlossene Situation der Vergangenheit. Die therapeutische Frage nach dem Bedürfnis in dieser schmerzhaften Situation bringt vielleicht den Wunsch nach Zugehörigkeit, Nähe und Versorgung ans Licht und den Schmerz über das lange Vermisste. Diese Dynamik kann mit Hilfe von Experimenten wie die Anwendung von Stuhl-Techniken oder imaginativen Techniken in Szene gesetzt werden und erfahrungsorientiert eine neue emotionale Erfahrung im Dialog der Selbstanteile gemacht werden.

Wie bei der Arbeit an dem abhängigen Anpassungsmuster führt die Bewusstheit darüber, dass berechtigte Bedürfnisse nicht erfüllt wurden, zu einer Neubewertung und Mobilisierung von alternativen Emotionen, wie zu Trauer und Schmerz über das nicht Gelebte und Vermisste. Am Ende steht auch hier die Integration und Akzeptanz von Sehnsucht sowohl nach Nähe und Abhängigkeit als auch nach Unabhängigkeit in einer flexiblen, situationsangemessenen Art und Weise.

Angststörungen

Nach Einteilung der ICD-10 (Dilling et al. 1994) werden verschiedene Arten von Angststörungen unterschieden, im Wesentlichen phobische Störungen, die Panikstörung und die generalisierte Angststörung.

Zu den phobischen Störungen gehört die *Agoraphobie*, die durch Menschenmengen, öffentliche Plätze, allein Reisen oder Reisen mit weiter Entfernung von Zuhause ausgelöst werden kann, und die Angst vor Kontrollverlust in diesen Situationen. Als Angstsymptome können Herzklopfen, Schweißausbrüche, Zittern und Mundtrockenheit auftreten, verbunden u.a. mit Atembeschwerden, Magengrummeln oder Schwindel. In der Regel zeigen die Betroffenen ein starkes Vermeidungsverhalten. Häufig tritt in Verbindung mit einer Agoraphobie auch eine Panikstörung auf. Andere phobische Störungen sind die *soziale Phobie* mit der deutlichen Furcht, im Zentrum der Aufmerksamkeit zu stehen oder sich peinlich oder erniedrigend zu verhalten sowie der Vermeidung solcher Situationen und spezifische Phobien mit der deutlichen Furcht vor einem bestimmten Objekt (z.B. Spinnenphobie) oder einer bestimmten Situation (z.B. Höhenangst), die ebenfalls mit Angstsymptomen und einer deutlichen Vermeidung verbunden sind. Die *Panikstörung* ist im Unterschied zu den phobischen Störungen nicht auf spezifische Situationen oder Objekte bezogen, sondern es kommt zu Panikattacken „aus heiterem Himmel", als körperliche und psychische Alarmreaktionen, die mit Angstsymptomen verbunden sind und als extrem bedrohlich erlebt werden. Vermeidungsverhalten kann das ständige Mitführen von Medikamenten oder die Begleitung durch andere Personen sein, oder das Vermeiden von Situationen, in denen früher einmal eine Panikattacke aufgetreten ist. Die *generalisierte Angststörung* ist nicht auf spezifische Objekte, Situationen oder Körperempfindungen bezogen, sondern frei flottierend, mit vorherrschender Anspannung, Besorgnis und Befürchtungen in Bezug auf alltägliche Ereignisse und Probleme. Auch hier treten Angstsymptome sowie Anspannungssymptome auf, Vermeidungsverhalten kann in Form von ständigem Rückversichern oder Sorgen nicht zu Ende denken u.ä. auftreten.

Grundlegend für Menschen, die später eine Angststörung entwickeln, ist das Erleben einer oder mehrerer ähnlicher Situationen, die zu dem Zeitpunkt mit den zur Verfügung stehenden Möglichkeiten nicht verarbeitet werden konnten und damit eine Überforderung darstellten. Dabei ist nicht das Scheitern in einer Situation entscheidend, beispielsweise das Versagen in einer Prüfung, sondern dass die Person in einen Zustand ungeordneten Verhaltens gerät, in einen Zustand nicht-mehr-normal-reagieren-Könnens, der eine adäquate Auseinandersetzung mit der Situation unmöglich macht und den Goldstein (1957, 62ff.) als einen „katastrophalen" Zustand beschreibt, da der Organismus in seinem Systemzusammenhang gefährdet ist. Die Person ist in ihrer physischen oder psychischen Existenz bedroht und diese Erschütterung wird subjektiv als Angst erlebt, dass die Welt und das Selbst sich auflösen.

Angst wird also – allgemein gesagt – immer dann erlebt, wenn ein Individuum in eine Situation gerät, in der es unmöglich ist, seine essentiellen, ihm wesensmäßig zukommenden Möglichkeiten zu verwirklichen. Etwas adaptiert entspricht dies dem Verständnis von Angst bei Laura Perls: Angst wird dann erlebt, wenn man versucht, mit etwas Kontakt aufzunehmen, wofür die wesentliche Stützung (Support) fehlt (L. Perls 1989, 110 ff.). Dies gilt daher auch für Ängste, die sekundär im Verlauf anderer, organischer Erkrankungen, auftreten, beispielsweise bei Multipler Sklerose oder anderen chronischen Erkrankungen, die die Möglichkeiten der Bewältigung von Situationen bzw. die Verwirklichung von Möglichkeiten einschränken.

Im Gegensatz zur Angst, die kein Objekt hat und der man ausgeliefert ist, hat die Furcht ein Objekt, mit dem man sich auseinandersetzen kann, das man angreifen oder vor dem man flüchten kann. Hinsichtlich der Organisation von Erfahrung durch die Koordination des bereits an anderer Stelle in diesem Buch beschriebenen reflektierenden und automatisierten Modus ist der reflektierende Modus bei Furcht prinzipiell intakt, bei Angst jedoch aufgehoben. Bei einer neurotischen Angststörung, die von der Furcht vor bestimmten Objekten, Situationen oder Körpersensationen bestimmt ist, wird jedoch auch der reflektierende Verarbeitungsmodus unterbrochen und durch dysfunktionales, automatisiertes Denken und Verhalten ersetzt.

In der Gestalttherapie wird davon ausgegangen, dass die grundlegenden Erfahrungen, die zu einer Angststörung führen, äußerst schmerzhafte und bedrohliche Beziehungserfahrungen in der Kindheit waren, die von Gefühlen von großer Angst, Hilflosigkeit, Erniedrigung oder Verzweiflung begleitet waren. Aufgrund unzureichend vorhandener Stützfunktionen war eine Bewältigung nicht möglich und führte zu einer Kontaktunterbrechung, um die katastrophale Bedrohungssituation zu beenden. Die unabgeschlossene Erfahrung wurde in Form eines dysfunktionalen emotionalen Schemas repräsentiert, dessen Aktivierung im weiteren Verlauf zu verhindern gesucht wird. Das phobische Objekt bei einer spezifischen Phobie oder spezifische körperliche Empfindungen bei einer Panikstörung haben eine Alarmfunktion, um zu signalisieren, dass das dysfunktionale Schema und mit ihm die quälende Angst oder andere unerträgliche Gefühle kurz davor sind, ausgelöst zu werden und erneut zu einem katastrophalen Erleben führen könnten. Dies ist dem Angstpatienten nicht bewusst, daher wird die Angst dann auf ein mögliches Ereignis oder eine mögliche Situation verschoben – welche/s man vermeiden kann. Dies geschieht in der Weise, dass die Aufmerksamkeit von dem unmittelbaren, aktuellen Erleben weggelenkt wird hin zu einer zwanghaften Beschäftigung mit inneren gedanklichen und emotionalen Selbstzuständen, mit denen sich die Person ängstigt oder die die Angst noch verstärken (Wolfe/Sigl, 1998, 280).

Der dauerhafte Weg, die Auslösung der bedrohlichen, ängstigenden Zustände zu verhindern, ist, diese so gut es geht zu vermeiden. Diese Formen der Anpassung und Kontrolle sind mehr oder weniger funktional und können das Leben von betroffenen Angstpatienten erheblich einschränken und den Wunsch nach einer Psychotherapie initiieren. Menschen mit Phobien vermeiden die gefürchteten Objekte oder Situationen, Panikpatienten dagegen versuchen, ungewöhnliche Körpersensationen, die als Signale einer drohenden Panikattacke interpretiert werden sowie Situationen, in denen bereits Panikattacken aufgetreten sind, zu vermeiden. Als Angst erlebt wird dann die Erwartungsangst, die Angst vor der Angst, die Katastrophenerwartung. Neben den Einschränkungen durch die fixierten Anpassungen kann auch die Angst, Kontrolle zu verlieren auf ein Überstrapazieren und einem drohenden Zusammenbruch der fixierten Anpassung hindeuten und der Anlass sein, sich professionelle Hilfe zu suchen.

Ansatzpunkte, Ziele und Vorgehen

Die Behandlung von Angststörungen erfordert eine dialogische therapeutische Beziehung, in der der Aufbau von Vertrauen eine wichtige Rolle spielt.

Die Angst im Sinne von Goldstein und Laura Perls, die durch die Diskrepanz zwischen interner (oder externer) Stützung (Support) und einer Anforderungssituation entsteht, die mit dem bestehenden Support nicht bewältigt werden kann, wird dadurch behandelt, dass man die Stützfunktionen stärkt oder Kontextfaktoren in der Weise verändert, dass das Verhältnis von Anforderung und Fähigkeit adäquat ist. Dies ist im Grunde ein rehabilitativer Gedanke.

Bei neurotischen Angststörungen stehen die fixierten Anpassungen in Form von Vermeidungsverhalten im Vordergrund der Behandlung. Fritz Perls (1980, 152) bemerkt dazu:

> „Der Organismus vermeidet tatsächlichen Schmerz. Der Neurotiker vermeidet eingebildete Verletzungen, wie zum Beispiel unangenehme Gefühle. Ebenso vermeidet er es, angemessene Risiken auf sich zu nehmen. Beides stört jede Möglichkeit des Reifens. Demzufolge lenken wir in der Gestalttherapie die Aufmerksamkeit des Patienten darauf, wie er sich blockiert, auf sein Vermeiden von unangenehmen Gefühlen.“

Und an anderer Stelle:

> „Im Gegensatz zu Freud also, der die Widerstände am meisten betonte, betone ich die phobische Haltung, die Vermeidung, das Davonrennen am meisten. [...] Ich versuche also, vom Patienten herauszubekommen, was er vermeidet" (Perls 1986, 59f.).

Das Vermeiden beinhaltet eine Unterbrechung des Bewusstheitskontinuums, indem man seine Aufmerksamkeit von der als unangenehm erlebten Situation zurückzieht. In der Therapie geht es nach Perls darum, Situationen zu schaffen, in denen das Unangenehme erfahren werden kann, ohne in ein Vermeidungsverhalten zu flüchten. Daher geht es in der Gestalttherapie – soweit ähnlich wie in der Verhaltenstherapie – um eine Konfrontation mit der beängstigenden Situation, wenn auch letztlich mit einem anderen Ziel. Es geht nicht nur darum zu erfahren, dass die erwartete Katastrophe nicht eintritt, dass die Angst habituiert und von selbst vergeht, wenn man nur lange genug in der Situation bleibt, sondern darum, zu erfahren, und was mit therapeutischer Hilfe möglich ist, sich mit den unangenehmen Gefühlen, die mit dem sich nun aktualisierenden dysfunktionalen emotionalen Schema verbunden sind, auseinanderzusetzen und diese zu bewältigen. Wenn die Aufmerksamkeit auf das tatsächliche unmittelbare Erleben der gefürchteten Situation oder der furchterregenden körperlichen Empfindungen zurückgelenkt wird, können die abgewehrten Gefühle ins Bewusstsein treten.

In der Praxis hat sich allerdings bewährt, ähnlich wie in der Verhaltenstherapie, zunächst die Fähigkeit zu entwickeln, Angsterregung zu tolerieren ohne Vermeidungs- und Fluchtmaßnahmen ergreifen zu müssen (Butollo/Maragkos 1999, 1111ff.), beispielsweise über das Erlernen einer angstreduzierenden, vertieften Zwerchfell-Atmung. Es geht darum, die Eigendynamik der Angststörung zu unterbrechen, den sich verselbstständigten „Alarm" auszuschalten und die Angstreaktion in der natürlichen Umgebung zu bewältigen. Dies an sich ist bereits ein Erfolg, denn es ermöglicht das Erleben von Kontrollierbarkeit und Selbstwirksamkeit und verbessert damit die Selbststützung. Von hier aus ist es einfacher, sich mit den zugrundeliegenden inneren Konflikten bzw. emotionalen Schemata auseinanderzusetzen.

In einem nächsten Schritt kann dann mit Hilfe imaginativer Konfrontation mit der Angstsituation der verdeckte innere Konflikt und die dazugehörigen Emotionen erfahrbar gemacht werden (Wolfe/Sigl 1998, 283). Dabei wird zunächst eine Atemübung angeleitet, um die Aufmerksamkeit nach innen zu richten. Der Klient wird danach eingeladen, sich das gefürchtete Objekt oder die Angstsituation vorzustellen bzw. die gefürchteten Körperempfindungen zu identifizieren und die Aufmerksamkeit auf diese zu fokussieren. Währenddessen wird er gebeten, auf alle weiteren inneren Prozesse zu achten, Gedanken, Gefühle, Bilder, die unwillkürlich auftauchen. Diese geben Hinweise auf die zugrundeliegenden Konflikte oder Schemata. Wenn der Patient erkennt, dass die gefürchtete Angstsituation eine Alarmfunktion hat und einen potentiell zutage tretenden inneren Konflikt signalisiert, ist auch dies stabilisierend und verbessert die Selbststützung.

In einem letzten Schritt wird der innere Konflikt bzw. das dysfunktionale emotionale Schema der bisher „unerledigten Gestalt" je nach Erfordernis mit weiteren gestalttherapeutischen Methoden bearbeitet, beispielsweise mit der Leere-Stuhl-Technik, wenn es um die Aufarbeitung unabgeschlossener Beziehungserfahrungen geht. Butollo/Maragkos (1999) beschreiben hier ein für Angststörungen typisches Beziehungsmuster in Form eines Kippens zwischen Konfluenz und Isolation. Der Patient schwankt zwischen völliger Selbstaufgabe, um von einer anderen, mächtigen Person unterstützt und beschützt zu werden oder er zieht sich völlig zurück.

Zwangsstörungen

> Menschen mit Zwangsstörungen leiden nach ICD-10 (Dilling et al. 1994) entweder an Zwangsgedanken (Grübelzwang) oder Zwangshandlungen (Rituale) oder an beidem. Diese Symptome werden als eigene Gedanken oder Handlungen angesehen, sie wiederholen sich dauernd und werden als unangenehm sowie zum Teil übertrieben und unsinnig empfunden. Die Ausführung wird nicht als angenehm erlebt und die Betroffenen versuchen, dagegen mehr oder weniger Widerstand zu leisten. Es besteht ein Leidensdruck oder die Betroffenen werden in ihrer sozialen oder individuellen Leistungsfähigkeit behindert, meist durch den besonderen Zeitaufwand, der entsteht.

Die Zwangsstörung ähnelt der Angststörung insofern, als bei der Zwangssymptomatik bereits der Versuch unternommen wird, die Angst in den Griff zu bekommen. Menschen, die später zu Zwangsstörungen neigen, haben in ihrer Kindheit massive Verletzungen des Grundbedürfnisses nach Orientierung und Kontrolle erfahren. Sie haben innere Zustände erlebt, die als unerträglich und gleichzeitig diffus empfunden wurden und eine Bedrohung des inneren Zusammenhalts, der Ich-Identität, bedeuteten, da die Selbststützung zur Bewältigung nicht ausreichte und keine äußere Unterstützung im Umgang mit diesen Zuständen und Energien vorhanden war. Handlungsimpulse als Reaktion wurden als heftig erlebt, aber als zu bedrohlich und in den Konsequenzen unberechenbar. Die unerträgliche Spannung musste beendet werden und führte zu einer Kontaktunterbrechung, die bewirkte, dass die Situation samt der unerträglichen Emotionen und Handlungsimpulse aus dem Bewusstsein verbannt wurde. Damit entsteht eine unerledigte Situation, die in einem dysfunktionalen Schema repräsentiert wird, der Angst davor, Gefühle zu spüren, sie auszudrücken und zu handeln, aus Konfusion darüber, welche Gefühle und Handlungen zur Situation passen, verbunden mit der Befürchtung, dann verlassen oder bestraft zu werden oder das sonst etwas Schlimmes passieren wird.

Um sich vor einem Wiederauftauchen der bedrohlichen Gedanken, Impulse oder Bilder zu schützen und um aus diesen heraus möglicherweise entstehende, noch größere inneren oder äußere Gefahren abzuwenden, werden Anpassungsmuster gebildet, in Form von Zwangsgedanken, um die gefährlichen emotionalen Energien und Impulse zu kontrollieren. Reicht dies nicht aus, werden Zwangshandlungen vorgenommen, um die übermäßige Anspannung zu beruhigen und die Kontrolle zu verstärken, damit Gefühle, die als destruktiv gefürchtet werden, nicht hervorkommen. Ein strenger „Innerer Kritiker"-Selbstanteil mit rigiden Vorgaben unterstützt den Prozess. Die fixierten zwanghaften Reaktionen gewinnen Symptomwert, wenn sie in der oben beschriebenen Weise erlebt werden.

Ansatzpunkte, Ziele und Vorgehen

Der gestalttherapeutische Umgang mit der Zwangsstörung setzt an den Anpassungsmustern an. Dabei ist zu beachten, welche Funktion die Symptomatik hat. Bei strukturell gestörten Patienten mit defizitären Stützfunktionen kann die Zwangssymptomatik vor einer psychotischen Dekompensation schützen, während bei der Zwangsneurose Trauer, innere Leere oder aggressive und sexuelle Impulse abgewehrt sein können. Dementsprechend muss mehr oder weniger vorsichtig vorgegangen werden, um den Klienten nicht zu überfordern.

Das Prinzip der Behandlung bei strukturellen Störungen ist, die (Schutz-) Funktion der Zwangssymptomatik zu erkennen und die defizitären Stützfunktionen zu verbessern. Bei der neurotischen Zwangssymptomatik ist der Ansatzpunkt die Blockierung, das vermeidende Anpassungsmuster. Ähnlich wie in der Verhaltenstherapie wird hier ein Arbeitsbündnis mit dem Klienten darüber angestrebt, sich Situationen auszusetzen, in denen die Zwangssymptomatik auftritt und darin auf die Ausführung der

Zwangsrituale zu verzichten. Der Fokus liegt dann aber auf den dadurch ausgelösten Gefühlen, dem aktivierten Schema und dem Ziel, durch eine korrigierende Neuerfahrung die unabgeschlossene Gestalt zu schließen. Der Weg dazu ist, die Gefühle, vor denen sich das Subjekt fürchtet, wieder an die Kontaktgrenze zu bringen, dort in ihrer Bedeutung zu verstehen und die unterbrochene Handlung fortzusetzen und zu beenden (Salonia 2016, 511). Dies ist im Prinzip auch mit Hilfe der Technik der imaginativen Konfrontation möglich, die im Abschnitt der Angststörungen vorgestellt wurde.

Zwangsgedanken werden häufig vom Klienten als nicht zu seiner Vordergrund-Identität zugehörig empfunden, als „böse" Stimmen, die bekämpft werden müssen. In der Gestalttherapie wird hier das Polaritäten-Prinzip angewendet, welches die Identifikation mit dem „Schatten" oder dem „Bösen" als Teil von sich anstrebt. Das beinhaltet, die Zwangsgedanken zu ent-katastrophisieren, sie anzunehmen, aber auch zu lernen, sie vorbeiziehen zu lassen und sich an sie zu gewöhnen, ohne durch sie in Angst und Schrecken versetzt zu werden. Philippson (2001) berichtet von guten Erfahrungen im Klienten-Kontakt mit dem Bild, Zwangssymptome als umgeleitete Angst-Energien zu verstehen. Zwangssymptome fungieren als „Lautstärkeregler für Angst". Um die Angst behandeln zu können, muss ein gewisses Maß an Angst zugelassen werden, also auf ein gewisses Maß an Zwangssymptomatik verzichtet werden.

Posttraumatische Belastungsstörungen

> Menschen, die unter einer posttraumatischen Belastungsstörung leiden, waren nach ICD-10 (Dilling et al. 1994) einem Ereignis oder Geschehen von außergewöhnlicher Bedrohung oder mit katastrophalem Ausmaß ausgesetzt. Die Traumafolgestörung zeigt sich in anhaltenden Erinnerungen oder im Wiedererleben der Belastung durch aufdringliche Nachhallerinnerungen (Flash-backs), lebendige Erinnerungen, sich wiederholende Träume oder durch innere Bedrängnis in Situationen, die der Belastung ähneln oder mit ihr in Zusammenhang stehen. Solche Situationen werden möglichst vermieden. Begleitend kann eine teilweise oder vollständige Unfähigkeit bestehen, wichtige Aspekte der Belastung zu erinnern, oder es bestehen anhaltende Symptome erhöhter psychischer Sensitivität und Erregung, wie Schlafstörungen, Reizbarkeit, Konzentrationsschwierigkeiten, erhöhte Wachsamkeit oder Schreckhaftigkeit.

Bezeichnend für ein traumatisierendes Ereignis oder Geschehen ist die existentielle Bedrohlichkeit, die als starke Angst und Schmerz erlebt wird und mit körperlichen Alarmreaktionen verbunden ist. Ausbleibende zwischenmenschliche Unterstützung lässt keine Fluchtmöglichkeit (Hilflosigkeit) und/oder keine Kampfmöglichkeit (Ohnmacht) zu und resultiert in Ausgeliefertsein. Diese Situation kann nur durch Unterwerfung und Dissoziation bewältigt werden, was zur Fragmentierung des Erlebens führt und zu Gedächtnisverlust. Im Modell des Kontaktzyklus kann die traumatische Erschütterung mit den vorhandenen Mitteln der äußeren oder inneren Stützung nicht beantwortet und verarbeitet werden, die Ich-Grenze wird massiv überschritten, was die unerträgliche Angst erklärt. Als letztes Mittel, um die psychische Integrität zu bewahren, wird der Kontakt mit Hilfe von Dissoziation unterbrochen. Die unmittelbare Bedrohung der psychischen Integrität wird dadurch zwar beseitigt, aber um den Preis einer unerledigten Situation, die durch Schemata repräsentiert wird, die sich selbst als ängstlich-verletzbar, die Welt als unsicher und andere Menschen als gefährlich und nicht Schutz bietend abbilden (Elliott et al. 2008, 303).

Um nicht erneut in eine Situation katastrophalen Erlebens durch Aktivierung der dysfunktionalen Schemata oder Wiederholungssituationen zu geraten, wird ein Anpassungsmuster gebildet, das die Gedächtnisstörung als Schutz und die Vermeidung von Situationen, die an das traumatische Geschehen erinnern könnten, umfasst. Wolf (1999b, 834) benennt das chronische Retroflektieren vitaler, aggressiver Impulse, deren Blockierung durch die äußere Gewalt eingeleitet, im Verlauf der Störung jedoch selbst zwanghaft ständig wiederholt wird. Da das Anpassungsmuster zur Bewältigung nicht ausreicht, kommt es zu den oben genannten Symptombildungen.

Ansatzpunkte, Ziele und Vorgehen

Die verschiedenen Aspekte gestalttherapeutischer Traumatherapie hat Wirth (2008) zusammengetragen. Übereinstimmend ergibt sich ein sequenzielles therapeutisches Vorgehen (Wolf 1999b, Butollo/Karl 2012). Insbesondere Butollo/Karl (2012) haben ein Manual für eine 4-phasige dialogische Traumatherapie entwickelt.

Ein wichtiges Prinzip der gestalttherapeutischen Behandlung ist, dass „traumageschädigte Patienten nicht durch die Emotionen überschwemmt werden, die mit den Erinnerungsbildern verbunden sind“ (Wolf 1999b, 833). Daher geht es anfangs primär darum, die Selbststützung zu verbessern, um der Konfrontation mit den schrecklichen inneren Bildern überhaupt standhalten zu können. Das Ziel ist, Sicherheit zu schaffen, wozu es gehört, die Wahrnehmung zu verbessern, Kontrolle über innerpsychische Prozesse zu erarbeiten, besonders im Umgang mit Intrusionen, positive Selbstanteile als Ressourcen zu nutzen, aber auch unterstützende soziale Ressourcen zu aktivieren (Butollo/Karl 2012, 75 ff.). In der zweiten Phase des von Butollo/Karl beschriebenen Vorgehens steht die innere Stabilität im Sinne von „Selbst-Sicherheit" im Vordergrund. Dazu gehört es, im Umgang mit Emotionen wieder sicherer zu werden und die Verbesserung der Beziehungskompetenz, insbesondere im Umgang mit Grenzen. Dies kann dazu beitragen, die Person wieder zu „ermächtigen", und die Welt als vertrauenswürdig wiederherzustellen.

Die in dieser Weise gestärkte Selbststützung bietet den Boden für die dritte Phase, die der Konfrontation. Butollo/Karl unterscheiden dabei eine „objektorientierte Konfrontation" durch das Wiedererzählen des Traumas, wobei die aktive Kontrolle des Ablaufs wichtig ist (der „Film" kann gestoppt oder weitergespult werden) und im nächsten Schritt eine „interaktionelle Konfrontation". In einer dialogischen Exposition erfolgt die interaktionelle Konfrontation mit der Aggressorrepräsentanz, dem Kernstück der Behandlung. Dies geschieht – schematisch verkürzt – durch eine Modifikation der Leere-Stuhl-Technik, mit dem Aktivieren der Gefühle des Klienten, damit, die zurückgehaltenen und unaufgelösten Gefühle dem Aggressor gegenüber zum Ausdruck zu bringen und die Situation über die Äußerung unerfüllter Bedürfnisse und Eintreten für eigene Rechte zum Abschluss zu bringen. Auf einen Rollentausch mit der Täter-Repräsentanz im Sinne einer Zwei-Stuhl-Technik ist zu verzichten, da dies kontraindiziert ist.

Die vierte Phase, die der Integration, ist eine Phase des Trauerns und des Neubeginns, die die Schritte vom Opfer zum Überlebenden zum nun Lebenden beinhaltet (Butollo/Karl 2012, 180 ff.). Das Ziel ist, das Trauma als Faktum der persönlichen Geschichte anzunehmen und die gesunden und traumatisierten Selbstanteile zu integrieren, so dass das Leben der Betroffenen nicht mehr durch das Trauma bestimmt ist und positive Zukunftsperspektiven entwickelt werden können.

Persönlichkeitsstörungen und Strukturelle Störungen

Das gestalttherapeutische Vorgehen bei Persönlichkeitsstörungen soll am Beispiel der Borderlinestörung und der Narzisstischen Störungen erläutert werden. Gleichzeitig wird dabei prototypisch das Vorgehen bei der

Behandlung von Störungen der Stützfunktionen (Support-Störungen bzw. strukturellen Störungen) dargestellt.

Borderline-Störung

Das Leiden an einer Borderline-Störung ist nach DSM-5 (Falkai/Wittchen 2015) durch ein tiefgreifendes Muster von Instabilität in den zwischenmenschlichen Beziehungen, im Selbstbild, in den Emotionen und durch Impulsivität im Verhalten gekennzeichnet. Zusätzlich können ein verzweifeltes Bemühen vorliegen, tatsächliches oder vermutetes Verlassenwerden zu vermeiden, beispielsweise durch extrem anklammerndes Verhalten oder ein Muster instabiler, aber intensiver zwischenmenschlicher Beziehungen, das durch einen Wechsel zwischen Extremen der Idealisierung und Entwertung gekennzeichnet ist. Eine Person kann als „nur" gut gesehen werden, nach einer kränkenden Erfahrung aber auch abgrundtief gehasst werden, was nach kurzer Zeit wieder wechseln kann. Eine Identitätsstörung mit ausgeprägter und andauernder Instabilität des Selbstbildes oder der Selbstwahrnehmung kann sich beispielsweise in einer Unsicherheit der eigenen Geschlechtsidentität äußern, sich unwohl in seinem Körper fühlen oder im Mangel an langfristigen Zielen. Es tritt Impulsivität in mindestens zwei potentiell selbstschädigenden Bereichen auf, beispielsweise durch Suchtmittelmissbrauch, riskantes Verhalten im Straßenverkehr oder häufig wechselnde Sexualpartner ohne Rücksicht auf Infektionsrisiken. Darüber hinaus können wiederholte suizidale Handlungen, Selbstmordandeutungen oder –drohungen oder selbstverletzendes Verhalten auftreten, beispielsweise durch Schnittverletzungen an Armen oder Beinen. Emotional ist oft eine stark wechselhafte Stimmung zu beobachten, die reaktiv auf geringfügige Anlässe hin wechseln kann. Chronische Gefühle von Leere, sich beispielsweise leblos wie ein Zombie fühlen, sowie unangemessene heftige Wut bzw. Schwierigkeiten, Wut zu kontrollieren, können das emotionale Erleben immer wieder belasten, letzteres beispielsweise durch extrem starke Wutausbrüche und aggressives Verhalten, das in keinem Verhältnis zur auslösenden Situation steht. Vorübergehend können durch Belastungen paranoide Vorstellungen oder schwere dissoziative Symptome ausgelöst werden. Borderline-Patienten können sich verfolgt fühlen oder den Eindruck haben, dass jemand sie zerstören will. Ihr Körper kann sich taub oder fremd anfühlen oder das Umfeld kann fern und dumpf wie durch eine Milchglasscheibe wahrgenommen werden.

Von diesen „Kann"-Merkmalen müssen fünf vorliegen, damit die Diagnose einer Borderline-Störung gestellt werden kann.

Als ein gestalttherapeutisches Erklärungsmodell der Borderline-Störung wurde das Kontakt-Support-Modell von Laura Perls vorgeschlagen (Votsmeier 1988, 1999). Die Borderline-Symptome werden als Ausdruck defizitärer Stützfunktionen verstanden, die beispielsweise über die Struktur-Achse der OPD-2 differenziert beschrieben und diagnostiziert werden können. Diese Achse ist deshalb kompatibel mit der Gestalttherapie, weil sie einen beziehungsorientierten Strukturbegriff vertritt – strukturelle Fähigkeiten entwickeln sich in den Interaktionen mit den primären Bezugspersonen – und weitgehend auf die Verwendung tradierter psychoanalytischer Begriffe verzichtet, um das Verhalten und Erleben eines Patienten möglichst beobachtungsnah zu erfassen (Arbeitskreis OPD 1996, 68f.). Die Defizite des organismischen Hintergrunds dieser Patienten führen zu einer sehr eingeschränkten Kontakt- und Beziehungsgestaltung im Vordergrund des Erlebens. Die Orientierung an den defizitären Stützfunktionen/strukturellen Fähigkeiten statt an der standardisierten Diagnose einer Borderline-Störung vermeidet eine unnötige Stigmatisierung und bietet konkretere Ansatzpunkte für die Behandlung.

Unter Bezugnahme auf die „organismische Theorie" Goldsteins, die unseres Erachtens dem Kontakt-Support-Konzept zugrunde liegt, wird das Entstehen defizitärer Stützfunktionen durch massive Verletzungen kindlicher Grundbedürfnisse aufgrund wiederholter Erschütterungserfahrungen bzw. kumulativer Traumatisierungen im Entwicklungsverlauf eines Individuums erklärt. Man unterscheidet hier physische Misshandlungen (z.B. häufige, nachhaltige körperliche Bestrafung), emotionale Misshandlungen (z.B. ängstigen, überfordern, bedrohen, verächtlich machen, einschüchtern, beschimpfen, das Gefühl der eigenen Wertlosigkeit vermitteln, einsperren, mit langanhaltendem Liebesentzug bestrafen, fehlende elterliche Zuwendung), Vernachlässigung (z.B. unzureichende Ernährung, Pflege, Förderung, affektive Kommunikation und gesundheitliche Versorgung, häufiger Wechsel von Bezugspersonen) und sexuellen Missbrauch (Dornes 1997, 65).

Wenn Erschütterungen die integrativen Funktionen eines Individuums überfordern, kommt es zu sog. Katastrophenreaktionen, weil der Organismus in seinem Systemzusammenhang gefährdet ist (Goldstein 1934, 78f.). Dies ist ein qualitativ anderer Prozess als die Frustrationen und Konfliktspannungen, aufgrund derer neurotische Störungen entstehen. Die Ich-Grenze, der Bereich der zulässigen Kontaktmöglichkeiten des Kindes, wird überschritten, da für die Bewältigung der Situation keine adäquaten Stützfunktionen zur Verfügung stehen. Das führt zu dem Gefühl von existentieller Bedrohung und Angst. Dabei geht zum einen die klare Unterscheidung zwischen sich und anderen verloren, was Introjektion und

Projektion begünstigt, außerdem wird die Organisation von Erfahrung beeinträchtigt. Das Zusammenspiel des „konkreten“ Modus als unmittelbares, unreflektiertes Erleben und meist automatisiert und des „abstrakten“ Modus, in dem man sich von den gegebenen inneren und äußeren Eindrücken reflektierend distanzieren kann, geht verloren. Die Person reagiert vordergründig übermäßig „konkret“, beispielsweise übermäßig emotional, zwischen Extremen wechselnd usw. – das Erleben ist nicht mehr eingebettet in einen modulierenden Hintergrund. Dies kann unter vorübergehendem Stress temporär oder aber dauerhaft sein, indem bestimmte Bereiche der Psyche oder des Nervensystems isoliert vom Gesamtsystem operieren (Votsmeier 1988, 8).

In diesem bedrohlichen Zustand muss der Kontakt abrupt abgebrochen werden, um die Gefährdung der Ich-Grenze zu beenden, beispielsweise durch Abspaltung des Körperempfindens durch eine induzierte Depersonalisation oder indem die Situation mittels induzierter Derealisation unwirklich gemacht wird. Die unmittelbare Bedrohung der Ich-Grenze ist dadurch abgewehrt, jedoch um den Preis einer unabgeschlossenen Situation oder Gestalt: Der Erfahrungsbereich und mit ihm entsprechende Selbstanteile werden abgespalten, isoliert und sind nicht mehr eingebettet in einen zusammenhängenden Kontext, in die Gesamtheit der Person. Dies führt zu Identitätsunsicherheit. Durch die Abspaltung vom Hintergrund der übrigen Prozesse kann es zu extremen Reaktion und Fehlregulationen kommen, wenn dieser Bereich re-stimuliert wird.

Die dissoziative Verarbeitung führt zu einer verzerrten, fragmentierten Repräsentation der Ereignisse sowie der Schemata bzw. inneren Bilder von sich selbst, signifikanten Anderen und von Beziehungsschemata als Verinnerlichungen von Interaktionsprozessen und deren affektiver Tönung. Es werden scheiterungsfixierte „Skripte“ gebildet. Das sind Schemata, die negative Erwartungen hinsichtlich des Eintretens und Ablaufs von entsprechenden Ereignissen beinhalten und die das ganze Leben diktieren können (Horowitz 1988, Greenberg et al. 2003). Das Gefüge dieser Repräsentationen führt zu dauerhaften, sich wiederholenden, maladaptiven interpersonellen Mustern (Horowitz 1991).

Die Folgen der dissoziativen Verarbeitung sind, je nach Art und Schwere der Traumatisierungen sowie des Alters, in dem diese stattgefunden haben, strukturelle Entwicklungsdefizite oder Vulnerabilitäten, beeinträchtigte Stützfunktionen, die als defizitär bedingte Symptome in Erscheinung treten. Es sind zum einen Symptome aufgrund der defizitär ausgebildeten strukturellen Fähigkeiten, wie sie auf der Strukturachse der OPD-2 aufgeführt sind, wie beispielsweise eine gestörte Selbstwahrnehmung, Impulssteuerung, Kontaktaufnahme zu anderen oder Bindungsfähigkeit.

Oder Symptome entstehen aufgrund der mangelnden Verfügbarkeit dieser Stützfunktionen, als Folge des beeinträchtigten Zusammenspiels des konkreten, unmittelbar erlebenden und abstrakten, reflektierenden Modus, wie beispielsweise Schwanken zwischen Extremen, mangelnder Perspektivenwechsel oder mangelnde Fähigkeit, sich von gegebenen Eindrücken lösen zu können, sich von innerem Erleben distanzieren zu können, schlussfolgernd zu denken und Erleben in einen Kontext integrieren zu können.

Die unabgeschlossene Gestalt manifestiert sich also in der Isolierung von Selbstanteilen, in dysfunktionalen inneren Bildern oder Schemata von sich und anderen sowie von Beziehungen und in strukturellen Entwicklungsdefiziten.

Um zu verhindern, dass ein isolierter Erfahrungsbereich bzw. Selbstanteil aktiviert wird und erneut einen katastrophalen mentalen Zustand der Erschütterung hervorruft, dass dysfunktionale Schemata aktiviert oder dass strukturelle Defizite spürbar werden, werden Anpassungen gebildet, die als Bewältigungsversuche dienen sollen. Dies können selbstschädigende Verhaltensweisen wie Selbstverletzungen sein, die der Spannungsabfuhr dienen, Suchtverhalten wie Alkohol- oder Drogenkonsum oder nichtstoffliche Süchte wie Spielsucht, essgestörtes, beispielsweise bulimisches Verhalten. Die Anpassungen können aber auch beziehungsschädigend sein, wie Kontaktabbruch, manipulative Kontrollversuche, symbiotisches Anklammern, Präventivangriffe oder können kompensatorischen Charakter haben, wie depressive Verstimmungen, psychosomatische Symptome, Zwänge, magische Rituale u. ä. Diese Symptome sind vordergründig entlastend, schaffen beispielsweise Sicherheit, werden aber durch ihre Fixiertheit dysfunktional und damit zu Blockierungen, da sie die Defizite verdecken, innere Bilder unverändert bleiben und eine Integration von Selbstanteilen verhindert wird.

Da die Anpassungen ebenfalls Symptomcharakter haben, haben wir es in der Behandlung mit defizitär bedingten und protektiv bedingten Symptomen zu tun, die jeweils eine andere Behandlung erfordern.

Ansatzpunkte, Ziele und Vorgehen

Das Hauptaugenmerk der gestalttherapeutischen Behandlung struktureller Störungen richtet sich darauf, die Organisation von Erfahrung im Kontaktprozess zu verbessern sowie die Stützfunktionen und die Integration der Erfahrungsbereiche bzw. Selbstanteile zu verbessern. Dazu muss der Therapeut in der Lage sein, Kontakt- von Stützungsthemen, Konflikt- und Strukturebene voneinander zu unterscheiden und das dialektische

Zusammenspiel von „konkretem“, unmittelbarem Erleben und dem sich vom Erleben distanzierenden und reflektierenden, „abstrakten“ Modus zu verstehen. Besonders zu Beginn der Behandlung ist es wichtig, die Defizit-bedingten Symptome von den Anpassungs-bedingten Symptomen zu unterscheiden. Letztere können empathisch konfrontiert werden, hier macht die Arbeit an der Verantwortungsübernahme und Urheberschaft Sinn und es ist ungünstig, destruktives Verhalten zu unterstützen. Defizite hingegen benötigen eine unterstützende Haltung und entsprechende Interventionen des Therapeuten, es macht keinen Sinn und ist kontraproduktiv, diese konfrontieren zu wollen.

Grundsätzlich bietet die dialogische Therapiebeziehung optimale Voraussetzungen für einen sicheren therapeutischen Rahmen. Die persönliche Präsenz des Therapeuten, sich emotional berühren zu lassen und dies ggf. in den Dialog mit einzubringen sowie mit Klarheit und Bestimmtheit die eigenen Möglichkeiten und Grenzen zu definieren, muss mit einfühlendem Verstehen, positiver Bestätigung und manchmal auch kritischer Ermutigung ausbalanciert werden. Gerade die kritische Ermutigung ist eine Form der Bestätigung, die im therapeutischen Dialog mit Menschen mit Borderline- und anderen strukturellen Störungen unabdingbar ist, da destruktives Verhalten direktiv und möglichst unmittelbar beantwortet werden muss. Der Patient muss gegebenenfalls auf Bewältigungsmöglichkeiten aufmerksam gemacht werden, die ihm momentan nicht bewusst sind, verleugnete, abgespaltene Anteile müssen benannt werden, generell muss Destruktivität konfrontiert werden, die der Selbstwahrnehmung entgeht. Das kann im Buberschen Sinne auch bedeuten, eine existentielle Forderung zu stellen und mit der Person darum zu „ringen“, beispielsweise selbstzerstörendes Verhalten zu beenden und andere Lösungen für das zugrundeliegende Problem zu suchen. Aufgrund der oft mangelnden Selbstfürsorge kann nach Absprache ein punktuelles „Beeltern“ des Klienten durch den Therapeuten sinnvoll sein, das Vermitteln von positiver Bestätigung oder das Anleiten zu gutem Selbstumgang kann dadurch verinnerlicht werden und zu korrigierenden Neuerfahrungen beitragen.

Es hat sich bewährt, in einem sequenziellen Vorgehen zunächst daran zu arbeiten, das destruktive Ausagieren der dysfunktionalen Anpassungsmuster zu verringern (Votsmeier 1988, 1999, Votsmeier-Röhr 2001), da diese Blockierungen Vermeidungscharakter haben und Fortschritte auf allen anderen Ebenen verhindern. Außerdem sind sie bewusstseinsnah und daher gut zugänglich. Wie bei der Arbeit an neurotischen Blockierungen geht es darum, das „Wie“ und „Wozu“ zu erforschen, um den Prozess und die Funktion der Blockierung bewusst zu machen. Dazu kann es sehr hilfreich sein, mit Verträgen zu arbeiten, die dabei unterstützen, das problematische Verhalten zu definieren, d.h. genau zu beschreiben, den Kontext zu erforschen, in dem das Verhalten auftritt und die Vermeidungsfunktion zu verstehen. Daran anknüpfend können alternative Verhaltensmöglichkeiten herausgearbeitet werden, mit denen experimentiert werden kann, um eine emotional korrigierende Erfahrung zu ermöglichen. Solche „Non-Verträge" beinhalten eine Verantwortungsübernahme und Selbstverpflichtung zur ernsthaften Arbeit mit dem Vertrag und implizieren auch problemlösende „Sanktionen" bei Nicht-Einhalten der Absprachen, die eine Reflektion beinhalten und zurückfokussieren auf den auslösenden Kontext, um eine Neuerfahrung auch im Nachhinein zu ermöglichen. Mit der schriftlichen Ausarbeitung hat der Patient etwas „in der Hand", was neue Bewältigungsstrategien und auch strukturelle Fähigkeiten fördert, wie beispielsweise die Selbstwahrnehmung oder die Impulssteuerung und worauf immer wieder zurückgegriffen werden kann.

Das Schließen von „Hintertüren" kann nur bei gleichzeitigem Öffnen von „Vordertüren" erfolgreich sein, so dass funktionale Bewältigungsstrategien entwickelt werden müssen, um dauerhaft auf destruktives Ausagieren verzichten zu können. Dies gilt auch bei Suchtverhalten oder essgestörtem Verhalten. Auch der Umgang mit traumaassoziierten Intrusionen mittels stabilisierender Imaginationen (Reddemann 2001) kann in dieser Phase stabilisierend wirken sowie Elemente aus Fertigkeitentrainings wie von Linehan (1996), um die Stresstoleranz zu verbessern sowie Angstbewältigungsstrategien, um auch hier Kontrollerleben zu fördern.

Besteht eine Bewusstheit über die destruktiven Anpassungsmuster und hat eine Auseinandersetzung mit diesen sowie eine Veränderung begonnen, kann als nächster sequenzieller Veränderungsschritt der therapeutische Fokus verstärkt auf die defizitären Stützfunktionen bzw. strukturellen Defizite gelegt werden. Die eingeschätzten Fähigkeiten anhand der OPD-Strukturachse geben hier eine Orientierung, um entweder übend und psychoedukativ an Fähigkeiten aus den Bereichen Wahrnehmung, Steuerung, Kommunikation und Bindung zu arbeiten oder an den Punkten anzusetzen, die im Verlauf des therapeutischen Prozesses in Erscheinung treten.

Der Umgang mit Affekten kann beispielsweise mit Hilfe des Therapeuten durch Intensivierung des Affekterlebens (Aufmerksamkeit nach innen lenken und aus der Erregungsspannung ein Gefühl erleben und benennen können), Verbesserung der Affektdifferenzierung (Erstellen einer individuellen Gefühlslandkarte, von Gefühlsprotokollen, unterscheiden lernen zwischen primären, sekundären, adaptiven, maladaptiven Gefühlen), Affekttoleranz (Erdungsübungen o.ä.), der Affektregulierung (in Worte fassen negativer Emotionen, Gefühle mit Bedürfnissen und Handlungen verbinden, bei Affektüberflutungen beruhigen) verbessert werden.

Die Fähigkeit zur Internalisierung positiver Beziehungserfahrungen kann beispielsweise durch Identifikation mit dem Therapeuten (diesen als Hilfs-Ich für Botschaften zu Fürsorge, Trösten, Bestätigen nutzen; gute Beziehungserfahrungen aktiv erinnern und verankern) oder Anleitung innerer Dialoge (eigene innere elterlich-nährende Anteile aufrufen und mit bedürftigen Selbstanteilen sprechen lassen; in Krisensituationen inneren fürsorglichen Dialog mit dem Therapeuten führen lassen) verbessert werden.

In der an diesen beiden Beispielen dargestellten Weise können auch zu allen anderen strukturellen Fähigkeiten Übungsmöglichkeiten entworfen werden. Wir sprechen hier bewusst von Übungen und nicht von Experimenten, denn in der anfänglichen Arbeit mit strukturell gestörten Patienten sollten die Erfahrungssituationen strukturiert sein und auf das Ergebnis abzielen, das beabsichtigt ist. Unstrukturierte Erfahrungssituationen wie in der Arbeit mit neurotisch gestörten Patienten sind hier nicht hilfreich.

Die Organisation von Erfahrung im Figur-Hintergrund-Zusammenspiel von automatisiertem, „konkretem" und reflektierendem, „abstraktem" Modus zu fördern ist möglich, indem beide Modi jeweils gestärkt werden, deren situationsadäquaten Wechsel gefördert wird und das „Alarmsystem" für den Wechsel verbessert wird (Votsmeier-Röhr 2011).

Der reflektierende Modus kann durch Üben des reflektiven Gewahrseins gefördert werden, durch mentalisierende Fragen („Fällt Ihnen auf, was gerade passiert?"; „Haben Sie eine Idee, was das mit anderen macht?"), durch absichtlichen Perspektivenwechsel (den anderen von innen und sich von außen zu sehen lernen), zu schlussfolgerndem Denken ermutigen u. ä.

Der automatisierte Modus wird durch Ent-Automatisieren dysfunktionaler Verhaltensmuster (Aufmerksamkeit auf sie lenken und mit Alternativen experimentieren) und durch Automatisieren funktionaler Verhaltensmuster (Erlernen von Fertigkeiten in wiederholenden Lernschleifen) gefördert.

Der Figur-Hintergrund-Wechsel der beiden Modi wird durch absichtliches Pendeln („Schweiftechnik" bei Perls) zwischen den Modi gefördert, beispielsweise durch den Ausstieg aus dem automatisierten Handlungsstrom (durch Fragen wie „Möchte ich, was gerade passiert?", „Was möchte ich eigentlich?") neue Erfahrungen ermöglichen. Auch das Bemühen, nicht nach passiven Eindrücken zu urteilen, sondern die Urheberschaft für die eigene Wahrnehmung einzuüben, fördert die Fähigkeit zum Wechsel.

Das neuropsychologisch begründete „Alarmsystem" zum natürlichen, situationsadäquaten Wechsel der Modi lässt sich verbessern, indem Zustände von Ratlosigkeit, Irritation, Verwirrung, Zögern, Zweifel als Gelegenheiten genutzt werden, den reflektierenden Modus absichtlich zu aktivieren. Das Anleiten von inneren Dialogen zwischen einer „Erwachsenen“-Instanz (reflektierend) und anderen, isolierten Selbstanteilen hilft dabei, den Einfluss des reflektierenden Modus auf automatisiert funktionierende Bereiche zu erhöhen.

Ist eine ausreichende Basis an Stützfunktionen erarbeitet, kann als nächster sequenzieller Veränderungsschritt die Integration der Selbstanteile und die Veränderung dysfunktionaler emotionaler Schemata fokussiert werden.

Die Identifikation und Benennung von Selbstanteilen (z. B. „Innerer Kritiker“) ist hier von Vorteil, es hilft der Orientierung in der eigenen Innenwelt. Daraufhin können imaginative oder Stuhl-Dialoge initiiert werden, um die isolierten Selbstanteile wieder zu vernetzen. Besondere Beachtung sollten hier Anteile erhalten, die den Zugang zu Bedürfnissen blockieren (sich taub machen, abschotten, durch Suchtmittel überdecken).

Die dysfunktionalen Repräsentanzen/Schemata über sich, andere, die Welt und die Beziehungen zueinander können durch Auseinandersetzung mit diesen negativen Botschaften (Introjekten) bearbeitet werden, sei es in Stuhl-Dialogen oder imaginativen Inszenierungen. Positive Botschaften und „Erlaubnisse“ („Sie sind ein liebenswerter Mensch“; „Sie dürfen Ihre Bedürfnisse ernst nehmen“; „Sie haben ein Recht auf Ihren eigenen Weg“; „Es steht Ihnen zu, Ihre Grenzen deutlich zu setzen“) aus einer „beelternden“ Haltung heraus (Votsmeier 1988, 14) können neue innere Bilder von sich, anderen und der Welt entstehen lassen, die Vertrauen in sich, andere und das Leben aufbauen. Das Ziel ist eine Art „Neuentscheidung“, eine absichtsvolle Neu-Konstruktion der Bedeutungen von real erlebten Ereignissen und deren Wirkungen auf das eigene Selbst- und Weltverständnis.

Narzisstische Störungen

Nach einer Studie von Wink (1991) hat sich in der Forschung die Unterscheidung von zwei Subtypen narzisstischer Patienten, einem grandiosen und einem vulnerablen Typ, durchgesetzt.

Als narzisstische Persönlichkeitsstörung wird im DSM-5 (Falkai/Wittchen 2015) lediglich der grandiose Typ definiert. Menschen mit einer solchen Störung zeigen ein grandioses Gefühl der eigenen Wichtigkeit, übertreiben beispielsweise die eigenen Leistungen und Talente oder erwarten ohne entsprechende Leistungen als überlegen anerkannt zu werden. Sie sind stark eingenommen von Phantasien grenzenlosen Erfolges, Macht, Glanz, Schönheit oder idealer Liebe. Sie glauben von sich, „besonders“ und einzigartig zu sein und nur von anderen besonderen oder angesehenen Personen (oder Institutionen) verstanden zu werden oder nur mit diesen verkehren zu können. Sie verlangen nach übermäßiger Bewunderung, legen ein Anspruchsdenken an den Tag (haben beispielsweise übertriebene Erwartungen an eine besonders bevorzugte Behandlung oder automatisches Eingehen auf die eigenen Erwartungen). In zwischenmenschlichen Beziehungen verhalten sie sich ausbeuterisch, d.h. ziehen Nutzen aus anderen, um die eigenen Ziele zu erreichen. Sie zeigen einen Mangel an Empathie, sind nicht willens, die Gefühle und Bedürfnisse anderer zu erkennen oder sich mit ihnen zu identifizieren. Sie sind häufig neidisch auf andere oder glauben, andere seien neidisch auf sie. Sie zeigen arrogante, überhebliche Verhaltensweisen oder Haltungen. Von den neun genannten Kriterien müssen mindestens fünf erfüllt sein, um die Diagnose einer Narzisstischen Persönlichkeitsstörung stellen zu können.

„Der vulnerable Typ ist geprägt von hoher Anspannung, Dünnhäutigkeit bzw. Empfindsamkeit, Ängsten in sozialen Beziehungen, sozialer Vermeidung, Schamgefühlen, pathologischer Selbstabwertung, Hilflosigkeit und einem Gefühl der inneren Leere bis hin zur Suizidalität. Dabei weisen diese Patienten gleichzeitig einen extremen Selbstbezug auf, haben Größenphantasien und erwarten eine entsprechende Anerkennung durch andere Menschen […]. Ihre emotionale Vulnerabilität versuchen die Patienten durch Vermeidung von sozialen Kontakten oder ein betont bescheidenes Verhalten zu regulieren, da sie außerordentlich empfänglich für Kränkungen und Misserfolge sind und bewusst unter Schamgefühlen leiden. Patienten vom vulnerablen Typus erscheinen im Kontakt eher schüchtern, empfindsam und auf den Gesprächspartner bezogen, sind dabei innerlich aber fortlaufend mit ihren narzisstischen Phantasien und der Überprüfung der Umwelt auf mögliche Kritik bzw. Kränkungen beschäftigt. Sie fürchten dabei aber nicht die fehlende Akzeptanz durch andere Menschen, sondern vielmehr deren Kritik, Ablehnung und Beschämung. Ihre oberflächliche Schüchternheit, Hilfsbereitschaft und Fokussierung auf das jeweilige Gegenüber sollte aber nicht über die häufig anzutreffende emotionale Kälte bzw. Unbeteiligtheit hinwegtäuschen“ (Lammers 2015, 10f.).

Für die Gestalttherapie hat bereits Yontef (1993/1999, 290ff.) eine ähnliche Unterscheidung vorgenommen, die er als „Aufgeblasenheit“ und „In-sich-Zusammenfallen“ bezeichnet. Er sieht diese Zustände als polar aufeinander bezogen, wobei in diesen Zuständen der jeweilige andere Pol im Hintergrund bewusst oder unbewusst vorhanden ist. Kommt es in Zuständen der Grandiosität zu Enttäuschungen oder Kränkungen des aufgeblasenen Selbstbildes, „kippt“ die Person in den anderen Pol („wenn ich nicht großartig bin, bin ich der letzte Dreck“). „Die Grandiosität dient dazu, die Awareness des geschrumpften Zustands zu vermeiden" (Yontef 1999, 297). Das „Kippen" zeigt, dass hier keine Mitte zwischen beiden Zuständen existiert, kein Kontinuum, sondern eine Spaltung. Dies deutet darauf hin, dass es sich im Unterschied zu höher strukturierten neurotischen Prozessen bei der narzisstischen Dynamik um ein strukturelles Defizit handelt. Yontef weist im Umgang mit Schamreaktionen darauf hin, dass im Gegensatz zu narzisstisch gestörten Patienten bei neurotischen Patienten das Selbstgefühl nicht zusammenbricht, die Fähigkeit zur Selbstreflexion und ein kohäsives Identitätsgefühl nicht verlorengehen (vgl. Yontef 1999, 296,368). (Eine ähnliche Zweiteilung wie Yontef beschreibt Wardetzki (2019, 1991), die zwischen männlichem und weiblichem Narzissmus unterscheidet.)

Neben der defizitären Selbstwahrnehmung sind weitere Stützfunktionen/strukturelle Fähigkeiten (siehe Kap. 3.2.2) wie die Differenzierung zwischen sich und anderen, die Selbstwertregulierung, der körperliche Selbstbezug, die Fähigkeit zur Empathie, zur Selbstfürsorge bzw. –beruhigung und die Bindungsfähigkeit betroffen. Auch Beaumont (1988, 17f.) erkennt bei narzisstischen Prozessen Defizite der integrativen Funktionen, die in ihrer Entwicklung gestört wurden und spricht von „fragilen Selbstprozessen".

Wie kommt es zu dieser Dynamik und den entsprechenden Defiziten, was ist der Entwicklungshintergrund narzisstischer Störungen, welche Anpassungs- und Bewältigungsversuche entwickeln die Betroffenen?

Der Kern der narzisstischen Problematik besteht in einem Zustand innerer Leere. Wie kommt es dazu, was bedeutet das? Strukturelle Fähigkeiten entwickeln sich in der Kindheit in den Interaktionen mit den primären Bezugspersonen. Durch die naturgemäße Zugehörigkeit zu einem Feld, wie wir es bei der intersubjektiven Genese der Person bzw. des Selbst gesehen haben, kann die Fähigkeit der Selbstwahrnehmung nur das Resultat der Wechselseitigkeit eines „Selbst-mit-anderen" sein. Die Resonanz der primären Bezugspersonen, meist der Eltern oder der älteren Geschwister, auf die Erlebensäußerungen des Kindes kann dessen Selbstwahrnehmung bestätigen oder verneinen. Eine inadäquate Resonanz auf den Ausdruck eines Schmerzes etwa, durch ängstliches Agitiertsein der Mutter beispielsweise, wird das Kind in seiner Selbstwahrnehmung verunsichern und verwirren; ein beruhigendes Zureden und in den Arm nehmen wird es dagegen in seiner Selbstwahrnehmung bestärken.

Die narzisstische Wunde oder Not entsteht dadurch, dass das Kind nicht gesehen wird und keine Reaktion darauf erfährt, wie es ist, als realer Anderer, sondern dass es durch die Linse der elterlichen (Wunsch-)Vorstellungen, Bilder und Erwartungen gesehen wird. Alles, was dort nicht hineinpasst, wird nicht beachtet. Das führt dazu, dass das Kind sich selbst fremd bleibt, sich nicht an inneren körperlichen und emotionalen Signalen orientiert, sondern daran, was von außen erwünscht ist und beachtet wird. Dies bedeutet, dass das Grundbedürfnis nach Selbstachtung aufgrund des Selbsterlebens verletzt wird, wie Eidenschink (2024, 22f.) es benennt. Der Kontakt zu sich selbst, zum eigenen vitalen Erleben von sich selbst, wird abgebrochen, zugunsten einer Orientierung an Phantasien darüber, was bei anderen (ursprünglich den Eltern) gut ankommen könnte. Die unabgeschlossene Gestalt ist die andauernde innere Leere, verbunden mit dem Gefühl der Verlorenheit und Bezugslosigkeit zu sich selbst und anderen – was als dysfunktionales Schema repräsentiert wird – und der Sehnsucht danach, die ureigensten Lebensäußerungen spüren und auch zeigen zu können, um gesehen und bestätigt zu werden und sich mit anderen verbunden zu fühlen.

Um zu verhindern, dass das dysfunktionale schmerzhafte Schema aktiviert wird (was mit Symptomen von Depression, Minderwertigkeitsgefühlen, Einsamkeit, Hoffnungslosigkeit und Verzweiflung oder mörderischer Wut bis hin zu Suizidalität verbunden sein kann) oder dass die strukturellen Defizite spürbar werden, werden Anpassungen gebildet, die wie eine Hülle um die defizitäre Leere gelegt werden. Eidenschink (2024, 23, 40) nennt diese Anpassungen Ersatzbedürfnisse. Das Ausleben von Grandiosität, größer, besser etc. sein zu wollen, als die Selbststützung eigentlich ermöglicht, und dafür Bewunderung von außen zu suchen, wiederholt die frühere Eltern-Kind-Dynamik und dient dazu, das authentische Selbstempfinden und den darauf aufbauenden wechselseitigen Kontakt und die Verbundenheit zu ersetzen, um die innere Leere nicht zu spüren. Man orientiert sich an heroischen Bildern, nicht an echten Bedürfnissen. Andere Menschen werden als Spiegel oder Echowände benutzt und manipuliert, um sich selbst in den heroischen Bildern zu bestätigen. An sich sind ihnen Andere gleichgültig oder werden abgewertet, um sich aufwerten zu können.

Ein anderes Ersatzbedürfnis ist die Orientierung an und das Streben nach Idealen, wie man selbst, andere und die Welt sein sollen. Da diese Ideale nie erreichbar sind, halten sie die Person in ständiger Bewegung und werden damit ebenfalls eine effektive Strategie, dem Erleben innerer Leere auszuweichen. „Statt der frühen Bezugspersonen ist man nun selbst derjenige, der sich nach einem Bilde formt, von dem man denkt, es sei das eigene“ (Eidenschink, 2024, 52). Man orientiert sich an Konzepten, nicht am eigenen Erleben und der wechselseitigen Resonanz mit anderen.

Kommt es zum Scheitern dieser Anpassungen bzw. Bewältigungsstrategien, wird das dysfunktionale Schema aktiviert, was je nach Strukturniveau in Abstufungen als narzisstische Not spürbar wird, als narzisstische Krise bis hin zum vollständigen Zusammenbruch. Der kann auch maligne Formen annehmen, wie antisoziales, sadistisches Verhalten oder Selbstzerstörung. Das aufgeblasene Selbst fällt durch Misserfolge und Enttäuschungen in sich zusammen, was meist als tiefe Scham erlebt wird (wie auch als Kind Scham erlebt wurde, wenn die Eltern mit Enttäuschung reagierten, wenn ihr Kind nicht ihrem Bild entsprach). Manchmal „hilft" ein Umweg über Wut und Aggression, um der Scham zu entgehen, indem man äußere Umstände und andere Menschen für das eigene Unglück verantwortlich macht, aber das nützt nur kurzzeitig. Das Scheitern an Idealen führt zu Minderwertigkeitserleben, zu Neid bis zu tiefen Identitätskrisen, weil die Hülle der Ideale das künstlich erzeugte Selbstbild nicht mehr stützt. Der Zusammenbruch der Anpassung mündet in den oben beschriebenen depressiven Symptomen. Symptome der grandiosen Anpassung entsprechen den o.g. Kriterien des DSM-5, Symptome der vulnerablen Anpassung ähneln in milderer Form den o.g. depressiven Symptomen, oft verbunden mit einem Erleben von Neid, Überdruss und Sinnlosigkeit.

Ansatzpunkte, Ziele und Vorgehen

Auch bei narzisstischen Störungen bietet die dialogische Therapiebeziehung gute Voraussetzungen für einen sicheren therapeutischen Rahmen. Allerdings sind die Schwerpunkte anders gelagert als bei der Borderline-Störung. Grundsätzlich besteht bei narzisstischen Störungen die emotional korrigierende Neuerfahrung in der Validierung, im positiven Anerkennen des Selbsterlebens (Bestätigung) des Patienten, denn dieses Bedürfnis blieb aus o.g. Gründen unerfüllt. Das spricht für eine stärkere Betonung des einfühlenden Verstehens, d.h. im einfachen Zuhören die phänomenologische Realität des Patienten erst einmal uneingeschränkt zu respektieren, die Präsenz des Therapeuten durch Selbstoffenbarungen im Prozess o.ä. ist in der ersten Phase der Behandlung weniger gefordert (Yontef 1999, 305ff., Votsmeier-Röhr 2007, 165ff.). Ausnahmen sind natürlich Angriffe des Patienten aus seinen narzisstischen Bewältigungsmustern heraus, wo dann auf empathisch-konfrontative Weise Grenzsetzungen erforderlich werden.

Wie bei der Borderline-Störung hat es auch bei narzisstischen Störungen in der Therapie Vorteile, zwischen der Behandlung von Defiziten und dysfunktionalen Anpassungen zu unterscheiden. Das Prinzip bei der Behandlung von Defiziten und dessen Ziel ist es, diese Bereiche des Nicht-Könnens zu schulen, d.h. für die Betroffenen Situationen zu gestalten, welche die Anwendung bzw. Entwicklung entsprechender Fähigkeiten erfordern. Das phänomenologische Explorieren, das therapeutische Fokussieren auf die Awareness im Hier-und-Jetzt, fördert beispielsweise die Fähigkeit zur Selbstwahrnehmung. Die Fokussierung auf körperliche Empfindungen fördert den körperlichen Selbstbezug. Tröstende, beruhigende Anteilnahme des Therapeuten an schwierigen Erlebensmomenten fördert die Fähigkeit zur Selbstfürsorge und Mitgefühl mit sich selbst. Das Prinzip dahinter lautet: Um mit mir selbst gut umzugehen, muss ich erfahren haben, dass andere gut mit mir umgegangen sind; und wenn ich mit mir selbst gut umgehen kann, kann ich wiederum auch mit anderen gut umgehen. Daher ist ein Therapeut als präsentes, fürsorgliches, bisweilen tröstendes Gegenüber wichtig für Menschen, die unter narzisstischen Nöten leiden (vgl. Staemmler 2021).

Die Behandlung der dysfunktionalen narzisstischen Anpassungsmuster ist ein langwieriger und für die Klienten häufig schmerzhafter Prozess, da diese ja meist nach narzisstischen Kränkungen Therapie suchen und oft eigentlich „nur" ihre vermeintlich fehlerhaften Bewältigungsstrategien ausbessern wollen. Zu erkennen, dass die narzisstischen Bewältigungsstrategien an sich das Problem sind, welche Ursachen und welche Funktion sie haben, ist schmerzhaft, aber dennoch auch der erste Schritt zur Genesung. Dies ist Voraussetzung für die Einsicht und Bereitschaft, diese Strategien schrittweise loszulassen, letztlich auf sie zu verzichten und damit Möglichkeiten für ein authentisches Selbsterleben und die Gestaltung von Beziehung zu ermöglichen. Der Weg in diese Richtung wird immer wieder von unangenehmen Gefühlen und Zuständen von Scham, Einsamkeit, Desorientiertheit, Neid, Leere, Ängsten und Unsicherheit etc. begleitet sein. Dies sind Engpass-Erfahrungen (vgl. 5-Phasen-Modell, Kap. 4.1.1), die andeuten, dass das Alte nicht mehr stimmt, das Neue aber noch nicht in Sicht ist oder trägt. Wie bei kaum einer anderen Behandlung kommt hier der Wirkfaktor der „paradoxen Veränderung" zur Geltung: Wenn es gelingt, diese unangenehmen Empfindungen und Gefühle zu tolerieren, sie anzunehmen und sich gar mit ihnen zu identifizieren als das eigene, unverstellte Erleben, dann ist eine wirkliche Veränderung möglich. Dann eröffnet sich die Möglichkeit, als gewöhnlicher Mensch mit seinem individuellen und damit einzigartigen authentischen Erleben mit anderen in Resonanz zu treten, deren Wärme und Zuneigung an sich heranzulassen und sich verbunden zu fühlen (vgl. Eidenschink 2024, 117ff.).

Diese Prozesse, sich zu deidentifizieren von den grandiosen heroischen Bildern und Ideal-Vorstellungen von sich und seinem fassadären Leben, sind eine große Herausforderung für narzisstische Patienten und brauchen gehörigen Mut und Vertrauen. Daher ist es überaus hilfreich, wenn Therapeuten Begleiter sein können, die sich in diesem therapeutischen Terrain auskennen, die den Kompass in der Hand halten, mögliche Wege kennen und dadurch das Vertrauen vermitteln können, dass dieser für die Klienten ungewisse Weg an ein gutes Ziel führt.

Im Umgang mit der Scham ist es meist hilfreich, wenn Therapeuten dieses Gefühl ansprechen, wenn es auftaucht, da es für die Betroffenen ungewohnt ist und sie oft keine Worte dafür haben. Dies gilt auch für Einsamkeit und andere o.g. Engpass-Zustände. Weiter kann exploriert werden, wie die Scham ausgelöst wurde, sei es in der Therapiesituation, in Alltagssituationen, in der Herkunftsfamilie. Therapeutische Experimente können angeboten werden, beispielsweise zu versuchen, das momentane Erleben in Worte zu fassen, Blickkontakt zu riskieren, gesehen zu werden mit der Scham und sich mit ihr „anzufreunden". Andere Experimente können beinhalten, negative Selbstgespräche zu unterbrechen, Scham in Bewegung umzusetzen, Retroflektionen von Wut in früher beschämenden Situationen rückgängig zu machen oder eine gute Selbstbeelterung zu fördern. Zum Beispiel kann man sich mithilfe von Imagination oder Stuhldialogen Interaktionen mit guten, fürsorglichen Elternfiguren vorstellen und diese Szenen ausspielen (Yontef 1999, 373ff.).

Somatoforme Störungen

Menschen mit somatoformen Störungen leiden nach ICD-10 (Dilling et al. 1994) an anhaltenden beeinträchtigenden körperlichen Beschwerden, die organisch nicht ausreichend erklärbar sind. Diese Kategorie von Störungen umfasst die traditionell als funktionelle oder vegetative Störungen bekannten Syndrome und wird heutzutage sehr stark mit Schmerzsymptomen in Verbindung gebracht. Die Missempfindungen und Schmerzzustände können die Bereiche der Atmung (Luftnot u.a.), Herz-Kreislauf (Beklemmungsgefühle u.a.), Magen-Darm (Bauchschmerzen u.a.), können gynäkologische (Unterbauchbeschwerden u.a.) und urologische (schmerzhaftes Wasserlassen u.a.) als sogenannte vegetative Beschwerden betreffen, aber auch neurologische (Spannungskopfschmerz u.a.) oder orthopädische (Rückenschmerzen u.a.) Symptome.

Die Fixierung der Aufmerksamkeit auf somatische Beschwerden ist verbunden mit einem Beziehungsmuster, welches fixiert ist auf das Bemühen um Anerkennung des eigenen körperlichen Leidens durch andere, das fürsorgliche Kümmern um die eigene körperliche Verfassung durch die Mitmenschen und auf die „Heilung" durch idealisierte Ärzte und Therapeuten.

Aufgrund der Einflüsse von Kurt Goldstein und Wilhelm Reich sieht die Gestalttherapie den Menschen grundsätzlich als eine psycho-somatische Einheit. Das Organismus-Konzept von Goldstein beinhaltet, dass der Organismus grundsätzlich als ein Ganzes agiert und reagiert. Symptome werden nicht isoliert betrachtet, sondern sind immer ganzheitliche Antworten, die der Organismus auf an ihn gestellte Fragen gibt (Goldstein 1934, 11). Daher stellt sich die Frage, welche Bedeutung bzw. Funktion ein Symptom für den menschlichen Organismus als Ganzes in seinem Feld hat? Wie dient ein Symptom der Erhaltung des Organismus bzw. der möglichst optimalen Verwirklichung seines (verbliebenen) Potentials in seinem, insbesondere interpersonellen Feld, dem er angehört? Anders gesagt: Das Symptom hat immer eine Anpassungs-, eine Bewältigungsfunktion, ist jedoch nur als Äußerungsform des gesamten Organismus in seinem Feldzusammenhang zu verstehen.

Was als „Somatisierung" erscheint – und im psychoanalytischen Verständnis der Abwehr eines seelischen Konflikts durch dessen unbewusste Übersetzung ins Körperliche dient – ist im gestalttherapeutischen Verständnis eher ein dissoziatives Phänomen. Der Figur-Hintergrund-Zusammenhang geht verloren: Ist das seelische Erleben im Vordergrund, ist das körperliche im Hintergrund, aber immer mitbeteiligt, ist das körperliche Erleben im Vordergrund, ist das seelische im Hintergrund, aber immer mitbeteiligt. Dadurch kann es zu einer Fixierung des somatischen Erlebens im Vordergrund-Erleben kommen und zu einer Verstärkung, da die somatischen Vordergrundprozesse isoliert vom Hintergrund der übrigen organismischen, emotionalen und kognitiven Prozesse und auch anderer Feldprozesse, also auch der zwischenmenschlichen Prozesse, stattfinden und durch diese nicht mehr moduliert werden.

Dem Verlust des einheitlichen, psycho-somatischen Erlebens gehen Verletzungen der Grundbedürfnisse in der kindlichen Biografie voraus, die so gravierend waren, dass im gestalttherapeutischen Kontaktzyklus-Modell bereits im Vorkontakt-Erleben die Kontaktunterbrechung notwendig war, um existentielle Erschütterungen zu verhindern (Wolf 1999a, 797). Emotionale Ablehnung und körperliche Misshandlungen seitens der Eltern, ständige Auseinandersetzungen zwischen den Elternteilen, frühe Trennungserlebnisse, Übernahme früher Verantwortung oder Einnehmen von Sündenbock- oder Vermittlerrollen, auch sexueller Missbrauch sind Beispiele für Erfahrungen, die zu beängstigend waren, um Körperempfindungen, begleitende Affekte und deren Symbolisierung als einheitliches Erleben zuzulassen – vor allem, weil stützende, haltgebende Beziehungen nicht vorhanden waren, die einen Schutzraum hätten geben können.

Diese unerledigten Erfahrungen bzw. Gestalten wurden in einem emotionalen Schema von Schmerz und Angst repräsentiert, mit dem körperliche Empfindungen, aber kaum affektive Ausdifferenzierungen und kaum sprachliche Symbolisierungen verbunden sind. Dies hängt damit zusammen, dass dies Fähigkeiten sind, organismische Stützfunktionen, die in der Entwicklung von Menschen mit somatoformen Störungen defizitär geblieben sind, was wiederum mit einer Beziehungsstörung zu den primären Bezugspersonen zusammenhängt, da diese Fähigkeiten interpersonell durch Bestätigung und wechselseitigen emotionalen und versprachlichten Austausch erworben werden.

Um zu verhindern, dass das dysfunktionale Schema aktiviert und die strukturellen Defizite spürbar werden, wird ein Anpassungsmuster gebildet, das bereits im Vorkontakt ansetzt. Die Bewusstwerdung der Bedürfnisse wird dadurch blockiert,

> „wahrscheinlich, weil in der eigenen Lebensgeschichte die Erfahrung gemacht wurde, dass weitere Wahrnehmung zu großen Schmerzen führt und die große Angst vor einem Wiedererleben des Schmerzes ein volles Zulassen des Kontaktes verhindert" (Wolf 1999a, 797).

Die Anpassung und Blockierung besteht in der Fixierung auf die Figur des psychosomatischen Symptoms, das Gewahrsein des Hintergrundes ist verloren gegangen. Der somatoforme Patient hat z. B. Kopf- oder Magenschmerzen, aber sonst ist aus seiner Sicht in seinem Leben „alles in Ordnung" (Wolf 1999a, 797). Damit einher geht eine Art der Beziehungsgestaltung, die durch Leistungsorientierung und altruistische Bemühungen geprägt ist und auch mitunter als Heilserwartungen auf den Therapeuten projiziert wird.

Ansatzpunkte, Ziele und Vorgehen

Der gestalttherapeutische Ansatzpunkt in der Behandlung von Menschen mit somatoformen Störungen ist die Arbeit an dem Anpassungsmuster, der Fixierung auf die Symptomatik und das fehlende Gewahrsein des Hintergrundes, der andere körperlichen Empfindungen, Emotionen und zwischenmenschlichen Interaktionen umfasst. Die möglichen Ansatzpunkte werden von Wolf (1999a) referiert und hier im Weiteren skizziert.

Die zentrale Vorgehensweise ist die Fokussierung auf den Prozess der Bewusstheit. Dabei pendelt die Wahrnehmung normalerweise in natürlicher Weise zwischen Wahrnehmungen der äußeren Umgebung, körperlichen Empfindungen, gefühlsmäßigen Reaktionen, Gedanken und Vorstellungen sowie Wahrnehmung der Resonanz auf das Gegenüber hin und her. Das Pendeln zwischen dem Symptom und dem Hintergrund der begleitenden Prozesse muss mit diesen Patienten regelrecht geübt werden. Das Pendeln zwischen dem Hineinfühlen in den Körper und dem Suchen nach Worten und Begriffen für das Erleben hilft, die dabei entstehende Spannung immer besser auszuhalten. Dieser Prozess führt zu einer stufenweisen Integration, indem die Zusammenhänge zwischen körperlichen Beschwerden, begleitenden Emotionen und zwischenmenschlichen Interaktionen immer prägnanter hergestellt werden.

Auf der Basis gesteigerter Bewusstheit können Identifikationstechniken und innere Dialoge zur Versprachlichung des „sprachlosen Raumes" (Wolf) beitragen. Boeckh (2015, 118) beschreibt dies treffend:

> „Es geht darum, ganz in das Erleben der Körperregion oder des Organs einzutauchen, wo bzw. bei dem die Störung gespürt wird. In der Identifikation mit dem Organ oder der Region kann zuerst eine genaue qualitative Beschreibung erfolgen, um dann in Ich-Aussagen diese Identifikation zu verdichten. So kann der Magen z. B. starken Druck empfinden. Die Ich-Aussage lautet dann: ‚Ich stehe unter Druck.' Zu dem Organ-Ich gibt es natürlich auch ein Gegenüber, ein Du. Auf dieses Du gerichtet lautet die Aussage: ‚Du setzt mich unter Druck.' Entsprechend dem Wunsch des Klienten nach Erleichterung, verwandelt er die Aussage in: ‚Hör auf, mich unter Druck zu setzen. Ich halte das nicht aus.' Hier kann dann ein Dialog des Organ-Ich mit dem Du beginnen. Das Du ist dabei entweder ein inneres oder ein äußeres Gegenüber, wobei das innere Gegenüber meist ein verinnerlichtes äußeres Du ist."

Die Identifikation kann mit Hilfe der Technik des „Leeren Stuhls" erfolgen. Im Wechsel zwischen den Stühlen kann dem Symptom Worte verliehen und gegenüber anderen Selbstanteilen oder signifikanten Anderen ausgedrückt werden. Auch die Arbeit mit kreativen Methoden (Malen, Tanzen, Musik usw.) kann dabei helfen, diffuses inneres Erleben zu symbolisieren.

Im Verlauf dieser Arbeit an der Verbesserung der ganzheitlichen Bewusstheit und der Versprachlichung durch Inszenierung kann deutlich werden, dass sich in dem Symptom dysfunktionale Retroflektionen und diesen zugrundeliegende Introjekte ausdrücken.

> „In der Praxis sieht das oft so aus, dass in einer Arbeit mit dem ‚Leeren Stuhl' über die Identifikation mit dem Symptom ein experimentelles

> Ausleben des retroflektierten Impulses geschehen kann und damit erstmals Kontakt zum retroflektierten Impuls/Gefühl aufgenommen wird: Im Rollentausch mit dem aggressiven Rückenschmerz ist Kontakt mit der eigenen Aggressivität möglich, und oft tauchen dann auch die Introjekte auf, die bisher das Ausleben der Impulse blockierten und zum Retroflektieren führten (‚Sei nicht so aggressiv. Das tut man doch nicht!')" (Wolf 1999a, 803).

Durch die beschriebenen therapeutischen Bemühungen können – in Wolfs Worten – „Atmosphären" entstehen, die ermöglichen, Zusammenhänge zu Emotionen und/oder früheren schmerzhaften Ereignissen herzustellen, die fokussiert werden können („Kommt Ihnen die Atmosphäre aus Ihrer Vergangenheit bekannt vor?") und Zugang zu den signifikanten, dem Anpassungsmuster zugrundeliegenden unerledigten Situationen des Patienten eröffnen. Die Körpersymptomatik kann so wieder Anschluss finden an die real erlebten schmerzhaften Erfahrungen mit wichtigen Bezugspersonen aus der Vergangenheit oder Gegenwart und integriert werden. Auch hier kann in der Dialogarbeit mit dem „Leeren Stuhl" bisher Unausgesprochenes und Unausgedrücktes diesen Personen gegenüber zum Ausdruck kommen und abgeschlossen werden.

Die Verbesserung der strukturellen Defizite der Körperwahrnehmung, des Affekterlebens, der Affektdifferenzierung und Affektmitteilung bedarf der Anleitung des Therapeuten und der Übung in der Therapiesituation sowie in Alltagssituationen. Dies gilt auch für das Erlernen sozialer Fähigkeiten, wie Bedürfnisse zu äußern, sich zu behaupten und Konflikte auszutragen.

Abhängigkeitsstörungen

> Menschen, die an Abhängigkeitserkrankungen leiden, zeigen ein starkes Verlangen („Craving") nach einem bestimmten Gefühls-, Erlebnis- und Bewusstseinszustand, der entweder durch eine Droge, d.h. durch psychotrope Substanzen wie Alkohol, Drogen, Medikamente, Nikotin oder durch süchtig entgleiste Verhaltensweisen wie übermäßiges Arbeiten, Spielen etc. herbeigeführt werden kann (Gross 1995, 13). Über Zwischenstufen des riskanten Konsums und des schädlichen Gebrauchs ist bei stofflichen Süchten das Abhängigkeitssyndrom der Endzustand, der mit Kontrollverlust, Toleranzentwicklung und Entzugserscheinungen einhergeht, wobei sich das Leben immer mehr um das Suchtverhalten zentriert, mit oftmals katastrophalen Folgen für die eigene Gesundheit, die soziale Integration und die Menschen in der Umgebung des Süchtigen. (Dilling et al. 1994)

Menschen, die später zu Abhängigkeitsstörungen neigen, waren in ihrer Kindheit emotional belastenden Bedingungen ausgesetzt, ohne dass sie die nötige äußere Unterstützung erhalten hätten, ihre negativen emotionalen Zustände regulieren zu lernen. Grundbedürfnisse nach Sicherheit, Schutz und Unterstützung blieben unerfüllt. Häufig entwickelt sich ein Selbstwertproblem mit dem Gefühl der Insuffizienz und Minderwertigkeit bei gleichzeitig hohen introjizierten Ansprüchen an sich, was die Affektspannung noch verstärkt und noch unerträglicher macht. Mobilisierte Erregung führt nicht zu zielgerichteter, adäquater Handlung, sondern wird zu Angst. Die Hilflosigkeit im Umgang mit dieser Situation und den Affektspannungen wird durch Kontaktunterbrechungen mittels Retroflektion und Konfluenz zu lösen versucht, aggressive Bewältigungsimpulse werden zurückgehalten, die Differenzierung zwischen sich und der Umwelt wird eingeschränkt. Die mangelnde Empfindung der Kontaktgrenze macht verwundbar für Introjektion. Es kommt zu einer Summierung von unerledigten Situationen bzw. die unerledigte Gestalt besteht in Form der defizitären Stützfunktionen, der mangelnden Fähigkeit zur Emotionsregulierung und Impulssteuerung. Dies wird in einem dysfunktionalen Schema repräsentiert, das die Erwartung beinhaltet, sich unzulänglich im Umgang mit belastenden Situationen zu erleben, sich dafür zu schämen und den ängstigenden emotionalen Druck nicht aushalten zu können.

Um diese schmerzhaften, angstvollen Anspannungszustände zu vermeiden oder unerträgliche Konfliktspannungen rasch aufzulösen, werden Anpassungsmuster entwickelt. Die Betroffenen entdecken die Wirkung von Suchtmitteln, erhalten Zugang dazu im familiären oder gleichaltrigen Umfeld. Diese fixierte Bewältigung durch die Ersatzhandlung des Suchtmittelkonsums wird begleitet durch ein ebenfalls fixiertes Beziehungsmuster, es werden symbiotische Beziehungen gesucht und etabliert, die nicht selten den Suchtmittelkonsum stabilisieren und negative Folgen im sozialen oder beruflichen Umfeld abpuffern (Ko-Abhängigkeit). Die Betroffenen zeigen Symptome der körperlichen oder psychischen Abhängigkeit und sekundäre Folge- oder Begleitsymptome, wie körperliche Erkrankungen oder die Schädigung weiterer Stützfunktionen, wie z. B. Hilfe annehmen zu können.

Ansatzpunkte, Ziele und Vorgehen

Das Ziel der gestalttherapeutischen Behandlung ist die Befreiung von der Abhängigkeit von Suchtmitteln und der abhängigen Beziehungsgestaltung. Das Mittel dazu ist das Fördern der Abstinenz oder des kontrollierten Umgangs mit dem Suchtmittel, soweit dies noch möglich ist. Die Unterbrechung der Eigendynamik der Sucht ist je nach Schweregrad der Störung anfangs oft nur stationär zu erreichen, da dies eines hohen Maßes an äußerer Struktur bedarf (Röser/Votsmeier 1999; Wagner/Votsmeier-Röhr 1999).

Durch die Abstinenz werden die vorher kompensierten Defizite, überdeckten Konflikte und dysfunktionalen Beziehungsmuster deutlich. Dies führt zwar einerseits zu einer Labilisierung, bedeutet jedoch gleichzeitig eine prozessuale Aktivierung der Problembereiche des Patienten (Grawe 1998), deren Aktualisierung im Hier-und-Jetzt für eine effektive Behandlung der psychischen Grunderkrankung förderlich ist. Im sicheren Rahmen der dialogischen Therapiebeziehung kann im Verlauf der Behandlung das dysfunktionale Schema mit seinen ängstigenden und schmerzhaften Gefühlen aktiviert und durch emotional korrigierende Neuerfahrungen reorganisiert werden.

Anfängliche Therapieziele der stationären Therapie sind die Krankheitseinsicht, sich als abhängig zu identifizieren, dies zu akzeptieren, die Abstinenzmotivation, d. h. anzuerkennen, dass für eine anhaltende Genesung der zeitweise oder dauerhafte Verzicht auf Suchtmittel erforderlich ist und die Therapie- bzw. Veränderungsmotivation, sein Leben anders zu gestalten, um dauerhaft abstinent bleiben zu können. Darauf aufbauende Therapieziele sind die Rückfallprophylaxe und das Erkennen von Zusammenhängen zwischen Belastungen, Erleben und sogenanntem Suchtdruck („Craving“). Je nach Schwere der Suchterkrankung, Funktion des Suchtmittelmissbrauchs, psychischer Grunderkrankung und persönlichem Entwicklungsstand im Genesungsprozess (stationäre oder ambulante Vorbehandlungen, Einbindung in Selbsthilfegruppen) wird eine individuelle Therapieplanung vorgenommen.

Die Bewusstheit über die Funktion des Suchtmittels, nämlich die mobilisierte Erregung, die nicht in Emotion und adaptive Handlung, sondern in Angst übergeht, durch eine vermeidende Ersatzhaltung des Suchtmittelkonsums aufzulösen, ist ein zentraler Schritt im Therapieverlauf, sowohl in der stationären wie in der ambulanten Therapie. Da Bewusstheit im gestalttherapeutischen Ansatz Verantwortung mit sich bringt, steht der Patient nun vor der existentiellen Entscheidung, einen neuen Weg einzuschlagen oder nicht. Er muss sich fragen, ob er bereit ist, darauf verzichten zu wollen, sich selbst, anderen und der Welt durch einen Filter zu begegnen und bei Schwierigkeiten in Ersatzhandlungen und Suchtmittelkonsum zu flüchten, oder sich stattdessen den Herausforderungen des Lebens, so, wie sie sind, zu stellen und sich dafür die nötigen Kompetenzen zu erarbeiten. Diese Entscheidung kann ihm keine Psychotherapie abnehmen. Sie ist die Grundlage des weiteren Arbeitsbündnisses mit dem Klienten.

Auf dem Boden dieser Entscheidung kann nun gemeinsam untersucht werden, welche kompensatorische Funktion das Suchtmittel hat. Es geht darum, Missempfindungen als Signal zu identifizieren, diese trotz Suchtverlangen anders zu beantworten als bisher.

> „Das Problem besteht daher darin, sich des Startpunktes dieses Prozesses bewusst zu sein […] Das bedeutet natürlich alles ins Auge zu fassen, was an die Stelle dessen tritt" (Simkin 1978, 59 f.).

Dies kann natürlich erst einmal eine „Leere" sein, weil jetzt erst die Defizite der Stützfunktionen deutlich werden, die es im weiteren Verlauf zu verbessern gilt, um eine adäquate Beantwortung der eigenen Lebenssituation zu ermöglichen. Rückfälle erscheinen dann in einem neuen Licht: Sie sind Gelegenheiten, zu reflektieren, wann, wo und wie dieser Prozess im Kontaktzyklus misslungen ist und sich für ähnliche Kontaktepisoden in der Zukunft zu wappnen.

Mit der Verbesserung der defizitären Stützfunktionen, der Anzahl der dadurch gelungenen Kontaktepisoden und der Reorganisation des dysfunktionalen Schemas verbessert sich auch das Selbstbewusstsein, und die fixierte süchtige Anpassung und Blockierung tritt mehr und mehr in den Hintergrund. Dieser Genesungsprozess bedeutet auch für bestehende Beziehungen eine Herausforderung, da sich der ko-abhängige Partner vor der Therapie über den hilfsbedürftigen, süchtigen Partner stabilisiert hat. Dieser muss sich daher mit den eigenen, beziehungsabhängigen Anteilen auseinandersetzen und sich emanzipieren und weiterentwickeln, damit die Beziehung in einen neue, gesündere Phase eintreten kann.

Essstörungen

> Als Essstörungen werden nach DSM-5 (Falkai/Wittchen 2015) im Wesentlichen drei Störungen diagnostiziert, die Anorexia nervosa, die Bulimia nervosa oder die Binge-Eating-Störung, wobei auch gestörtes Essverhalten verbreitet ist, das nicht den diagnostischen Kriterien einer Essstörung entspricht. Es sind hauptsächlich Frauen betroffen, deswegen werden wir im folgenden Text durchgängig von Klientinnen sprechen. Unter einer Anorexie oder Magersucht leiden meist Mädchen und junge Frauen. Die Symptome sind ein gezügeltes Essverhalten mit Gewichtsverlust, eine Körperschemastörung mit einer gestörten Selbstwahrnehmung als „zu dick" und eine Angst vor Gewichtszunahme sowie hormonellen Störungen mit Ausbleiben der Regelblutung. Unter einer Bulimie leiden ebenfalls

meist junge Frauen, die wiederkehrende Essanfälle haben, einer Gewichtszunahme aber gegensteuern durch selbstinduziertes Erbrechen oder den Missbrauch von Appetitzüglern, Abführmitteln, durch Fasten oder exzessive körperliche Betätigung und einer gestörten Selbstwahrnehmung als „zu fett". Bei der Binge-Eating-Störung stehen wiederkehrende Essanfälle im Vordergrund, ohne gegensteuernde Maßnahmen, was daher meist mit Übergewicht verbunden ist.

Alle Essstörungen zeigen in gewisser Weise einen Suchtcharakter aufgrund des Kontrollverlusts über das gestörte Essverhalten und des starken Verlangens („Craving"), dieses auszuführen. Allerdings liegt keine körperliche Abhängigkeit vor, auch der Abstinenzbegriff ist ein anderer und Rückfälle setzen nicht die ganze Suchterkrankung wieder in Gang. Dennoch kann es in der Therapie hilfreich sein, gestörtes Essverhalten zu definieren und von normalem Essverhalten zu unterscheiden, Abstinenz von gestörtem Essverhalten zu vereinbaren und Rückfälle in gestörtes Essverhalten als solche herauszuheben und wie bei Abhängigkeitsstörungen zu bearbeiten.

In der Gestalttherapie hat das Störungsbild der Bulimie besondere Aufmerksamkeit auf sich gezogen (Wardetzki 1999) und soll deswegen im Weiteren betrachtet werden.

Die ersten Anzeichen der Erkrankung beginnen meist in der Pubertät, teilweise mit Heißhungerattacken nach Diäten, es können auch magersüchtige Phasen vorangehen. Die Pubertät ist für diese Mädchen eine Phase, in der sie sich aufgrund mangelnder innerer oder/und äußerer Stützung den Entwicklungsaufgaben oder Anforderungen an sie nicht gewachsen fühlen. Sie erleben sich aufgrund des Ablösungsprozesses von den Eltern und den veränderten Rollenerwartungen der Gleichaltrigengruppe (Beschäftigung mit Aussehen, „Cool-sein", Aufnahme von Beziehungen zu Jungen etc.) überfordert. Die Betroffenen erleben diese Phase nicht als ein natürliches Hineinwachsen in die neuen Rollen und Beziehungen, als ein positives Annehmen dieser Herausforderungen, sondern als verwirrend und ängstigend.

Der Zusammenstoß mit der Welt, anders sein zu müssen, um zugehörig zu sein und akzeptiert zu werden, ist eine Erschütterung, eine Überschreitung der Möglichkeiten der Ich-Grenze, die das Grundbedürfnis nach Orientierung und Kontrolle massiv verletzt. Diese bedrohliche Situation wird durch eine Kontaktunterbrechung zu lösen versucht, indem sie ihre bisherige Identität, ihr „wahres Selbst" (Perls 1981, 299) aufgeben. Das natürliche Gefühl für die eigenen Grenzen, die bisherigen Identifikationen, das Gespür für sich selbst und das Gefühl für den eigenen Wert gehen verloren. Folgen dieser Konfluenz sind Minderwertigkeitsgefühle und eine

Anfälligkeit für Introjektion von äußeren Maßstäben, um die entstandene Leere zu füllen. Diese unerledigte Situation wird in einem Schema von Angst und Depression repräsentiert, verlassen und verloren zu sein, nicht in die Welt zu passen, und dem Glauben, dass dies selbst verschuldet ist durch eigene Unfähigkeit, verbunden mit Selbsthass.

Als Ausweg aus dieser unerträglichen inneren Verfassung wird ein komplexes Anpassungsmuster von Kompensation, Dekompensation und erneuten Kompensationsbemühungen gebildet. Das Gefühl der Minderwertigkeit wird mit einer äußeren Fassade eines „idealen Selbst" der Schlankheit, Attraktivität und Perfektion kompensiert, in der Hoffnung, darüber Anerkennung zu erhalten. Die Empfindungen von diffuser Leere, Verlassenheit und Unzulänglichkeit werden dadurch jedoch nicht eliminiert und durch äußere Ereignisse, Enttäuschungen und Misserfolge etc. wird dieses Schema getriggert und das Selbstwertgefühl bricht zusammen. In einer verwirrenden Welt, in der die Bulimikerin sich inadäquat erlebt, ermöglicht das Essverhalten und der Umgang mit dem eigenen Körper – wie auch bei Magersüchtigen – nun eine tatsächliche, subjektiv erlebte Kontrolle. Die negativen emotionalen Zustände werden durch Überessen gedämpft, die dadurch entstehende Bedrohung des „idealen Selbst" (Gewichtszunahme) durch Erbrechen abgewendet. Das Selbstwertgefühl wird durch erneutes zwanghaftes Investieren in die selbstbewusste, perfekte Fassade mühsam wieder aufgebaut, bis zur nächsten Enttäuschung – ein Teufelskreis. Diese komplexe Selbstwertstörung hat Wardetzki (1991) in dem Konzept des „Weiblichen Narzissmus" erfasst. Das Anpassungsmuster ist fixiert, gewinnt eine Eigendynamik, aus der die Betroffenen allein keinen Ausweg finden.

Die schillernde Symptomatik des Ess-Brech-Verhaltens überdeckt ein weit umfassenderes Krankheitsbild, das auch die defizitären Stützfunktionen, die strukturellen Defizite der mangelnden Selbstwahrnehmung, Affektregulierung und Selbstwertregulierung umfasst. Ebenso wird eine gravierende Beziehungsstörung überdeckt, in Form von Angst davor, sich auf tiefere Beziehungen einzulassen, häufiges Scheitern von Beziehungen, meist durch Überanpassung und Selbstaufgabe, Vermeiden von Eigenständigkeit und Einflussnahme.

Ansatzpunkte, Ziele und Vorgehen

Das Ziel der gestalttherapeutischen Behandlung ist die Reduktion der Ess-Brech-Symptomatik, aber auch der Verbesserung des Identitätsempfindens durch „Richtigstellung falscher Identifikationen" (Perls 1976, 61), um wieder „richtig zwischen sich und der Welt unterscheiden" zu können (Perls 1976, 82). Dieses Grenzerleben muss durch Wiederherstellung der geschädigten Kontaktfunktionen unterstützt werden. Die Identitätsbildung wird zudem durch die Integration von Selbstanteilen gefördert.

Zu Beginn der Behandlung steht die Arbeit an der Krankheitseinsicht, der Einsicht, mit den bisherigen Strategien, ihr Essproblem zu verheimlichen und über Selbstkontrolle in den Griff kriegen zu können, gescheitert zu sein. Dies kann auch mit der Erfahrung verbunden werden, nicht allein zu stehen mit dieser Erkrankung, dass es andere Betroffene gibt und man sich in Selbsthilfegruppen gegenseitig auf dem Genesungsweg unterstützen kann.

Ein weiterer Fokus in der Anfangsphase der Behandlung ist die Unterbrechung der Eigendynamik des gestörten Essverhaltens. Dies geschieht über Absprachen zu Essensmengen und Essenszeiten und die Entkoppelung von Nahrungsaufnahme und emotionalen Reaktionen auf innere oder äußere Ereignisse. Rückfälle werden positiv konnotiert („Umwege, die die Ortskenntnis erleichtern") und als Gelegenheiten verstanden, Bewusstheit über die Funktion des gestörten Essverhaltens in aktuellen problematischen Situationen zu verbessern.

Die Arbeit an der Funktion und Bedeutung des gestörten Essverhaltens ist ein langer Weg und beinhaltet über die Bewusstheit der aktuellen Funktion das wachsende Verständnis für das persönliche Schicksal der oben skizzierten, in der Vergangenheit verletzten Grundbedürfnisse, der unabgeschlossenen Situationen und der gewählten Anpassungen. Die Klientin kann langsam und schmerzlich die Erkenntnis zulassen, wie sehr sie sich in ein Prokrustesbett von Idealvorstellungen von sich gezwängt und sich seelisch und körperlich verkrüppelt hat.

Je mehr dies verstanden wird, kann eine Haltung des Mitgefühls mit sich selbst (für das innere junge Mädchen) entstehen, kann langsam zwischen Idealselbst und dem realen, unentwickelten Selbst unterschieden werden und können die defizitären Stützfunktionen in den Blick genommen werden. Dazu gehört auch die Restrukturierung des natürlichen Essvorgangs (Perls 1978, 229 ff.), von Auswählen, Abbeißen, Schmecken, Kauen oder Ausstoßen, Schlucken, Verdauen (Assimilieren) und Ausscheiden, der bei vielen völlig verloren gegangen ist. Dies ist nur ein Aspekt des allgemeinen Themas des Wiederherstellens der Kontaktprozesse: Verbesserung des Unterscheidens in jeglicher Hinsicht (Aufheben der Konfluenz), Aufheben der Neigung zur Introjektion durch Wiederherstellen des Grenzempfindens von Hungergefühl, Sättigungsgefühl, Ekel, zu differenzieren „was tut mir gut, was tut mir nicht gut", was ist nährend, was ist toxisch – bezogen auf alle Einflüsse, nicht nur auf Nahrung.

Die Verbesserung der Kontaktprozesse unterstützt die Verbesserung des Identitätsempfindens, aufbauend auf dem zunehmend realen Selbsterleben, der Distanzierung von „falschen Identifikationen“ und der Integration von voneinander dissoziierten Selbstanteilen wie Minderwertigkeit und Ideal-Selbst. Dies geschieht über Kontaktaufnahme und inneren Dialog zwischen diesen Teilen plus reifenden Anteilen wie der wachsenden Selbstfürsorge mittels Stuhlarbeiten oder imaginativen Inszenierungen. Die Frucht dieser Arbeit zeigt sich in einer verbesserten Beziehungsfähigkeit. In der therapeutischen Beziehung kann den Frauen eine Möglichkeit eröffnet werden,

> „sich einzulassen, ohne zu befürchten, verlassen zu werden, wenn sie unangepasst sind und das heißt für diese Frauen, wenn sie so sind, wie sie sind und sich und anderen nichts vormachen, wie sie es bisher immer taten“ (Wardetzki 1995, 10).

Die gewachsenen Fähigkeiten der Selbstbehauptung, Eigenständigkeit und Einflussnahme sind gute Voraussetzungen für gelingende Beziehungen.

4 Der therapeutische Prozess

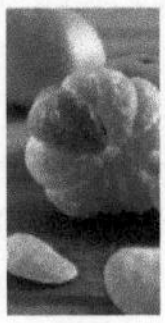

4.1 Behandlungsziele und Veränderungsstrategien

4.1.1 Leitideen gestalttherapeutischen Handelns

Das paradoxe Prinzip der Veränderung

Der Lebensprozess ist ein ständiger kreativer Anpassungsprozess an sich ständig wandelnde Situationen. In manchen Situationen jedoch reagieren und handeln Menschen nach alten Mustern (Landkarten), die sich in der gegenwärtigen Situation als unpassend erweisen und dysfunktional geworden sind. Gelingt die Anpassung nun nicht mehr, und können Menschen ihre Beziehungen nicht mehr befriedigend gestalten, geraten sie in eine Krise und suchen Veränderung. Auf diesen Wunsch hatte Perls damals eine paradox klingende Antwort:

> „Sobald man sagt: ‚Ich möchte mich ändern‘ – ein Programm aufstellt –, wird eine Gegenkraft in einem erzeugt, die von der Veränderung abhält. *Änderungen finden von selbst statt*“ (Perls 2014, 187, im Original kursiv).

Seine Sicht der Dinge ist: „Solange man ein Symptom bekämpft, wird es schlimmer“. Und „[…] wenn man annimmt, was da vorhanden ist, dann ereignet sich der Wandel von selbst. Das ist das Paradox des Wandels.“ Und: „[…] – in dem Augenblick, in dem man mit sich selbst in Berührung kommt –, beginnt das Wachstum, beginnt die Integration, die Sammlung“ (Perls 2014, 187).

> „Niemand kann zu einem gegebenen Augenblick von dem verschieden sein, was er in diesem Augenblick ist, einschließlich aller Wünsche und Bitten, dass er doch anders sein möchte. Wir sind, was wir sind.“ (Perls 2014, 52).

Dieses Grundprinzip der Veränderung hat Arnold Beisser, ein Schüler von

Fritz Perls, auf dem Hintergrund von dessen Arbeiten als „Paradoxe Theorie der Veränderung“ zusammengefasst (Beisser, 1970). Die Grundthese lautet: Veränderung geschieht, wenn man nicht auf Veränderung abzielt. Veränderung geschieht, wenn jemand wird, was er ist, nicht, wenn er versucht, zu werden, was er nicht ist. Veränderung ergibt sich nicht aus dem Versuch, sich zu zwingen, sondern indem man sich in seinem individuellen gegenwärtigen Sosein annimmt.

In einer kurzen Formel zusammengefasst geht es um das „Annehmen, was ist“. Damit ist jedoch ein komplexer Prozess des Zusammenwirkens unterschiedlicher Faktoren gemeint, um eine dauerhafte Veränderung zu bewirken und Wachstumsprozesse anzustoßen: die besondere Art der therapeutischen Beziehung im intersubjektiven Feld und die Art, wie die Erweiterung der Bewusstheit genutzt werden kann. Diese beiden Faktoren werden als stärkste Wirkfaktoren für Veränderung und Wachstum angesehen.

Das 5-Phasen-Modell der Veränderung

Fritz Perls hat in seinen späteren Jahren seine therapeutischen Erfahrungen in einem Prozessmodell zusammengefasst, das fünf Phasen beinhaltet. Frambach (1999) hat nachgewiesen, dass sich in diesem Modell das polare Denken Friedlaenders wiederfindet, Staemmler/Bock (1998) haben eine Mikroanalyse der Veränderungsprozesse vorgenommen. In Anlehnung an Frambach werden wir die Phasen als Fixierung, Differenzierung, Diffusion, Vakuum und Integration bezeichnen.

Fixierung

Die erste Phase oder Ebene in der Therapie ist die der starren, fixierten Muster, der vorgefassten Vorstellungen und festgelegten Verhaltensformen oder Charakterhaltungen. Perls (1980, 97) bezeichnet eine solche Haltung als eine „‚Als ob‘-Haltung, die von uns verlangt, dass wir nach einem Konzept leben, nach einer Phantasievorstellung, die wir oder andere geschaffen haben […]“. Statt Selbstverwirklichung wird die Verwirklichung eines Selbstkonzepts angestrebt (Beispiel: „Um geliebt zu werden, muss ich es meiner Partnerin recht machen.“), die Neurotikerin spielt Rollen, die nicht von ihrem Potential, ihren echten Bedürfnissen getragen werden (Perls 1980) und macht diese durch Identifikation zur Wesensmitte seiner Persönlichkeit (Frambach 1996). Der Neurotiker fixiert sich also

> „auf bestimmte Aspekte der Identität, die den Vordergrund der Bewusstheit besetzt halten. Andere nicht angenommene Aspekte der Persönlichkeit werden mehr oder weniger permanent in den Schatten des Hintergrundes, hinter die Kulissen der Lebensbühne, verdrängt" (Frambach 1999, 304).

Dieses Bild der Stagnation kommt im Therapieprozess dadurch in Bewegung, dass immer deutlicher Erregungen, ein Bedürfnis, ein Impuls gespürt und bewusst erlebt werden (Staemmler/Bock 1998), welche vorher ungelebt und nicht bewusst waren und nicht zu dem fixierten Selbstkonzept passen (in unserem Beispiel: ‚Ich habe den Wunsch, etwas zu tun, was meine Partnerin missbilligt').

Differenzierung

Mit dem Erleben eines Bedürfnisses oder eines vermiedenen Impulses wird auch die Angst wieder spürbar, die zu der Vermeidung beigetragen hat. Häufig zeigt der Klient in dieser Phase erneut ein Vermeidungsverhalten und unternimmt irgendetwas,

> „um seine Aufmerksamkeit von seinen gegenwärtigen Erfahrungen abzulenken. Er wird in Erinnerungen und Erwartungen (in Vergangenheit und Zukunft) entfliehen, in eine Kette von Ideen (freie Assoziation), in Intellektualisierung oder ein Erörtern von richtig oder falsch" (Perls 1980, 152).

Dies ist ein Zeichen dafür, dass eine unabgeschlossene Gestalt auftaucht, meist begleitet von einer Katastrophenerwartung („wenn ich hierbei bleibe, könnte ich etwas Dummes machen, es würde mich keiner mehr mögen, das gibt eine Katastrophe" o. ä.). Diese Vermeidungsreaktion, diese „phobische Haltung", ist für Perls ein Feind der Entwicklung. Sie ist die Angst vor dem Schmerz und dem Leiden, die mit Entwicklung einhergeht, zu der auch gehört, „sich wahrhaft unangenehmen Situationen zu stellen" (Perls 1976, 142). Es wird also eine

> „Differenzierung vollzogen, die Bewusstheit wird differenzierter, da bislang ungelebte, gegenpolige Seiten und Bedürfnisse der Psyche zumindest teil- und zeitweise die Möglichkeit haben, ins Erleben zu treten und Gestalt zu werden. Zum Beispiel tritt eine permanent in den Hintergrund gedrängte Aggression in den Vordergrund, der sonst durch-

> gehend von einer aufgesetzten, gleichsam chronischen Freundlichkeit besetzt ist" (Frambach 1999, 304).

Das Erleben des Konflikts, der Spannung zwischen Bedürfnis, Emotion, Herausbewegung und zurückdrängender Gegenbewegung der Angst und Vermeidung kann nun als Thema erforscht werden, insbesondere das WIE der Blockierung, die nun immer bewusster wird (wie die Person in unserem Beispiel den aggressiven Impuls blockiert). Damit verliert die Person auch die „Illusion der Verantwortungslosigkeit", wie Staemmler/Bock (1998, 96) es benennen. Die Klientin kann erkennen, dass es keinen Sinn macht, äußere Faktoren für ihr Leid verantwortlich zu machen, sondern dass das Veränderungspotential in ihr selbst steckt.

Diffusion

Wenn die Klientin ihr Bestreben, unangenehme Gefühle zu vermeiden versteht und den Widerwillen gegen diese Gefühle hinter sich lassen kann, also das Risiko einer unangenehmen Situation in Kauf nimmt, dann nähert sie sich einer „existentiellen Krise". Dies ist die Phase, in der keine wirksame Selbstunterstützung oder externe Unterstützung mehr erlebt wird – sei dies real oder nur in der Vorstellung – um mit der Situation umzugehen. Das Alte stimmt nicht mehr, das Neue ist jedoch noch nicht vorhanden, noch nicht entwickelt oder noch nicht wieder-entdeckt. Die Klientin hat Angst vor dem Unkontrollierbaren, dem, was in ihrer Phantasie durch das In-Kontakt-Bleiben mit der unangenehmen Situation auf sie zukommen kann (in unserem Beispiel: den aggressiven Impuls zu spüren, aber Angst vor dem Scheitern zu haben, davor, mit dem Impuls nicht umgehen und die Folgen nicht tragen zu können). Mit anderen Worten:

> „In diesem Engpass […] hat sich die alte Struktur der bisherigen vordergründigen Identifikations-Fixierung in eine diffuse Verwirrung aufgelöst" (Frambach 1999, 304).

Vakuum

In dieser Phase der Verwirrung wäre es nun kontraproduktiv, zu versuchen, wieder inhaltliche Klarheit zu schaffen. Ein vorzeitiges Springen auf den neuen Pol, indem man beispielsweise „lösungsorientiert" vorgeht und vorzeitig in eine neue Identifikation wechselt (in unserem Beispiel durch ein Selbstbehauptungstraining), oder der Versuch einer Kompromisslösung („zwar den Ärger auszudrücken, aber vernünftig"), oder die Pole gegeneinander zu isolieren, indem man sie einzeln behandelt und ihnen so die dynamische Spannung nimmt, führt nur zurück in den Zustand der polaren Differenzierung. Beide Pole müssen klar definiert bleiben, gleichberechtig anerkannt werden und aufeinander bezogen bleiben (Staemmler/Bock 1998). Erst wenn die ganze Aufmerksamkeit dem Vermeidungspol vor dem Hintergrund des auftauchenden Bedürfnisses gewidmet wird, kann sich die polare Differenzierung auflösen und in ein Vakuum eintreten, das als eine gewisse Richtungs- und Orientierungslosigkeit erlebt wird. Denn hier

> „findet keine polare Differenzierung im Vorder- und Hintergrund statt, hier wird deren kreative Mitte erfahren, der Grund, das Nichts der schöpferischen Indifferenz. Was als ‚furchtbare Leere' drohte, als Verlust, erweist sich im Nachhinein als ‚fruchtbare Leere'. Nach einseitiger, schiefer Identifikation findet der Mensch wieder zum ‚mittleren Modus, aus dem heraus das Selbst frei und spontan gestaltet"(Frambach 1999, 304).

Integration

Der entscheidende therapeutische Schritt in der Leere ist es, in dieser Erfahrung auszuharren:

> „Der Mensch, der fähig ist, in der Erfahrung der fruchtbaren Leere zu bleiben – der seine Verwirrung bis zum Äußersten erfährt –, und der sich alles bewusst machen kann, was seine Aufmerksamkeit verlangt (Halluzinationen, abgebrochene Sätze, vage Gefühle, seltsame Empfindungen), dem kann eine große Überraschung blühen, er wird wahrscheinlich ein plötzliches ‚Aha'-Erlebnis haben; plötzlich wird eine Lösung nach vorn kommen, eine Einsicht, die vorher nicht da gewesen ist, ein blendender Blitz von Erkenntnis oder Verständnis. […] Der schwierigste Teil des ganzen Prozesses ist die Abstinenz von der Intellektualisierung und Verbalisierung des laufenden Prozesses. Das würde nämlich eine Blockierung bedeuten und würde den Experimentierenden spalten in den erklärenden Beobachter und den Handelnden, der Erfahrungen macht" (Perls 1976, 119f.).

Das Aufgeben der Kontrolle in dieser Phase bedarf eines großen Vertrauens in die Therapeutin und die therapeutische Beziehung. Wenn dies gelingt, kann das Bild sehr rasch kippen: Aus der Leere, aus der Mitte der „schöpferischen Indifferenz" erfolgt eine sich frei ordnende, organismische, polare Differenzierung (in unserem Beispiel Freundlichkeit und Aggression je nach Situation erleben und tolerieren).

> „Ein bislang hintergründiger psychischer Aspekt, wie zum Beispiel Aggression oder Trauer, kann sich nun ungehindert im Vordergrund entfalten und dadurch eine ‚unerledigte Situation', eine ‚offene Gestalt' schließen. Es kommt zu einer Integration eines nicht angenommenen seelischen Aspekts, der zusammen mit seinem bereits zugelassenen psychischen Gegenpol als balancierende Polarität in den Verantwortungsbereich der Persönlichkeit integriert wird" (Frambach 1999, 304).

Die entscheidende Lehre aus dieser Leitidee gestalttherapeutischen Handelns ist die, dass es keinen Sinn macht bzw. kontraproduktiv ist, die dysfunktionale Anpassung oder Blockierung zu umgehen, zu durchbrechen o.ä. Es gilt, sie zu erforschen und prägnant werden zu lassen vor dem Hintergrund des zugrundeliegenden aktuellen Bedürfnisses bzw. dem Bedürfnis aus der unerledigten Situation der Vergangenheit. Dann kann sich die einseitige Fixierung auflösen, es kann eine Mitte gefunden werden, in der sich vormals gegensätzliche Züge polar integrieren.

Organismische Selbstregulierung fördern

Gemäß den drei Perspektiven der kreativen Anpassung, die wir unterscheiden, der Selbstregulierung durch Behebung von Mangelzuständen, der Aufrechterhaltung und Verwirklichung der Ich-Identität und der interpersonellen Regulierung, wird der Mensch unter dem Blickwinkel der organismischen Selbstregulierung als Organismus verstanden, der immer wieder Mangelzustände erlebt, diese in seinem Feld durch Ausgleichsprozesse mit seiner Umwelt behebt und bestrebt ist, eine Homöostase aufrechtzuerhalten. Dies gelingt ihm durch Kontaktprozesse der Aufmerksamkeit, durch Orientieren, Bewerten, Aktivieren von Energie, Initiative ergreifen, mittels derer er Bedürfnisse bewusst wahrnimmt und diese in Auseinandersetzung mit seiner Umwelt befriedigt. Gestalttherapeutinnen stellen diese Abläufe in einem Kontaktzyklus-Modell dar (Kapitel 3.2).

Diese Prozesse können gestört sein: Statt einer kreativen Anpassung werden dysfunktionale Anpassungsmuster gebildet, die nicht geeignet sind, die Bedürfnisse des Organismus zu befriedigen. Störungen, Symptome und Beziehungsschwierigkeiten sind die Folge. Die Förderung der organismischen Selbstregulierung als Leitidee gestalttherapeutischen Handelns zielt darauf ab, die Kontaktprozesse zu verbessern und Unterbrechungen im Kontaktzyklus aufzuheben.

Über die zentrale Arbeit an der Bewusstheit lässt sich das Grenzempfinden, die Unterscheidung zwischen Ich und Nicht-Ich, zwischen sich und anderen, verbessern. Im Kontakt im Hier-und-Jetzt der therapeutischen Beziehung oder zu anderen – beispielsweise in der Gruppentherapie – sind die Unterbrechungen der Kontaktprozesse wahrnehmbar. Die phänomenologische Exploration und die wachsende Bewusstheit helfen, die Verantwortung und Urheberschaft bei sich selbst zu identifizieren und daher mit Alternativen experimentieren zu können. Dabei ist wesentlich, Schemaprozesse zu verstehen, die der Gestaltbildung, also dem, was in Kontaktinteraktionen wahrgenommen oder erwartet wird, zugrunde liegen und von vornherein Kontaktmuster bahnen.

Das Ziel ist es, Bedürfnisse besser wahrzunehmen und effizienter befriedigen zu lernen.

Persönlichkeitsintegration fördern

Neben der Motivation, Bedürfnisse zu befriedigen und eine Homöostase aufrechtzuerhalten, hat der menschliche Organismus auch die Motivation, seine Identität als Ganzheit zu bewahren. Dies geschieht nicht über Austauschprozesse mit der Umwelt, sondern die Einflüsse der Umwelt sind Anforderungen an die innere Organisation, eine relative Konstanz und Stabilität des Organismus aufrechtzuerhalten und bei Störungen zeitnah wieder in die individuelle Mitte, die dem eigenen Wesen entspricht, zurückzufinden. Erfahrung muss so organisiert werden, dass sie in den bestehenden Kontext des organismischen Hintergrundes integriert werden kann.

Diese Prozesse können gestört werden, wenn der Organismus Erschütterungen ausgesetzt wird, die die regulären Verarbeitungsprozesse überfordern. Als Folge einer dann dissoziativen Verarbeitung werden Erfahrungselemente isoliert und abgespalten von den übrigen Prozessen des organismischen Hintergrundes. Dies resultiert in Beeinträchtigungen der Selbststützung und damit wiederum in Beeinträchtigungen des Kontakts, was sich in Symptomen und Beziehungsschwierigkeiten zeigt.

In der gestalttherapeutischen Arbeit wird über ein Verstehen dieser Prozesse die Identifikation der isolierten Selbstanteile und mittels integrationsfördernder therapeutischer Strategien die Integration der Persönlichkeit gefördert. Solche Strategien beinhalten Dialoge zwischen Selbstanteilen, um deren Vernetzung miteinander zu verbessern.

Das Ziel ist es, dass die Person sich wieder als ein einheitliches Ganzes mit einem kohärenten Identitätsgefühl erleben und von dort aus handeln kann.

Interpersonelle Beziehungsgestaltung fördern

Gestalttherapie ist eine interpersonelle Therapie. Der Mensch wird von Grund auf als ein beziehungsorientiertes Wesen gesehen. Die dieser Haltung zugrundeliegende Dialogphilosophie Martin Bubers wurde in den letzten Jahrzehnten durch die Fortschritte der Entwicklungspsychologie und Säuglingsforschung eindrucksvoll bestätigt. Nach Buber pendelt der Mensch zwischen einer zweckgerichteten Ich-Es- und einer zweckfreien Ich-Du-Beziehung zu seinen Mitmenschen und seiner Umgebung hin und her. Die erste Beziehungsweise entspricht grob gesagt einem Subjekt-Objekt-Verhältnis, die letztere einem Subjekt-Subjekt-Verhältnis zum Anderen. Die Ich-Du-Beziehung in Bezug auf die Mitmenschen ähnelt daher dem Konzept der Intersubjektivität. Die in diesem Forschungsbereich gewonnenen Erkenntnisse haben das gestalttherapeutische Verständnis der Ich-Du-Beziehung bereichert.

Psychische Störungen sind aus der dialogisch-gestalttherapeutischen Perspektive Störungen der Beziehung zu sich selbst und zu anderen. Sie sind durch Störungen in der Beziehung zu anderen entstanden, sind in maladaptiven Beziehungsschemata repräsentiert und werden durch eine schemagebundene Beziehungsgestaltung bzw. durch Anpassungsmuster, die die Aktivierung dieser Beziehungsschemata verhindern sollen, aufrechterhalten. Intersubjektivität als eine höhere, komplexere Ebene der Beziehungsgestaltung wird verhindert.

In der gestalttherapeutischen Arbeit wird ein Verstehen dieser Beziehungsmuster gefördert. Gleichzeitig werden durch eine dialogische therapeutische Beziehungsgestaltung emotional korrigierende Neuerfahrungen ermöglicht, die die interpersonelle Beziehungsgestaltung der Klientin in ihren Alltagsbeziehungen verbessern und das Potential zu intersubjektiven bzw. Ich-Du-Begegnungen erhöhen sollen.

Umgang mit Widerstand gegen Veränderung

Widerstand ist phänomenologisch ein Phänomen des sich Sträubens, das subjektiv als nicht Wollen oder nicht Können erlebt wird.

> „Widerstand ist jede Veränderung, von der wir wissen, dass wir sie vollziehen wollen oder sollten, die wir aber dennoch nicht erreichen können. Etwas ist uns im Weg und sträubt sich gegen diesen Wandel“ (Kepner 1988, 102).

In der Gestalttherapie wird Widerstand positiv konnotiert, als sinnvoller Schutzmechanismus, der der Therapeutin und der Klientin selbst signalisiert, dass der aktuelle therapeutische Prozess aus irgendeinem Grund zu bedrohlich ist. Die Klientin schützt sich vor einem befürchteten Schaden:

> „Es ist schwierig, gegen den natürlichen Impuls anzukämpfen, sich vor Schaden zu bewahren. Der Therapeut, der gegen einen Widerstand ankämpft oder ihn überwindet, wird somit in die Lage versetzt, eine natürliche und sinnvolle Reaktion ausschalten zu müssen. Von welchem Organismus kann man erwarten, dass er den Schutz seiner Integrität aufgibt, selbst wenn dies angeblich ‚gut für ihn‘ ist? Selbst wenn der Klient mit den Zielen des Therapeuten voll übereinstimmt und seinen eigenen Widerstand als unerwünscht betrachtet, kollaborieren Therapeut und Klient bei der Umgehung der natürlichen Schutzfunktion des Organismus. Eine solche Absicht wird häufig blockiert werden, da die Bedürfnisse nach Überleben und Selbstintegrität im allgemeinen den Drang nach Veränderung überwiegen“ (Kepner 1988, 109).

Die Klientin steht vor einer Situation, die ihre Ich-Grenze, den Radius ihrer Kontaktmöglichkeiten unter Erhaltung ihrer Ich-Identität, zu weit zu überschreiten droht. Dies kann beispielsweise durch einen Vorschlag für ein Verhaltens-Experiment geschehen, dem sich die Klientin nicht gewachsen fühlt, aber auch intrapsychisch durch das Auftauchen einer unerledigten Gestalt, was sie in eine „phobische Haltung“ versetzt, wie sie im „5-Phasen-Modell“ der Veränderung beschrieben wird.

Der gestalttherapeutische Umgang mit Widerstand ist zum einen, die Bewusstheit über das „Wie“ des Widerstandes zu erhöhen und ihn phänomenologisch zu untersuchen wie jedes andere Phänomen. Zum anderen wird der Gestalttherapeut gemäß dem Prinzip des paradoxen Prinzips der Veränderung „mit dem Widerstand gehen“, bei ihm bleiben, die Aufmerksamkeit der Klientin auf ihn richten. Ein Beispiel für eine Variante dieses Vorgehens geben Simkin/Yontef (1984, 299):

> „Der Patient sieht traurig aus.
> T: Wessen bist du Dir gerade bewusst?
> P: Ich bin traurig.

T: Bleib dabei.
P: (Tränen kommen hoch, dann spannt sich der Patient an und schaut weg).
T: Ich sehe, dass du dich anspannst. Was erlebst du gerade?
P: Ich möchte nicht bei meiner Traurigkeit bleiben.
T: Bleibt bei dem, dies nicht zu wollen. Gib dem Nicht-Wollen Worte."

4.1.2 Behandlungsansätze im Vorkontakt

Bewusstheit und Einsicht fördern

Bewusstheit zu fördern ist eines der zentralen Ziele der Gestalttherapie:

> „Ich glaube, dass es vor allem darauf ankommt, folgendes zu verstehen: Bewußtheit per se – durch und aus sich selbst heraus – kann heilsam sein" (Perls 2014, 26).

> „Wir sprechen dann von Bewusstheit, wenn eine Person sich bewusst ist, *was* sie tut, *wie* sie es tut, dass sie Alternativen hat und dass sie selbst *gewählt* hat, so zu sein wie sie ist" (eigene Übersetzung, Yontef 1993, 145, kursiv im amerikanischen Original).

Bewusstheit fördern verbessert die Orientierung und schafft größere Wahl- und Handlungsfreiheit: „Kontakt verlangt Orientierung im Augenblick" (Perls 1976, 93). Und sobald die Bewusstheit gesteigert ist, ist auch Orientierung möglich. Perls war überzeugt, dass nur die Bewusstheitstechnik, er nannte sie auch Konzentrationstechnik, wirklich therapeutische Resultate erzielen kann. Die aus sich heraus heilende Bewusstheit (Awareness) wird letztlich als das Mittel angesehen, das Veränderungen und Wachstum auslöst (Perls et al. 1979, Yontef 1999). Je mehr sich die Klientin ihrer Situation bewusst wird, desto freier kann sie den nächsten Schritt wählen. Erst wenn die Klientin mit der Kraft ihrer Bewusstheit ihre gegenwärtige Situation erkennt, d. h. wenn sie erkennt, wie sie spürt, wie sie handelt, wie sie das Feld organisiert, auch wie sie den Kontakt behindert, dann kann in dem Anerkennen dessen, „was ist", schon der erste Schritt der Veränderung liegen.

> „Wenn man tiefer in sich hineingeht, in das, was man ist, wenn man annimmt, was da vorhanden ist, dann ereignet sich der Wandel von selbst. […] In dem Augenblick, in dem man mit sich selbst in Berührung kommt –, beginnt das Wachstum, beginnt die Integration, die Sammlung" (Perls 2014, 187).

Mit der Bewusstheit über die gegenwärtige Situation hat die Klientin eine Möglichkeit, neu zu wählen, was sie als nächstes tun möchte, was sie als nächstes verantwortungsvoll tun möchte.

Zudem bezieht sich Bewusstheit auf den Prozess, in wachsamem Kontakt mit den wichtigsten Ereignissen in der aktuellen Situation zu sein, um schließlich Einsicht zu gewinnen. Einsicht ist die unmittelbare Wahrnehmung der offensichtlichen Einheit der unterschiedlichsten Elemente im subjektiv wahrgenommenen Feld. Sie „ist das Aha-Erlebnis, das gleichzeitige, integrative Gewahrsein der Teile und des Ganzen“ (Yontef 1999, 175). Psychische Einsicht heißt, den Sinn, die emotionale Bedeutung der Organisation des Feldes zu fühlen.

> „Das schließt das Wissen um die eigenen Emotionen ein, die Bedürfnisse, Motivationen und das eigene Verhalten […] Es ist das Wissen um sich selbst und den anderen, das ganze Feld eingeschlossen“ (Yontef 1999, 176).

Einsicht gewinnen bezieht sich auch darauf, die Wirkung dessen zu kennen, was man freiwillig gewählt hat, und zu wissen, wofür man dann auch verantwortlich ist (Yontef 1999, 176). Sich seiner Gefühle und Handlungen bewusst zu werden, führt zu der Freiheit, sich entscheiden zu können. Und wer sich mit Bewusstheit entscheidet, kann sein Handeln als selbstverantwortlich gestalten und verstehen. Mit der Freiheit, neue Entscheidungsoptionen zu wählen, kann sich die Klientin selbstbestimmt und eigenverantwortlich sein Leben gestalten.

Bewusstheit und Einsicht werden mit der Methode des sogenannten Bewusstheitskontinuums gefördert. Die Klientin wird angeleitet, ihre Aufmerksamkeit im Sinne der Achtsamkeit horizontal auf all das, was ist, auf ihr gegenwärtiges Erleben von Moment zu Moment zu richten („Jetzt bin ich mir bewusst …“ usw.). Dabei werden drei Zonen der Bewusstheit unterschieden, die Bewusstheit der äußeren Welt mit Hilfe der Wahrnehmung über die fünf Sinne, die Bewusstheit der inneren Welt, dessen, was auf und unter der Haut im Körperinneren erlebt wird und die Bewusstheit der mentalen Aktivität, der Gedanken, Gefühle, Impulse, Vorstellungen, Bewertungen, Erinnerungen, Erwartungen etc. (Stevens 1975, 15 f.).

Diese Figur-bezogene Bewusstheit des fortlaufend unmittelbar figürlich in den Vordergrund Tretenden kann durch das Hintergrund-bezogene Gewahrsein begleitet werden, um die Bedeutung des Erlebten zu erkennen (ein Dolchstoß auf der Theaterbühne vs. auf der Straße hat eine jeweils andere Bedeutung). Gewahrsein zu fördern ist möglich, wenn das Erlebte mit Interesse und Neugier begleitet wird und bei der Klientin Fragen zu dem

Erlebten entstehen können. Dieser Prozess kann auch durch therapeutische Fragen gefördert werden, wie: „Was tust Du?“, „Was fühlst Du?“, „Was möchtest Du?“ sowie „Was vermeidest Du?“ und „Was erwartest Du?“ (Perls 1985, 94).

Als dritter Aspekt der Bewusstheit kann der Bewusstheitszustand des „mittleren Modus“ erlebt werden, in welchem man absichtslos offen ist, für das Unerwartete, dafür, sich überraschen zu lassen, sich zu wundern, eine spontane Einsicht in die Struktur des Feldes zu erlangen.

Einsicht fördern bezieht sich aber auch auf Elemente, die die unmittelbare Wahrnehmung der Welt, wie sie ist, und des Selbst, wie es ist, eintrüben. Dazu gehören Überzeugungen und Konventionen, Schemata, die sich wie ein Schleier über die unmittelbare Wahrnehmung legen und Erfahrung blockieren. Dazu sagt Perls (1974, 59):

> „Dieses Bewusstheitskontinuum scheint sehr einfach zu sein, nur eben von Sekunde zu Sekunde sich selbst bewusst zu sein, was geschieht. Wir sind uns immer eines Etwas bewusst, außer wenn wir schlafen. Sobald jedoch die Bewusstheit unangenehm wird, unterbrechen sie die meisten Leute. Dann fangen sie plötzlich an zu Intellektualisieren, fangen an mit Geschwätz über Gründe und Für und Wider, mit Flucht in die Vergangenheit, Flucht in die Erwartungen, guten Vorsätzen […]“.

Ein wesentlicher Fokus des Förderns von Bewusstheit und Einsicht ist daher, sich über die bestehenden Blockierungen bewusst zu werden. Dabei geht es nicht um das Warum, sondern die Bewusstheitstechnik hilft der Klientin zu lernen, was sie erfährt und wie sie es erfährt. Die Aufgabe der Gestalttherapeutin in der Arbeit mit der Klientin ist nach Perls (1985)

> „die Beobachtung und Behandlung der verschiedenen ‚Wie‘ jeder Blockierung […]. Ist er sich dieser Blockierungen bewusst? Das muss unsere erste Frage an ihn in einer solchen Situation sein: Weiß er, dass er es tut? Wenn er sich der Art und Weise, in der er sich blockiert, bewusster wird, wird er sich unausweichlich klarer über das werden, was er blockiert. (S. 89)“

Es geht bei der Erinnerung der Neurotikerin

> „um den unabgeschlossenen Vorgang, der immer noch lebendig und blockiert ist und darauf wartet, assimiliert und integriert zu werden. Hier und jetzt, in der Gegenwart, muss die Assimilation vor sich gehen“ (S. 85).

„Wenn unser Patient das *Wie* seiner Blockierungen – der vergangenen und der jetzigen – kennenlernt, wenn er wirklich erlebt, wie er sich blockiert, und die verschiedenen Arten spürt, die er anwendet, dann kann er durch die Blockierungen zu sich selbst und zu dem kommen, was er tun will" (S. 72, kursiv im Original).

Dysfunktionale emotionale Schemata verändern

Die Aktivierung eines dysfunktionalen emotionalen Schemas im Vorkontakt erzeugt maladaptive Reaktionen im weiteren Kontaktverlauf. Die Antwort einer Bekannten auf eine Einladung („Nein, ich habe keine Lust, heute mit ins Kino zu gehen") könnte maladaptive Angst und Scham auslösen und zu einem länger andauernden Rückzug führen. Ein solches Schema organisiert immer wieder eintreffende Informationen in verzerrter und fehlangepasster Weise, resultierend in wiederkehrenden dysfunktionalen Bedeutungen und unangemessenen Reaktionen. Um ein solches Schema zu verändern, bedarf es nach Greenberg et al. (2003, 143 ff.) sechs Wirkfaktoren:

1. Eine Atmosphäre der Sicherheit in der therapeutischen Beziehung, wodurch interpersonelle Ängste bei der Klientin reduziert und Informationsverarbeitungskapazität vergrößert werden.
2. Die Klientin richtet ihre Aufmerksamkeit auf ihre inneren Erfahrungen, sodass neue Informationen in das aktuelle Erleben einbezogen werden können. Solche unmittelbaren Erfahrungen sind eine starke und wirksame Quelle, bestehende Erwartungen zu verändern.
3. Die Stimulierung und Aktivierung des emotionalen Schemas durch die Aktivierung episodischer und emotionaler Erinnerungen, wobei auch nonverbale, motorische und kinästhetische Erinnerungen eine Rolle spielen. Das tatsächliche Erleben einer Emotion signalisiert die Aktivierung des entsprechenden Schemas.
4. Die Ermutigung, zu dem angstauslösenden, zuvor vermiedenen Aspekt unmittelbaren Kontakt aufzunehmen, so dass neues Erleben im Gewahrsein zugelassen werden und Erwartungen geändert werden können.
5. Die Therapie wird so gestaltet, dass es möglich wird, den aktiven Ausdruck von Gefühlen zu erproben und damit zu experimentieren. Dadurch entsteht neues Erleben, sei es aufgrund von eigener Aktivität, wie in dem obigen Beispiel (Kapitel 3.3.2) ein Gespräch mit der Bekannten suchen, oder dass der Klientin bewusst wird, wie sie eigenes Erleben verhindert oder unterbricht.

6. Korrigierende Neuerfahrungen in der therapeutischen Beziehung können in der Therapiesituation aktivierte Schemata verändern.

Greenberg (2005, 328) gibt ein Beispiel, wie diese Wirkfaktoren angewendet werden können:

> „Ein Beispiel für die Entwicklung eines maladaptiven depressiogenen emotionalen Schemas ist bei einem Kind zu beobachten, dessen Verlangen, entweder nach Nähe oder nach Autonomie, auf elterliche Kritik oder Ablehnung stößt. Es wird in der Folge davon wahrscheinlich Schemata entwickeln, bei denen Intimität oder Autonomie mit Furcht und Scham besetzt sind. Später in seinem Leben wird dieser Mensch bei Kritik oder Zurückweisung unbewusst diese Schemata aktivieren. Und dabei werden Muster physiologischer Erregung und Reaktionstendenzen hervorgerufen, die mit dem ursprünglichen Mangel an Unterstützung und mit den aufgrund dieser Erfahrungen entwickelten negativen Überzeugungen oder Erwartungen verbunden sind. Diese Person wird möglicherweise ängstlich vor Nähe oder Risikoübernahme zurückschrecken und implizit Intimität oder Selbstbehauptung als bedrohlich und zum Scheitern verurteilt ansehen. Selbst wenn diesem Menschen bewusst ist, dass eine solche defätistische, pessimistische Haltung in einer bestimmten Situation unbegründet sein mag, wird die emotionale Reaktion andauern.
> In der Therapie wird eine Veränderung der emotionalen Erfahrung dadurch erreicht, dass zuerst die maladaptiven Erfahrungen von Furcht und Scham, die der Hoffnungslosigkeit zugrunde liegen, aktiviert und dann die adaptiven Gefühle des Trauerns über Vermisstes, der Sehnsucht nach Nähe und der Wut über die Misshandlung zugänglich gemacht werden. […] Der Prozess, der Adaptives zugänglich macht und mit dem Maladaptiven in Kontakt bringt, hilft bei der Transformation oder Beseitigung von maladaptiven Schemata.“

Von besonderer Bedeutung für die Veränderung von Schemata ist dabei die gestalttherapeutische Strategie der Erarbeitung des Bedürfnisses. Hierzu sagt Greenberg (2014, 89 ff.):

> „Was sich vor allem von der Gestalttherapie übernommen habe, […] ist die Idee, dass es wichtig ist, das Bedürfnis zu erarbeiten. […] Wenn man jemandem dazu verhilft, seine Scham und seine Angst zu spüren, ist die Handlungstendenz sich zurückzuziehen. Man muss erst einmal diesen ‚Ort‘ erreichen, bevor man ihn verlassen kann. Und wenn man wirk-

lich tief darin eingetaucht ist und es sich bewusst gemacht hat, es erfahren hat, wenn man dann fragt: ‚Was brauchen Sie an diesem Ort?', erst dann kommen Klienten normalerweise in Kontakt mit einem Überlebens- bzw. adaptiven Bedürfnis. Und wenn sie mit diesem Bedürfnis in Berührung kommen, entsteht automatisch eine neue Emotion. Wenn man zum Beispiel Scham empfindet, dann ist es: ‚Ich brauche es, bestätigt zu werden.' Sobald man damit beginnt, das Gefühl zu haben: ‚Ich bin es wirklich wert, bestätigt zu werden' und diese Bestätigung auch vom Therapeuten erhält, dann organisiert man sich automatisch neu (das macht das emotionale Gehirn automatisch) und beginnt, sich zu ärgern, dass man früher nicht bestätigt wurde, bzw. wird traurig, dass man nicht bestätigt wurde. […] Grundsätzlich ist es so, dass, wenn wir zu der Bewertung kommen, dass das Bedürfnis nicht erfüllt wurde, das Gehirn automatisch Wut und Traurigkeit generiert, weil Emotionen psychologisch grundsätzlich auf diese Art erzeugt werden: durch die Bewertung einer Situation in Bezug auf ein Bedürfnis. Sobald man das Bedürfnis klar ins Bewusstsein bringt, fängt das Gehirn an zu bewerten: ‚Ja, ich habe dieses Bedürfnis zurecht, und es wurde nicht erfüllt.' Wenn das passiert, fangen wir an, uns traurig oder wütend zu führen, weil es nicht erfüllt wurde, und mobilisieren alternative Emotionen. Beide sind Annäherungsemotionen; bei Wut stoßen wir nach vorn, um unsere Grenzen zu schützen, und bei Traurigkeit schreien wir auf und trösten uns selbst. Dann verändert Wut bzw. Traurigkeit die Scham oder die Angst. Wenn wir nach vorn stoßen, wird der Rückzug aufgehoben."

4.1.3 Behandlungsansätze im Vollkontakt

Entautomatisieren fixierter Anpassungen

Wir haben gesehen, dass fixierte Anpassungen zu Gewohnheiten werden, zu Automatismen, die anfangs noch bewusst gewählt wurden, mit der Zeit jedoch wie alle Gewohnheiten aus dem Bewusstsein verschwunden sind, in den Hintergrund rücken. Dennoch sind sie präsent, in Form von Muskelverspannungen, Einstellungen und Verhaltensmustern, in fixierten Ideen, Prinzipien und Idealen. Diese Fixierungen sind dysfunktional, wenn sie den fortlaufenden Lebensprozess blockieren, wenn sie nicht mehr flexible Antworten auf unterschiedliche Situationen sind, sondern rigide, stereotype Reaktionen, die nicht mehr adaptiv sind. Die gestalttherapeutische Veränderungsstrategie ist es, diese zu „entautomatisieren", sie in den Vordergrund rücken, wo sie wieder als bewusste Aktivitäten erfahren werden können, für die die Patientin Verantwortung übernehmen kann:

> „Das ist es, was ich tue. Was tue ich mir damit an? Will ich das jetzt tun? Das könnte ich stattdessen tun?". Mit zunehmender Bewusstheit des Wie? Wo? Wann? In welchem Ausmaß? wird das Warum? entweder von selbst klar oder bedeutungslos. Sie können hier und jetzt mit Alternativen experimentieren, und Veränderung wird möglich" (L. Perls 1989, 98).

Und an anderer Stelle ergänzt Laura Perls:

> „In der Gestalttherapie entautomatisieren wir diese sekundären Automatismen, indem wir bei diesem anscheinend unlöslichen Konflikt verbleiben und jedes verfügbare Detail erforschen: die Muskelverspannungen, die daraus resultierende Desensibilisierung, die Rationalisierungen, die Investitionen in den status quo, die Introjektionen und Projektionen usw. usf. Mit zunehmender Bewusstheit und damit einhergehender Einsicht, mit wiedererwachter Sinneswahrnehmung und Beweglichkeit werden Alternativen verfügbar, und Veränderung wird möglich. Die Sackgasse wird zu einem gegenwärtigen Problem, mit dem wir umgehen und für das wir hier und jetzt Verantwortung übernehmen können" (L. Perls 1989, 103 f.).

Intersubjektivität verwirklichen helfen

Das Erleben an der Kontaktgrenze wird in der Gestalttherapie verstanden als ein Prozess des fortwährenden Austauschs, der verbunden ist mit der Wahrnehmung der Andersartigkeit des Anderen in seiner Differenz zu mir, die meine Identität schützt und andererseits als ein Prozess der Bereicherung durch den anderen möglich macht (Hartmann-Kottek 2004). In zwischenmenschlichen Beziehungen wird das Schwingen der Aufmerksamkeit zwischen Innen und Außen, zwischen dem Eigenen und dem Anderen gefördert. Auch richtet sich die Aufmerksamkeit auf den Rhythmus zwischen Kontakt und Rückzug zwischen beiden Partnern.

Für ein gesundes Funktionieren der Kontaktgrenze benötigen wir einerseits Durchlässigkeit, um Intimität und Nähe (Hingabe) zuzulassen, und genügend Undurchlässigkeit, um unsere Autonomie aufrechtzuerhalten, um sich dem, was mir schaden könnte, zu widersetzen.

Um die zwischenmenschliche Beziehung zu fördern und um eine befriedigende Partnerbeziehung herzustellen, richten wir die Aufmerksamkeit auf das ausgeglichene Verhältnis zwischen Autonomie und Bezogenheit. Es gilt, den Wunsch beider Partner nach Selbstbehauptung und gleichzeitig das Bedürfnis nach Anerkennung bewusst zu machen, auch die Abhängigkeit vom Anderen ins Bewusstsein zu rücken.

Dieser Konflikt, sich vor dem Anderen zu behaupten, gleichzeitig aber von ihm darin abhängig zu sein, dass er mich mit meinem Wunsch nach Selbstbehauptung anerkennt, erfordert ein hohes Maß an Bewusstheit und Einsicht, damit die in diesem Konflikt entstehende Spannung gehalten werden kann. Diese Spannung auszuhalten, die durch die Differenz erzeugt wird, ist eine kognitive Leistung, nämlich das Wissen, dass Wünsche entgegengesetzt ausgerichtet sein können. Dazu gehört ebenso die emotionale Anspannung, die Widersprüche aushalten zu können.

Wird die Differenz zum Anderen jedoch subjektiv als Bedrohung erlebt, dann werden die jeweils ausgebildeten Strategien zur Vermeidung des Kontaktes aktiviert, um den Zusammenbruch der Symmetrie der Spannung zu bewältigen. Diese Strategien reichen vom Prozess der Abspaltung, vom Versuch, Kontrolle auszuüben bis hin zur Machtausübung. Es erfordert eine Einsicht in den dialektischen Zusammenhang, dass der Wunsch, frei zu sein und der Wunsch, es gleichzeitig nicht zu sein, eine unentrinnbare Voraussetzung dafür ist, eine Beziehung zu gestalten, die zu einem Glück ohne Macht führt und zu einer Beziehung, die auf gegenseitiger Achtung und Anerkennung beruht.

Um ein asymmetrisches Beziehungsmuster in ein symmetrisches zu verwandeln, wird im gemeinsamen Prozess die Angst fokussiert. Sie zeigt sich meist als Angst vor der Verschiedenheit des Anderen, der als zu mächtig erlebt wird. Das Sich-Unterwerfen ist ein Konfluent-Sein, um der Mächtigkeit des Anderen aus dem Weg zu gehen. Gleichzeitig wird auch die Angst vor dem Verlust des Anderen, die Angst, er könnte sich von mir abwenden, ins Zentrum gerückt.

Mit der Angst vor Diskrepanz und Differenz (je nach Machtverhältnis zwischen den Subjekten) liegt die Versuchung nahe, den Anderen kontrollieren zu wollen, damit er die eigenen Wünsche erfüllt. Da der Andere aber auch ein Subjekt ist, das von mir getrennt ist, also ein unabhängig existierender Anderer, misslingt dieser Versuch. In diesem Falle scheitert das Vorhaben daran, dass die Abhängigkeit nicht akzeptiert oder verleugnet wird. Wenn ich den Anderen völlig kontrollieren könnte, dann existiert er nicht mehr für mich im Sinne eines unabhängigen Subjektes mit eigenem Bewusstsein. Gleichermaßen existiere ich nicht mehr, wenn er mich völlig kontrolliert. Die Vorbedingung für die unabhängige Existenz beider ist aber, wie bereits betont, die gegenseitige Anerkennung. Die wahre Unabhängigkeit beider liegt darin, dass jeder die notwendige Spannung dieser widersprüchlichen Impulse von Selbstbehauptung und gleichzeitig abhängiger Anerkennung des Anderen aushalten muss. Wird diese Voraussetzung nicht genügend gestützt, bricht diese Spannung zusammen, dann bedeutet das Flucht in die Polarisierung und Kampf um die Kontrolle (Benjamin 1990).

Wenn die Fähigkeit fehlt, gleichzeitig sich verbunden zu fühlen und getrennt zu sein, dann wird der basale Wunsch nach Anerkennung durch den Anderen misslingen, wird zu einer dauerhaft unerledigten Situation im Hintergrund. Sie ist ein Misslingen des Differenzierungsprozesses: Ich und Du, wir sind zwei eigenständige Subjekte, verschieden und einzigartig, zwei unabhängige Zentren des Willens und der Gefühle. Zur Differenzierung gehört auch die Unterscheidung zwischen dem Anderen als Produkt meiner Phantasie, und damit zu meinem Inneren gehörend und dem Anderen als dem real „äußeren" Anderen (außerhalb von mir existierend), den ich in diesem Moment erlebe und an den ich zwar Erwartungen habe, den ich aber nicht kontrollieren kann. Was außerhalb meiner Kontrolle ist, kann mich lediglich überraschen und erstaunen.

Beziehungsfähigkeit in diesem Sinn zu fördern, erfordert im therapeutischen Prozess modellhaft den Ausdruck der Subjektivität der Therapeutin, an dem die Klientin die Differenz erleben und gleichzeitig Akzeptanz und Anerkennung gewinnen kann. Wenn die Therapeutin in ihrer eigenen spezifischen Weise auf mich reagiert, erfahre ich, welche Wirkung ich auf sie habe. Daran kann ich üben und lernen, meinen Selbstausdruck effektiver oder klarer zu artikulieren. Diese Antwort und Resonanz des Anderen hilft, das Eigene genauer zu formulieren. Wenn die Klientin im Prozess sich artikuliert „Ich bin, ich tue", und dann auf die Reaktion wartet: „Du bist, du hast getan", dann kann die bestätigende Reaktion der Therapeutin erfahren werden, und besonders auch, wie diese Reaktion aufgenommen wird (Benjamin 1990).

In einer gemeinsam erlebten Situation können Klientin und Therapeutin einen Ausweg finden, wenn sie sich die unterschiedlichen Zugänge zur Situation und ihre jeweils aktivierten Gefühle und Ängste mitteilen. So kann die Klientin sich in der Therapeutin erkennen. Der subjektive Ausdruck des Anderen ist entscheidend für die Anerkennung der eigenen Affekte. Beziehungen befriedigend zu gestalten, heißt, die Bewusstheit über die Differenz und gleichzeitig das Gefühl zu erlangen, die Wirklichkeit mit anderen zu teilen und die Subjektivität des Anderen als Bereicherung zu empfinden.

Zwischenmenschliche Beziehungen, die von Partnerin und Partner als unglücklich erlebt werden, sind meist komplementäre Beziehungen, in denen sich beide charakteristischerweise nicht wahrgenommen fühlen. Komplementär heißt hier, dass sich der Eine unterordnet oder Widerstand leistet. Das Erleben ist meist: Wir stecken fest. Oder gar: Entweder bin ich verrückt oder du. Der Weg aus dieser Sackgasse führt über den Prozess, sich dem Prinzip der gegenseitigen Beeinflussung in der Interaktion hingeben zu lernen. („Was hast du erlebt in unserem Konflikt? Ich höre deinen Wunsch, in deiner Sichtweise anerkannt zu werden. Auch ich habe den Wunsch, dass du meine Sichtweise hörst und anerkennst trotz unserer Differenz“). Erst wenn jeder lernt, sich verantwortlich zu fühlen und auch freiwillig bereit ist, dem Anderen Anerkennung zu geben, dann kann sich ein Raum zwischen beiden öffnen, in dem die Differenz verhandelt werden kann. Die Differenz zu kommunizieren, stellt den Dialog wieder her.

Sowohl in der therapeutischen Beziehung als auch in den zwischenmenschlichen Beziehungen außerhalb der Therapie wird der Raum eröffnet für eine gemeinsame Erfahrung: Wir kommen uns entgegen und wir praktizieren die Hingabe an diesen gemeinsamen Raum. Diese Hingabe geht über ein reflektierendes Verstehen hinaus. („Ich gestehe dir meine eigene Schwäche ein und zeige dir damit die Stärke, dass ich mich entschuldigen kann und die Verantwortung für die Verletzung von dir übernehmen kann“; „Ich übernehme die Verantwortung für die Verletzung, die ich dir zugefügt habe“). In diesem Raum teilen sich Partnerin und Partner die wechselseitige Resonanz aufeinander mit.

Mit der dialogischen Haltung ist die Therapeutin bereit, sich dieser Abhängigkeit hinzugeben, damit auch die Klientin sich von ihr in ihrer Einzigartigkeit angenommen erleben kann. In ihrer Hingabe an den Dialog ermöglicht sie der Klientin zu erleben, dass das, worin ihre Erfahrung besteht, von der Therapeutin nachvollzogen wird, sodass sie damit mit sich selbst in Berührung bleiben kann.

Im therapeutischen Prozess werden die Anpassungen an bereits kleine Unterbrechungen sowie an größere Konflikte und ihre Wiederherstellung genutzt, um die intersubjektive Beziehung zu fördern.

4.1.4 Behandlungsansätze im Nachkontakt

Symbolisieren und Assimilieren von Erfahrung

Der Nachkontakt ist die Phase des Assimilierens, des Verinnerlichens, des Organisierens der Erfahrung in der Kontakt-Phase. Hier kommt der organismische Hintergrund mit ins Spiel. Im therapeutischen Prozess hebt sich die Erlebensfigur vor einem Hintergrund ab und wird dadurch als Gestalt bewusst erkannt. Dieses Erleben im Vordergrund gewinnt aber erst Bedeutung, macht erst Sinn, wenn es vor dem organismischen Hintergrund der Person betrachtet wird. In der Therapie ist es daher wichtig zu beachten, nicht nur auf die Kontaktprozesse im Vordergrund zu fokussieren, sondern das Erlebte immer mit dem persönlichen Hintergrund in Beziehung zu setzen. Hier geht es im Sinne Goldsteins um das schon bekannte Zusammenspiel des „konkreten" Modus als unmittelbares und unreflektiertes Erleben und des „abstrakten" Modus, in dem man sich von den gegebenen inneren und äußeren Eindrücken reflektierend distanzieren kann. Oder im Sinne Greenbergs um die dialektische Abfolge von unmittelbarem, direktem Erleben, der verkörperten, gefühlten Erfahrung und dem bewussten Denken und Reflektieren über die Erfahrung. Letzteres ist ein kontinuierlicher Prozess und beginnt schon wesentlich früher im Kontaktzyklus. Das dialektische Zusammenspiel kann konflikthaft blockiert, jedoch auch strukturell gestört sein, weil das flexible Zusammenspiel der beiden Modi eine Stützfunktion ist. Dies kann zu den bereits beschriebenen Phänomenen der Akzeleration oder Dezeleration führen.

Ein wirksamer Behandlungsansatz besteht darin, Gefühle in Worte zu fassen. Es ist – auch neuropsychologisch – erwiesen, dass das Benennen von Gefühlen die Aktivität der Amygdala unterbrechen und auf diese Weise starke emotionale Reaktivität vermindern kann (Lieberman et al. 2007). Allein das Benennen von Emotionen mit Begriffen wie „ärgerlich" oder „ängstlich", schwächt die emotionale Reaktion deutlich ab. Um aus einer schlechten Stimmung herauszukommen, muss man nicht unbedingt über die Gründe reflektieren, es genügt manchmal, sie einfach in Worte zu fassen. Dies ist natürlich nicht immer so einfach wie gesagt, manchmal ist es sinnvoll, Klientinnen zu einer geduldigen Suche nach einer stimmigen Beschreibung des Gefühlszustandes zu ermuntern (Th.: „Nehmen Sie sich Zeit, suchen Sie ruhig ein wenig nach einer passenden Beschreibung des Gefühls, das Sie gerade erleben. Probieren Sie, was passt und sich stimmig anfühlt".). Je zutreffender der Gefühlszustand beschrieben wird, desto wirksamer ist die Regulierung. Auch das kontinuierliche, nicht wertende Gewahrsein („awareness continuum") der eigenen emotionalen Reaktionen fördert die Regulierung.

Neben der Emotionsregulierung durch das Benennen der Emotion wird das benannte Gefühl auch leichter mit der dazugehörigen Handlung verknüpft und kann einen neuen Kontaktzyklus einleiten. Dadurch kann eine bis dahin möglicherweise auf der Handlungsebene blockierte, unabgeschlossene Erlebensgestalt vervollständigt werden.

Auch hier zeigt sich das paradoxe Prinzip der Veränderung: Nicht das

Vermeiden eines Gefühlszustandes, sondern das ganzheitliche Erleben führt zu dessen Veränderung.

Symbolisieren als Aspekt der Nachkontakt-Phase kann neben dem Benennen des Gefühlszustandes im Gespräch auch über Aufschreiben z. B. im eigenen Tagebuch erfolgen oder durch Malen oder Gestalten mit kreativen Medien.

Vervollständigen unabgeschlossener Erfahrungen

Wie wir in Kapitel 3.3.1 beschrieben haben, führen Kontaktsituationen bei nicht ausreichender Selbst-Stützung zu Erschütterung, Angst und Katastrophenreaktionen. Zum Schutz der Ich-Grenze wird die Kontaktsituation unterbrochen. Die Person gewinnt Sicherheit zurück, aber um den Preis einer unerledigten Situation oder Erfahrung, die zum einen nicht bewusst und abgespalten im organismischen Hintergrund weiter existieren kann, aber nicht mehr integriert ist in den Persönlichkeitsprozess als Ganzen. Als „unerledigte Gestalt" drängt sie zur Vervollständigung ins Bewusstsein und muss durch entsprechende Anpassungen (dissoziative Prozesse im weitesten Sinne) beständig ausgeblendet werden. Zum anderen kann sie bewusst sein, die Person beschäftigt sich viel mit ihr, führt aber keine Lösung herbei.

Eine klassische Methode zum Vervollständigen unabgeschlossener Gestalten ist die Arbeit mit dem „Leeren Stuhl". Die folgende Vignette stellt die Behandlung einer Blockierung dar, die F. Perls selbst kommentiert (Perls 1985, 109 f.). Er fokussiert dabei auf die Klagen des Patienten, mangelnden Selbstausdruck und Selbstblockierung:

„Patient (P): Meine Frau beachtet mich nicht. [...]

Therapeut (T): Können Sie sich vorstellen, dass Sie es ihr selber sagen? (Wir fordern ihn damit auf, sich nicht um Hilfe an uns zu wenden, sondern sich selbst auszudrücken.)

P: Nein, das kann ich nicht. Sie würde mich unterbrechen, so wie ich den Mund aufmache (wieder eine Klage).

T: Können Sie das sagen? (Wieder eine Aufforderung, sich selbst direkt auszudrücken.)

P: Ja. Du lässt mich niemals reden. ([...] Der Therapeut merkt, dass die sanfte Stimme, in der der Patient es äußert, die Worte Lügen straft.)

T: Können Sie Ihre Stimme hören? (Jetzt schweifen wir von der Klage zu den unangemessenen Mitteln des Selbstausdrucks.)

P: Ja. Sie klingt ziemlich schwach, nicht? (Eine Selbstblockierung.)

T: Könnten Sie einen Befehl aussprechen – irgendetwas, was mit ‚du sollst'

anfängt? (Mit anderen Worten, der Therapeut fordert den Patienten auf, sich einfach, direkt und angemessen auszudrücken.)
P: Nein, das könnte ich nicht.
T: Was fühlen Sie jetzt? (Hier schweifen wir zu den Empfindungen, die die Handlungen des Patienten begleiten.)
P: Mein Herz klopft. Ich werde ängstlich.
T: Könnten Sie das Ihrer Frau sagen?
P: Nein. Aber jetzt werde ich ärgerlich. Ich möchte jetzt sagen: ‚Halt einmal deinen Mund.' (Und jetzt haben wir mehr als Klage, Blockierung und Ausdruckslosigkeit. Wir haben einen indirekten Selbstausdruck.)
T: Sie haben es ihr gerade gesagt.
P: (schreit) Halt den Mund! Halt den Mund! Halt den Mund!! Verdammt noch mal, lass mich auch mal etwas sagen. (Explosiver Selbstausdruck.)
Der Therapeut sagt nichts; der Patient ist nun auf seinem Weg alleine. Und sehr bald sagt er: „Nein, ich könnte nicht ‚Halt den Mund' zu ihr sagen, aber jetzt kann ich mir vorstellen, dass ich sie unterbreche." [...] „Bitte, lass mich mal was sagen."

Der Klient hat sich prozess- und erfahrungsorientiert eine Lösung erarbeitet, die ihm vermutlich eine Selbststützung gibt, in der realen Begegnung mit seiner Frau eine neue Erfahrung zu machen und sein Verhaltensrepertoire bzw. seine Ich-Grenze zu erweitern. Es wird auch das Prinzip „mit dem Widerstand gehen" sichtbar, indem auch der „Nein"-Impuls, vor intensiverem Kontakt zurückzuweichen, ausgesprochen wird.

Integration von Selbstanteilen/Polaritäten

Polaritäten begegnen uns in der Arbeit mit Konflikten oder in der Arbeit mit dissoziierten Persönlichkeitsanteilen. Diese Themen sind Ansatzpunkte für Experimente mit verschiedenen Versionen der „Zwei-Stuhl-Technik". Diese ist eine der mit am besten untersuchten Techniken in der Gestalttherapie durch die Forschungsarbeiten von der Gruppe um Leslie Greenberg. Diese Psychotherapieforscher haben die wirksamen Prozesse bei der Durchführung von Stuhl-Techniken untersucht sowie formalisiert beschrieben (Greenberg et al. 1993) und die eher intuitivere Anwendung dieser Techniken durch viele Gestalttherapeutinnen auf eine empirisch bestätigte Basis gestellt (Elliott et al. 2004). In Kapitel 4.3.2 beschreiben wir die verschiedenen Varianten von „Zwei-Stuhl-Techniken". Vorerst möchten wir einige Passagen über die gestalttherapeutische Arbeit mit Polaritäten aus Clarkson/Mackewn (1995, 143 ff.) zitieren:

> „Perls hatte die existentielle Einstellung, daß die Menschen an sich weder gut noch schlecht sind. Er glaubte, dass wir alle eine Fähigkeit haben, jede menschliche Eigenschaft zu verkörpern, aber daß wir potentielle Merkmale abspalten, weil sie für uns nicht akzeptabel sind, vielleicht, weil die Familie, Lehrer oder Freunde sie verboten oder lächerlich gemacht haben. Wenn wir Teile von uns selbst verleugnen oder abspalten, führt dies zu einem verborgenen inneren Konflikt oder zu einer Patt-Situation, in der der bewußte oder dominante Teil mit dem verleugneten oder hintergründigen Teil kämpft. Energie wird gebunden, um die verleugnete Polarität aus der Bewußtheit herauszuhalten, aber es ist verschwendete Energie, denn das abgespaltene Merkmal taucht auf unerwartete Weise auf und sabotiert den scheinbar siegreichen Teil der Persönlichkeit. [...] Perls glaubte, daß die ganz essentielle Vitalität in der Verleugnung irgendeiner menschlichen Eigenart und im Kampf zwischen den dominanten (oder figürlichen) und verleugneten (oder hintergründigen) Aspekten der Persönlichkeit gebunden ist. Sein Ziel bei der Arbeit mit den Polaritäten bestand darin, die beiden Charakteristiken bewußt zu machen; zu zeigen, daß Polaritäten miteinander existieren; und jeden verborgenen Konflikt zwischen ihnen offenzulegen, wobei die jeweilige Bedeutung für diesen besonderen Klienten erforscht wird. [...] Durch den Kontakt und Dialog, der zwischen den beiden Teilen oder Stühlen inszeniert wird, wird ein größeres Wissen über die zuvor abgespaltene Polarität angestrebt. [...] In dem Maß, in dem eine Person ihre polaren Merkmale kennenlernt und das Gefühl bekommt, daß die offensichtlich gegensätzlichen Qualitäten tatsächlich komplementär sind und koexistieren können, vergrößert sich ihre Möglichkeit und Fähigkeit, geschickt zwischen den Polen ihrer Existenz hin- und herzupendeln. Sie entwickelt ihr Potential zum Handeln als ein flexibel integrierter, ganzer Organismus statt als Gruppe getrennter Parteien, die miteinander Krieg führen“.

Integration fördert die Zentrierung des Organismus und damit die Selbstregulierung im Sinne schöpferischer Anpassung. F. Perls (1980, 34) sieht daher die Integration als zentrales Behandlungsziel:

> „Wir müssen den Grad von Integration zustandebringen, der seine eigene Entwicklung fördert, [...] das Kriterium einer erfolgreichen Behandlung ist: the achievement of that amount of integration which facilitates its own development. Eine kleine Rinne, die in einen Schneehaufen gegraben wird, reicht manchmal aus, das Wasser ablaufen zu lassen; sobald das Ablaufen begonnen hat, verbreitet das Rinnsal sein Bett selb-

ständig: seine eigenständige Entwicklung wird gefördert" (englisch im Original).

Zur allgemeinen Arbeit mit Polaritäten im Sinne der zitierten Passagen möchten wir dazu drei Vignetten vorstellen, die erste ist eine Arbeit von F. Perls (1986, 92 ff.) mit einer Klientin auf einem Gruppen-Workshop, in der sich zwei Selbstanteile begegnen:

„F: Leidest du vielleicht zufällig am Fluch des Perfektionismus?
L: Oh! Ja. (kichert)
F: Was du auch immer tust, es ist nie gut genug.
L: Richtig.
F: Sag das zu ihr …
L: Du tust, was du tust zwar angemessen, aber nie richtig, nie perfekt.
F: Sag ihr, was sie tun soll, wie sie sein soll.
L: Sie soll …
F: ‚Du sollst –' Klatscht nie über jemand, der anwesend ist, besonders wenn es um euch selbst geht. (Lachen) Macht immer eine Begegnung daraus. Sprich mit ihr.
L: Du solltest fähig sein, alles und jedes zu tun, und es vollkommen zu tun. Du bist eine sehr fähige Person, du hast die angeborene Intelligenz, das zu tun, und du bist zu faul dazu.
[…]
F: Hier haben wir nun eine typische Topdog/Underdog-Situation. […] O.k., spiel das Topdog-Underdog-Spielchen. Der Topdog sitzt hier und der Underdog dort.
L: Warum machst du nie nie – eine Sache vollkommen?
Weil ich zu vieles zu tun versuche. (Lachen) Ich habe nicht genug Zeit, um mich auszubreiten, und ich lese gern …
F: Warum liest du gern? Um dich davonzustehlen? […]
F: Jetzt will ich ein neues Element einführen. Lass den Topdog weiter mit ihr reden, und ich möchte, dass sie jedes Mal erwidert: ‚Leck mich am Arsch' und sieh zu, was passiert.
L: Du hast eine Verantwortung dir gegenüber, dein Leben zu erfüllen und das meiste aus ihm herauszuholen und so viel wie möglich zu erfahren und so weiter …
Leck mich am Arsch … Aber der Topdog hat recht … […]
F: Wer ist's? Papa oder Mama oder beide zusammen?
L: Großmutter.
F: Großmutter. Aha. Also setz die Großmutter in den Stuhl …"

Hier führt der Konflikt zwischen einem „Inneren Kritiker"-Anteil und einem angepassten, sich unterordnenden Selbstanteil zu einem Großmutter-Introjekt, mit dem dann die Arbeit fortgesetzt wird, bis der Konflikt aufgelöst und eine Integration erreicht ist. In der folgenden Vignette (Perls 1986, 172) geht es um das Wiederaneignen eines bisher verborgenen, projizierten Selbstanteils im Rahmen einer Traumarbeit im sich Begegnen von zwei Traumbildern:

„F: Aha! Lass jetzt den Hund und die Klapperschlange einander begegnen. […] Mach deine Augen zu. Gehe in deinen Körper. Was erlebst du körperlich?
M: Ich zittere. Spanne mich an.
F: Lass das sich entwickeln. Erlaube dir das Zittern und fange an zu spüren […] Wie fühlt sich das an, eine Klapperschlange zu sein? …
M: Es ist – so etwas wie – langsam – ganz – ganz klar und bewusst, alles das, was zu nahe kommt.
F: Hm?
M. Ganz bewusst, dass nichts zu nahe gelassen wird, bereit zuzustoßen.
F: Sag das zu uns. ‚Wenn ihr zu nahe kommt, dann –'
M: Wenn ihr zu nahe kommt, werde ich mich zur Wehr setzen! […]
F: Sage das zu jedem einzelnen hier.
M: Wenn du zu nahe kommst, werde ich mich zur Wehr setzen!
F: Sag das mit deinem ganzen Körper!
M: Wenn du zu nahe kommst, werde ich mich zur Wehr setzen!"

In dieser Vignette geht es um das Wiederaneignen eines wehrhaften, bisher dissoziierten Selbstanteils. Die dritte Vignette (Perls 1986, 110 ff.) beinhaltet die Arbeit an einem Bewältigungsmechanismus zur Kontaktregulierung, den die Patientin entäußert. Die Patientin erlebt eine Wand zwischen sich und der Welt:

„F: So, dann gehen wir jetzt zur Wand zurück. Magst du jetzt die Wand spielen …
M: Ich werde dich mit niemand in Kontakt kommen lassen.
F: Sag das zu mir. Du bist die Wand und ich bin May.
M: May, ich werde dich mit niemand ganz in Kontakt kommen lassen. Du kannst Leute kennenlernen, und du kannst sie sehen, aber du kannst nie als Mensch, als Persönlichkeit, voll mit ihnen in Kontakt kommen, und ich weigere mich, dich das tun zu lassen …
F: Warum nicht? Was habe ich getan, dass ich das verdiene?
M: Du verdienst es einfach, weil du da bist. Ich bin eine ganz gemeine Wand, und ich werde dich nicht hinauslassen.

F: Okay. Tausch jetzt die Rollen. Sei jetzt May. Die Wand hat gerade zu dir gesprochen …
M: Das ist genauso, wie wenn du mich davon abhältst, jemals an irgendetwas voll und ganz Spaß zu haben. Ich möchte … Ich muss einen Weg durch dich hindurchfinden, Wand …
Und die Wand sagt, gut, ich weiche mal ein klein wenig zurück, gerade soviel, dass du dich ein bisschen wohler fühlst, aber ich bin immer da … Und gerade, wenn du es nicht erwartest, werde ich wieder riesig und werde dich erdrücken.
[…]
F: Sprich mit deiner Wand, soweit du kannst. Sprich damit …
M: Das hier ist die Wand, hinter der Wand bin ich.
F: Sag das zur Wand – oder lass die Wand zu dir sagen: ‚Ich bin hier, um dich zu beschützen.'
M: Du bist – du bist vor mir, Wand, und hinter dir bin ich sicher. Und die Wand sagt: Ja, und du wirst nie fähig sein, durch mich hindurch zu gelangen. Wenn du das tust, wirst du ungeschützt und verletzbar sein und Leute können herein kommen. Und diese Wand hält die Leute draußen.
F: Ich halte die Leute draußen …
M: Ich halte mit dieser Wand die Leute ab. Ich halte die Leute draußen."

In dieser Arbeit kann die Patientin sich wieder mit einem externalisierten Schutzmechanismus identifizieren. Dadurch gelingt es ihr im weiteren Verlauf und im Sinne des paradoxen Prinzips der Veränderung, sich verletzbarer zu machen und mehr Kontakt zu wagen.

Verbessern von Stützfunktionen

Das im ungestörten Kontaktprozess Assimilierte wird normalerweise integriert in den organismischen Hintergrund und Teil der Selbst-Stützung als Basis für neuen Kontakt. Angst vor Veränderung, welche auch in Widerstandsphänomenen sichtbar wird, bedeutet meist, dass nicht genügend Stützung vorhanden ist – sei es Selbststützung oder Stützung von außen – um sich innerlich mit einem Erlebensaspekt zu konfrontieren, sei es ein Selbstanteil, der beispielsweise bisher projiziert wurde (z. B. Angst vor der eigenen Wut) oder sei es eine äußere Situation (z. B. eine Auseinandersetzung mit einer Freundin und deren als verletzend erlebten Verhalten). Daraus ergibt sich, dass Themen, die die mangelnden Stützfunktionen betreffen, Vorrang haben vor anderen Themen. In gestalttherapeutischen Experimenten geht es darum, solche Kontaktinteraktionen als Vordergrundprozesse zu ermöglichen, die den vorhandenen Stützfunktionen im Hintergrund angemessen sind. Damit werden Erfahrungen an der Ich-Grenze möglich, die assimilierbar und verarbeitbar sind, jedoch gleichzeitig die Erfahrung des Betretens von Neuland bedeuten.

Laura Perls fokussierte in ihrem therapeutischen Vorgehen häufig auf die Verbesserung der körperlichen Stützfunktionen als Grundlage gesunder Kontaktfunktionen, wie die folgende Vignette illustriert (L. Perls 1989, 133 f.):

> „Laura: … So hat man in dieser Position wirklich nicht genug Stützung für Kontaktaufnahme. Stützung beginnt – von der primären Physiologie des Kreislaufs und Atems und der Verdauung einmal abgesehen – bei der Haltung und der Beweglichkeit. Ich würde gerne einmal sehen, wie du gehst und stehst. (Eve geht) […]
> Eve: Ich versuche, anders zu gehen, als ich glaube, dass ich normalerweise gehe, indem ich meine Brust hochhalte und mich um meine Haltung nicht so sehr kümmere. Aber ich wollte lernen, besser zu gehen.
> Laura: Was man eigentlich tut, wenn man geht, ist, dass man seinen ganzen Körper von einem Ort zum anderen bewegt. Der Schwerpunkt ist das Becken, das muss vorwärtsgehen, und die Beine fangen uns wirklich nur auf. Wenn du mit steifen Knien anfängst, dann gehst du mehr oder weniger so und alles bleibt hinten, siehst du? (macht sie nach). Du machst deine Beine steif, es wirft dein Becken nach hinten, und dann musst du dich von hierher aus halten, von der Brust und den Schultern her. Die Stützung muss vom unteren Körperteil herkommen, und das gibt dir genügend Raum zu atmen, und stützt auch deinen Bauch. Wenn das hier (Becken) zu weit zurück ist, dann lässt du deinen Bauch buchstäblich überfließen, wenn du die Bauchmuskeln nicht anspannst. Wenn das Becken darunter ist, dann ist der Bauch unterstützt, du hast Mut (you have guts), und der obere Teil des Körpers bleibt frei für die Orientierung und den Umgang mit der Umwelt."

In der Arbeit mit Menschen mit sogenannten strukturellen Defiziten bzw. Störungen geht es über körperliche Stützung hinaus um die in den Kapiteln 3.2.2 und 3.3.2 beschriebenen strukturellen Fähigkeiten, die in der Strukturachse der OPD-2 aufgeführt sind (Wahrnehmung von sich und anderen, sich regulieren und den Bezug zum anderen steuern können, emotionale intrapsychische und interpersonelle Kommunikation, innere Bindung und Beziehungsfähigkeit zu anderen). Hier ist es erforderlich, über den Tellerrand der klassischen Gestalttherapie hinaus zu blicken und mit den Grundsätzen der Gestalttherapie kompatible therapeutische Ansatzpunkte aus anderen Bereichen und Ansätzen zu integrieren. Patientinnen mit Defiziten in der Affektregulierung werden beispielsweise dabei unterstützt, Fertigkeiten der Emotionsregulierung zu erlernen und einzuüben. Dabei geht es nach Greenberg (2005, 332 f.) beispielsweise um

> „Emotionen identifizieren und benennen, Emotionen zulassen und tolerieren, einen ‚Arbeitsabstand' zu ihnen aufbauen, positive Emotionen verstärken, Vulnerabilität gegenüber negativen Emotionen verringern, Selbstberuhigung, Atmung und Ablenkung. Regulation einer unangemessenen Emotion beinhaltet also, dass mehr Abstand zu der überstarken Verzweiflung oder Hoffnungslosigkeit gewonnen wird und/oder dass Fähigkeiten zur Selbsthilfe entwickelt werden, um bei zentralen Ängsten und Verletzungen sich seiner selbst annehmen und sich selbst beruhigen zu können. […] Auch bei maladaptiven Emotionen wie abgrundtiefer Scham und bei Gefühlen von unaussprechlicher Verletzlichkeit wirkt eine Regulation positiv, wenn – statt von ihnen überwältigt zu werden – ein Arbeitsabstand zu ihnen aufgebaut wird. Oft sind es Formen von meditativen Praktiken und Selbstbejahung, die äußerst hilfreich sind, um einen Arbeitsabstand zu überwältigenden Kernemotionen zu gewinnen. Die Fähigkeit, Atmung zu kontrollieren und eigene Emotionen zu beobachten, sie kommen und gehen zu lassen, sind wichtige Prozesse bei der Regulation von emotionalem Distress."

Das schon beschriebene In-Worte-Fassen negativer Emotionen hilft ebenfalls beim Tolerieren und Regulieren von Affekten.

Auch die Verbesserung der dysfunktionalen Organisation von Erfahrung im Kontaktprozess, des gestörten Zusammenspiels des unmittelbaren, impliziten, automatisierten Modus und des expliziten, reflektierenden Modus ist eine Behandlungsstrategie der Nachkontakt-Phase, um das Gelingen weiterer Kontaktepisoden zu verbessern (Votsmeier-Röhr 2011, 43 f.).

Gestalttherapeutische Gewahrseins-Übungen (Stevens 1975; Perls et al. 1979) stärken das reflektierende System ebenso wie mentalisierende Fragen („Fällt Ihnen auf, was gerade passiert?", „Haben Sie eine Idee, was das in anderen auslöst?"), wie auch zu üben, absichtlich Perspektiven zu wechseln (den anderen von innen und sich von außen betrachten zu können), über problemlösende Verträge zu schlussfolgerndem Denken zu ermuntern, zu üben, die Folgen des eigenen Handelns zu antizipieren sowie zu üben, Wesentliches von Unwesentlichem zu unterscheiden.

Das automatisierte System wird durch das schon beschriebene Entautomatisieren dysfunktionaler Muster gestärkt, indem die Aufmerksamkeit auf sie gelenkt und sie dadurch bewusstgemacht werden sowie durch das Experimentieren mit Alternativen. Es kann auch durch das Automatisieren funktionaler Muster durch das Trainieren von Fertigkeiten (z. B. Bohus/Wolf 2009) oder durch sich oft wiederholende korrigierende Neuerfahrungen in Lernschleifen gefördert werden.

Der Wechsel zwischen der emotionalen/automatisierten und selbstreflexiven Ebene kann durch das Üben eines absichtlichen Wechselns zwischen unmittelbarem, symbolisiertem Erleben und der reflexiven Bewusstheit des Erlebens verbessert werden. Hierzu helfen Fragen wie „Was ist das Muster?“, „Was möchte ich wirklich?“, „Welche neue Erfahrung möchte ich machen?“, „Worum geht es eigentlich, was ist dahinter?“ (hinter einem maladaptiven Impuls, Suchtdruck o. ä.).

Das neuropsychologische „Alarmsystem“, das normalerweise signalisiert, wann ein Wechsel vom unmittelbaren Erleben zur reflexiven Bewusstheit adaptiv bzw. erforderlich ist, kann in seiner Funktion verbessert werden, indem Zustände von Ratlosigkeit, Irritation, Verwirrung, Zögern, Zweifel etc. als Gelegenheiten genutzt werden, das reflektierende Bewusstsein absichtlich zu aktivieren.

4.2 Die therapeutische Beziehung

Im therapeutischen intersubjektiven Feld ko-kreieren beide Beteiligten einen Beziehungs-Raum, in dem sie sich an der „Grenze zum anderen“ begegnen. Die Art und Weise des Kontaktes mit dem anderen lässt Offenheit und Abgegrenztheit (Ich- und Nicht-Ich-Differenzierung) im fortlaufenden Prozess nebeneinanderstehen (Hartmann-Kottek 2004, 140). Einerseits wird die Andersartigkeit des Gegenübers, die Differenz zu dem Einen wahrgenommen und gleichzeitig öffne ich mich auch dem Anderen gegenüber und nehme Neues, Fremdes von ihm in einem sich fortlaufend neugestaltenden Geschehen auf. Dieses Kontaktgeschehen ist ein rhythmisches Geschehen, in dem die Aufmerksamkeit zwischen Innen und Außen, zwischen Kontakt und Rückzug schwingt. Sie vollzieht ständig einen Richtungswechsel und verbindet damit Außen und Innen im Sinne einer liegenden Acht, öffnet und schließt jeweils einen Gestalt-Prozess (Hartmann-Kottek 2004). Die eine Subjektivität wird durchdrungen und geformt von der anderen Subjektivität, ohne diesen Austausch gäbe es in der Erfahrungswelt keine Subjektivität. Es ist ein relationales, kontextabhängiges und aus gemeinsamer Erfahrung emergierendes Phänomen (Jacobs 2005).

Der Kontaktprozess läuft zwischen dem Nach-innen-Hören, dem „Was ist mein Eigenes?“ und dem Treffen der Entscheidung „Will ich mich anpassen?“ oder „Will ich zu mir stehen?“ Es ist ein Prozess, in dem beide Beteiligten aktiv sind und sich dem Rhythmus zwischen ihnen immer wieder anpassen müssen (Hartmann-Kottek 2004). Es ist ein Rhythmus von gegenseitiger Beeinflussung, eines aufeinander Reagierens und sich dabei Veränderns. In einem so entstehenden Miteinander, zwischen Selbstausdruck und entsprechender Reaktion des Anderen gestaltet sich fortlaufend eine jeweils einzigartige und besondere Situation.

Wie und welche Themen des Klienten in der intersubjektiven Beziehung zum Therapeuten zum Vorschein kommen, ist einerseits ein Spiegel ihrer gemeinsam gestalteten Beziehungssituation, aber andererseits auch ein Ausdruck der jeweils erworbenen Schemata oder intersubjektiven Kontaktmuster, in denen die Entwicklung oder Fehlentwicklung der früheren Beziehungsmuster gespeichert sind.

4.2.1 Die dialogische Therapiebeziehung als wesentliche Stütze der Therapie

Es ist durch die Psychotherapieforschung erwiesen, dass der wesentlichste Wirkfaktor von Psychotherapie über alle Therapieschulen hinweg die Qualität der therapeutischen Beziehung ist. Die Gestalttherapie verfügt mit der dialogischen Beziehungsphilosophie Bubers und deren Anreicherung durch das Intersubjektivitäts-Konzept über ein umfassendes Knowhow, welches durch die Unterscheidung verschiedener Merkmale einer dialogischen Therapiebeziehung operationalisierbar und gut vermittelbar ist.

4.2.2 Merkmale einer dialogischen Beziehung

Die Merkmale der dialogischen Haltung von Seiten des Therapeuten werden als Präsenz, Umfassung, Bestätigung und Engagement für das Dialogische im Dienste des „Zwischen“ bezeichnet (Yontef 1983, 1998, 88). Mit ihnen verbunden sind Basisinterventionen der dialogischen Gestalttherapie, die im Weiteren jeweils beispielhaft den dialogischen Merkmalen zugeordnet werden. Die Begrifflichkeiten stammen zum Teil aus der prozesserfahrungsorientierten Psychotherapieforschung (Greenberg et al. 2003, Elliott et al. 2008).

> **Umfassung** bedeutet, sich in den anderen hineinzuversetzen, wie er die Welt erlebt, also das Geschehen in der Therapie so gut es geht von der Seite des Gegenübers wie von sich selbst aus zu erleben, dort und hier zur

selben Zeit sein zu können, die phänomenologische Realität des Anderen nachzuempfinden und gleichzeitig die eigene Zentriertheit zu bewahren. Im Unterschied zur reinen Empathie ist der Fokus nicht das Gegenüber, sondern die gemeinsame Teilhabe an der Situation.

Dialogische Basisinterventionen aus der Umfassung heraus:

- Folgereaktionen („Mhm", „Ich verstehe", „Ja", genaue Wiederholung einer Klientenäußerung)
- Empathisches Spiegeln (Kl.: „Wie bei jedem anderen Verlust, braucht es Zeit, um zu trauern.", Th.: „Ja, um diesen Teil zu trauern.")
- Exploratives Spiegeln („... aber irgendwie ist da noch etwas Anderes?")
- Evokatives Spiegeln (Th. als Hilfs-Ich: „... und mir reicht's einfach?"; Th.: ... wie ein Tiger im Käfig?)
- Empathisches Vermuten (Th. zwischen den Zeilen heraushörend: „Und wenn Sie daran denken, empfinden Sie was? Ein starkes Gefühl von Verlust?")
- Passfragen (Th.: „... stimmt das?"; „... richtig?"; „... trifft es das?", „... ist es das, was Sie sagen möchten?")

Umfassung ist gelungen, wenn der Klient vermittelt „Ich habe mich verstanden gefühlt" und der Therapeut sich sowohl auf den Patienten eingestimmt als auch gut mit sich selbst im Kontakt erlebt hat.

Präsenz bedeutet, sich aufrichtig in die Interaktion mit dem Gegenüber einzubringen, mit dem Ziel, für den Anderen so gegenwärtig wie möglich zu sein und gleichzeitig die eigene Perspektive zu bewahren. Präsenz beinhaltet, sich emotional berühren zu lassen und das persönliche Erleben ggf. in den Dialog mit einzubringen. Dies kann durch persönliche Reaktionen und Ich-Aussagen geschehen, die allerdings im Dienste des Prozesses des Klienten mitgeteilt werden, nicht zur Entlastung des Therapeuten.

Die Arbeit mit Borderline-Patienten und deren Spaltungsdynamik in Beziehungen erfordert beispielsweise, sich von der Not des Gegenübers berühren zu lassen, jedoch mit Klarheit und Bestimmtheit die eigenen Möglichkeiten und Grenzen zu definieren. Steht ein fragiles Selbstempfinden stärker im Vordergrund der strukturellen Problematik, ist ein mehr empathisch-spiegelndes Vorgehen erforderlich, nicht so sehr der Akzent auf Grenzen.

Dialogische Basisinterventionen aus der Präsenz heraus:

- Explorative Fragen (Th.: „Wie fühlt sich das in Ihnen an?“; „Was passiert jetzt gerade?“; „Was brauchten Sie in dem Moment?“)
- Phänomenologisches Nachfolgen („Bleiben Sie dabei und schauen Sie, was als nächstes geschieht.“)
- Bewusstheit fokussieren („Warten Sie, lassen Sie uns das einmal genauer anschauen.“)
- Prozessbeobachtungen („Sie sehen so aus, als würde gerade Wut in Ihnen aufsteigen.“; „Ich sehe gerade, dass Sie wegschauen.“)
- Zurückfokussieren (Kl.: „Vielleicht hat es so sein sollen.“ Th.: „Und dennoch ist es ärgerlich?“; „Ist der Schmerz noch da?“)
- „Realphantasie“ äußern (Th.: „Ich habe die Phantasie, dass Sie ihm etwas übelnehmen?“; „Ich habe den Eindruck, als sei es Ihnen peinlich, dies anzusprechen. Kann das sein?“)
- Prozessleitendes Unterstreichen oder Zusammenfassen (Th.: „Also da ist ein Teil von Ihnen, der Sie ständig kritisiert.“)
- Prozess-Informationen (Th.: „Eine Möglichkeit, mit dem verletzlichen Teil zu arbeiten, wäre, sich den kleinen Jungen einmal vorzustellen.“)
- Aufgaben strukturieren (Th. leitet Stuhlarbeit an: „Können Sie nun herüberkommen und darauf antworten?“)
- Prozessvorschläge (Th.: „Ich möchte Sie bitten, die Aufmerksamkeit jetzt einmal nach innen zu lenken.“; Stuhl-Arbeit: „Sagen Sie ihm, was Sie von ihm brauchen.“)
- Hausaufgaben (Th.: „Achten Sie mal bis zur nächsten Sitzung darauf, wie sich das Bild weiterentwickelt, was Sie an sich beobachten.“)
- Selbstoffenbarungen im Prozess (Th.: „Ich kann Ihnen gerade nicht folgen.“; Th. zeigt emotionale Resonanz: „Wie Sie das so sagen, merke ich ein echtes Bedauern; das tut mir wirklich leid für Sie“; „Während Sie das sagen, merke ich, dass ich ganz aufgeregt werde.“)
- Persönliche Offenbarungen („Nun ja, ich könnte Ihnen sagen, wie ich damit umgehe?“; „Ich kann es auch nicht leiden, wenn Leute unpünktlich sind.“)

Präsenz ist gelungen, wenn der Patient anerkennt, dass der Therapeut während der Behandlung für ihn als Person erlebbar war und dies ihn in seinem Prozess gefördert hat.

> Das dritte dialogische Merkmal, die **Bestätigung**, bedeutet, die andere Person in ihrer Existenz als eigenständiges Wesen zu akzeptieren und darin anzuerkennen, so wie sie im Moment ist.

Zu dem Anerkennen der Aktualität tritt jedoch bei Buber zusätzlich die Affirmation der Potentialität (Buber/Rogers 1992, 258). Bestätigung schließt für Buber ein, was man zu werden aufgerufen ist. Dieses beinhaltet praktisch die Bekräftigung der Möglichkeiten, die im Klienten vorhanden sind, einschließlich des Anerkennens der verleugneten, abgespaltenen Anteile, die ihm nicht bewusst sind, ihn aber ebenfalls ausmachen. Praktisch kann dies bedeuten, genaues Feedback zu geben oder etwas zu konfrontieren, was der Selbstwahrnehmung entgeht. Es kann auch bedeuten, eine existentielle „Forderung" zu stellen und darum mit der Person zu „ringen", wie beispielsweise einem Borderline-Patienten zu vermitteln: „Ich will nicht, dass Sie sich zerstören und möchte Sie ermutigen, andere Lösungen zu suchen, mit unerträglichen Spannungen umzugehen." Eine solche Konfrontation wird in den Bereich des „Zwischen" hineingegeben, als aufrichtiges Einbringen der eigenen Meinung in den Dialog. Die Entscheidung über eine Verhaltensänderung bleibt allerdings ausschließlich in der Hand des Patienten. Das kann zwar bedeuten, auf ermutigende Art und Weise zu „fordern", dem Gegenüber jedoch nichts aufzudrängen. Dazu Yontef (1999, 61):

> „Ein dialogischer Kontakt beginnt damit, seinen Willen an die Grenze zu bringen, alles Weitere erfordert die Antwort und das Wohlwollen des Anderen. Man ebnet den Weg, tut seinen Willen kund; dann geschieht, was geschehen soll, oder nicht. Das erfordert existentielles Vertrauen und den Glauben, dass der Boden einen selbst und den anderen tragen wird".

Der Gestalttherapeut gibt etwas aufrichtig in den Bereich des „Zwischen" hinein (benennt z. B. eine hypothesengeleitete Phantasie), dann lässt er quasi die Aussage los, haftet nicht an ihr, sondern überlässt es dem Gegenüber, der Situation, was daraus wird.

Natürlich ist diese Form von Bestätigung nicht immer leicht zu praktizieren und erfordert eine entsprechende Ausbildung und ein Maß an persönlicher Reife und Erfahrung, um ein Missverstehen oder einen Missbrauch dieser Haltung zu verhindern. Dies erfordert die Auseinandersetzung mit dem eigenen Selbstverständnis als Therapeut und persönlichen Themen und Motiven von „machen wollen, beeinflussen, verändern, Ziele erreichen wollen, helfen wollen, heilen wollen etc." Eine solide Ausbildung muss auf diese Qualitäten Wert legen.

Dialogische Basisinterventionen aus der Bestätigung heraus:

- Validieren (der „Aktualität"; des Erlebens und Verhaltens des Kl. als „einzigartig, sinnvoll, verständlich, berechtigt etc.", betrifft auch Widerstände, Schutzmechanismen etc.)

- Bestärken (Th.: „Es ist auch schwer, das auszuhalten.")
- Ermutigen (der „Potentialität"): (Th.: „Ich glaube, dass Sie das schaffen können"; Th. stellt existentielle Forderung: „Ich bin überzeugt, dass Sie andere Lösungen finden können, mit den unerträglichen Spannungen umzugehen.")
- Würdigen (Th.: „Ich schätze an Ihnen, dass Sie trotz allem nicht aufgeben.")
- Konfrontation (Th. konfrontiert mit der Realität, der Wirkung eines Verhaltens auf andere, der eigenen Verantwortung.)

Bestätigung ist dann gelungen, wenn der Klient vermittelt: ich habe mich gesehen, akzeptiert und ernst genommen gefühlt.

Die Basisinterventionen aus den dialogischen Merkmalen heraus zeigen einen ansteigenden Grad an subjektiver Involviertheit des Therapeuten, in den „Folgereaktionen" ist wenig subjektive Involviertheit, in der „Konfrontation" eine hohe subjektive Involviertheit.

Das *Engagement für das Dialogische* im Dienste des „Zwischen" bedeutet, sich als Therapeut für den therapeutischen Dialog verantwortlich zu fühlen, dafür, dass ein intersubjektiver Raum entstehen kann, und die Offenheit dafür zu bewahren, was aus diesem Raum oder Bereich des „Zwischen" entsteht, diesen aufrechtzuerhalten und nach Störungen wiederherzustellen. Das beinhaltet, immer wieder eine Haltung „schöpferischer Indifferenz", d. h. einen mittleren Modus zwischen Aktiv-sein und Passiv-sein einzunehmen (Perls et al. 2006, 215 f.), welche geprägt ist von Interesse, Neugier und Staunen sowie der Bereitschaft, sich immer wieder von Unerwartetem überraschen zu lassen. Hierbei kommt auch die paradoxe Theorie der Veränderung (Beisser 1970) zum Tragen. Indem der Therapeut dem Klienten auf diese Weise begegnet, d. h. ohne ihn in eine bestimmte Richtung verändern zu wollen, wird dieser ermutigt, sich mit seiner eigenen Erfahrung im Hier-und-Jetzt zu identifizieren, wodurch eine intrinsische Dynamik der Veränderung in Gang kommt (Yontef 2002).

Die therapeutische Begegnung

Die therapeutische Begegnung ereignet sich im Buberschen Sinne in der Sphäre des „Zwischen" (s. Kap. 3.1.4), sie ist Ort und Träger des Geschehens (Buber 1962a, 405f.). Voraussetzung für eine therapeutische Begegnung ist die Haltung der „Hinwendung" (Buber 1984, 170f.), also die Offenheit und Empfänglichkeit dafür, dass mich etwas „anspricht", das mir etwas „widerfährt", die Offenheit für den realen Anderen, für Überraschendes, auch für ein Nicht-Wissen, das nicht schon im inneren Bild des Anderen in mir Vorweggenommene. Letzteres bezeichnet Buber als „Rückbiegung", die den Anderen nur „als das eigene Erlebnis bestehen lässt" (S. 173) aber keine Begegnung ist. Diese Offenheit und Unvoreingenommenheit ist das, was den „mittleren Modus" in der Gestalttherapie ausmacht und ist die Basis für wirkliches Zuhören. Die Haltung der Hinwendung ist eine notwendige, wenn auch keine hinreichende Bedingung für das Zustandekommen einer Begegnung, die letztlich eine Gnade ist, „für die man stets bereit sein muss und die man nie als gesichert erwirbt" (S. 130).

Die Art der Wahrnehmung, die sich aus dieser Haltung ergeben kann, bezeichnet Buber (1984, 150ff.) als „Innewerden", dass mich etwas angesprochen hat, das ich nicht nur von außen beobachte oder betrachte. Was sich für den Therapeuten oder die Therapeutin daraus ergibt, was Figur in ihrem Erleben wird, ist natürlich durch den persönlichen und professionellen Hintergrund getönt. Die Resonanz und Antwort auf den Klienten geschieht je nach Situation als Umfassung, Präsenz oder Bestätigung. Im Augenblick des Aussprechens wird der Therapeut die Intervention „loslassen" und sich für die Wirkung des Gesagten oder Gezeigten auf sein Gegenüber interessieren. Dazu kann der Klient durch Fragen wie „Was macht das mit Ihnen?", „Spricht Sie etwas an von dem, was ich gesagt habe?", „Welche Resonanz hat meine Frage bei Ihnen bewirkt?" eingeladen werden. Die Resonanz der Klientin trifft wiederum auf die Hinwendung der Therapeutin. Damit beginnt der nächste Begegnungszyklus und so fort. So entsteht ein intersubjektiver Raum wechselseitiger Anerkennung, aus dem „Heilung aus der Begegnung" (Buber 1993) entstehen kann.

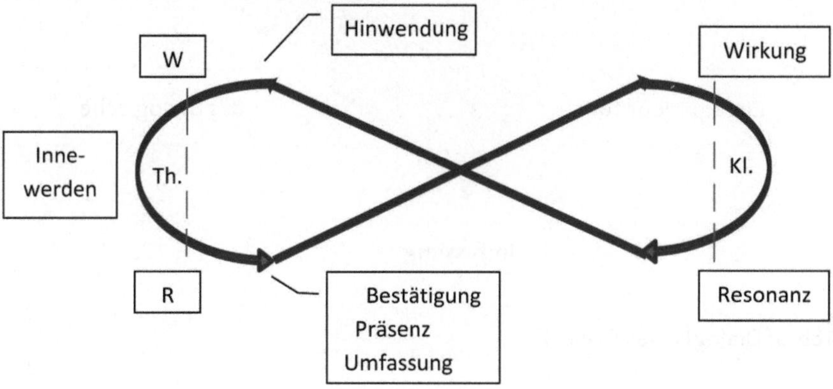

Abb. 3: Therapeutische Begegnung

Das Dialogische Dreieck

Die ersten drei Merkmale, die wir skizziert haben, Präsenz, Umfassung, Bestätigung, sind miteinander verbunden und wir möchten sie einander in Form eines „dialogischen Dreiecks“ zuordnen (Votsmeier-Röhr 2007, 163f.) (siehe Abb. 4). Sie stehen in einem Figur-Hintergrund-Verhältnis zueinander – je nach Erfordernis der Situation steht ein Merkmal im Vordergrund, die anderen mehr oder weniger im Hintergrund, aber immer verbunden. Ändert sich die Anforderung der Situation, verschiebt sich das Dreieck, ein anderes Merkmal ist erforderlich und tritt in den Vordergrund. Das Merkmal des Engagements für das Dialogische hält – wenn man so will – diese Dynamik in Gang.

Mit Hilfe dieses „dialogischen Dreiecks“ ist es möglich, die adäquate Haltung gegenüber Menschen mit unterschiedlichen Störungsbildern als bestimmte Konstellation der drei Merkmale in der dialogischen Beziehung zu bestimmen.

Auch bei anderen Fragestellungen, wie z.B. in der Supervision, ist es mit diesem Hilfsmittel möglich, zu betrachten, welche Auswirkungen es hat, wenn in einer Therapiesituation das Figur-Grund-Verhältnis, die Verbindung der drei Merkmale miteinander verloren gegangen ist und eines abgetrennt von den übrigen, und damit extrem in Erscheinung tritt, mit meist problematischen Folgen für die therapeutische Beziehung.

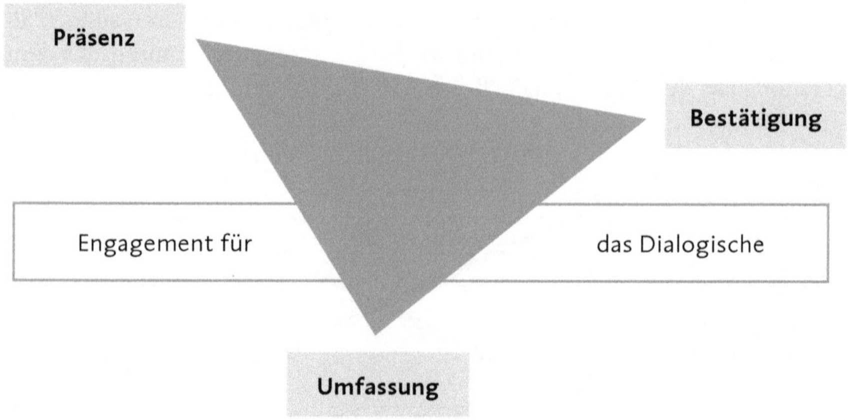

Abb. 4: Dialogisches Dreieck

Varianten der dialogischen Haltung bei unterschiedlichen Störungsbildern

Wie das „dialogische Dreieck“ ausgerichtet ist, welches dialogische Merkmal im Vordergrund steht, ist individuell und von der Situation abhängig. Es ist also nicht vorhersehbar und planbar und auch nicht durch Diagnosen oder andere Zuschreibungen determiniert. Dies ist ja gerade die Bedeutung des „Zwischen“ mit der damit verbundenen therapeutischen Haltung der Offenheit gegenüber dem, was aus der Situation entsteht.

Diese Position ist kein Plädoyer für den Verzicht auf diagnostische Zuschreibungen und ähnliches. Im Gegenteil – Diagnosen erstellen und sich wiederholende, fixierte Erscheinungen als Muster zu klassifizieren ist eine Aktivität aus einer Ich-Es-Perspektive. Sie ist natürlicher Teil des Dialogischen – allerdings nur als sein einer Pol. Gerade die Wertschätzung der Unmittelbarkeit dessen, was aus dem Bereich des „Zwischen“ entsteht – als primäre therapeutische Haltung – macht den Therapeuten frei, zu schauen, inwieweit z. B. eine Diagnose oder strukturelle Einschätzung nach OPD (Arbeitskreis OPD 1996) als eine Arbeitshypothese hilfreich ist, um den Patienten besser zu verstehen und adäquate therapeutische Strategien zu entwickeln bzw. im Hintergrund verfügbar zu haben. Als phänomenologische Psychotherapeuten werden Gestalttherapeuten nicht an Klassifikationen haften, für sie wird immer die unmittelbare Erfahrung, das individuelle Erleben des Gegenübers oder das eigene darüber entscheiden, ob eine diagnostische Zuschreibung passend und hilfreich ist.

Unter diesen Voraussetzungen lassen sich für verschiedene Störungsbilder unterschiedliche therapeutische Haltungen, Konstellationen der dialogischen Merkmale im Sinne des „dialogischen Dreiecks“ unterscheiden. Besonders prägnant ist hier der Vergleich der dialogischen Haltung gegenüber Menschen mit einer Borderline-Dynamik und einer narzisstischen Dynamik.

Die Arbeit mit Borderline-Patienten erfordert vom Therapeuten ein notwendiges Maß an *Präsenz*. Die Neigung dieser Patienten, ihre innere Dynamik zu externalisieren, die Regulationsbemühungen interpersonell zu gestalten, weil die intrapsychischen Möglichkeiten dazu begrenzt sind, erfordert vom Therapeuten ein klares Gespür für sich selbst, für die eigenen Möglichkeiten und Grenzen, die eigenen Bedürfnisse und Abgrenzungen gegenüber den Bedürfnissen des Gegenübers. Ist diese Präsenz für den jeweiligen Patienten nicht ausreichend spürbar, wird der Therapeut ihm nicht gegenwärtig genug, öffnet dies Tür und Tor für Projektionen, Prozesse wie projektive Identifizierung, für Verstrickungen aller Art. Vor allen Dingen aber fehlt dem Borderline-Patienten die Sicherheit eines abgegrenzten, autonomen Gegenübers. Borderline-Patienten erleben häufig eine Ambitendenz, einerseits die Angst vor einem eigenständigen Gegenüber, weil es nicht kontrollierbar ist, andererseits die Sehnsucht nach einem eigenständigen Gegenüber, das verlässlich in der Beziehung bleibt und Schutz und Orientierung gibt. Der Mangel an Präsenz des Therapeuten ist eine Einladung, die destruktive Borderline-Dynamik fortzusetzen, der Patient versucht es mit seinen „bewährten" Überlebensstrategien in Beziehungen. Korrigierende emotionale Neuerfahrungen, die zu mehr Strukturbildung führen könnten, werden in dieser Konstellation nicht erfolgen.

Präsenz ist also eine notwendige Voraussetzung dafür, dass überhaupt eine heilsame therapeutische Beziehung entstehen kann.

Auf dieser Basis ist das Merkmal der *Umfassung* natürlich ebenso wichtig. Einfühlendes Verstehen in die Innenwelt des Patienten, in die inneren Widersprüche und das Erleben der Instabilität (oder zumindest das Bemühen darum) wird das nötige Vertrauen des Patienten fördern, die eigene Erfahrung wahrzunehmen oder diese erst mit Hilfe des Therapeuten mittels der Technik des Phänomenologischen Explorierens zu erkunden, sich anzuvertrauen, dem Therapeuten zu trauen, dass dieser ihm wohlgesonnen ist. Dies ist die Voraussetzung dafür, sich auch beängstigenden neuen Erfahrungsmöglichkeiten auszusetzen, durch den Verzicht auf die bekannten destruktiven Schutzmechanismen.

Und auch die *Bestätigung* ist unverzichtbar. Die Akzeptanz und das „positive Anerkennen" dessen, wie der Patient im Moment ist, das Selbst-Verständnis des Patienten zu fördern, dass er es bis hierher geschafft hat: Das positive Konnotieren der Schutzmechanismen gibt erst die Ruhe, ohne Agitieren und Selbstabwertung zu schauen, welche Veränderungen nötig sind und in kleinen Schritten damit zu beginnen. Entsprechende Botschaften des Therapeuten erzeugen alternative innere Bilder, die durch Wiederholungen mit der Zeit das intrapsychische Kräfteverhältnis der verschiedenen voneinander isolierten, teilweise inkompatiblen Selbstanteile verändern, die positive Verarbeitung von neuen Erfahrungen erst ermöglichen.

Ebenso wichtig wie das „positive Anerkennen" ist jedoch auch das (manchmal kritische) „Ermutigen". Eine psychoanalytisch orientierte Abstinenz und technische Neutralität des Therapeuten ist nicht hilfreich im Umgang mit Borderline-Patienten. Dies hat der psychoanalytische Borderline-Experte Otto Kernberg selbst früh erkannt und Modifikationen der therapeutischen Praxis vorgenommen (Kernberg 1993). Sich dem Borderline-Patienten gegenüberzustellen mit den Worten „Es macht mir etwas aus, zu sehen, wie zerstörerisch Sie mit sich umgehen" (Präsenz), aber verlässlich in der Beziehung zu bleiben und Erwartungen zu formulieren („ich möchte Sie ermutigen, dass Sie Alternativen suchen, weil ich mir Sorgen um Sie mache – und ich glaube, dass Sie die Möglichkeiten dazu haben oder sich erarbeiten können"), ist eine solch kritische Ermutigung. Dieses – ganz im dialogischen Sinne – in das gemeinsam zu bildende „Zwischen" zu geben und dann (mit Yontefs Worten) „geschehen zu lassen, was damit geschieht", ohne zielgerichtet an der Position zu haften oder sie gar mit Macht gegen Widerstand des Patienten durchzusetzen (was ein absolut inakzeptabler Missbrauch und Kunstfehler wäre), ist die praktische Umsetzung dieser Form von Bestätigung. Gelingt dieses Vorgehen, erhält man zum Ende der Behandlung häufig den Dank des Patienten, dafür, dass er sich akzeptiert, aber auch ernst genommen und gesehen gefühlt hat, nicht nur in der Aktualität, sondern auch in seinem – für ihn selbst anfangs vielleicht nicht spürbarem und identifizierbarem – Potential.

In der Arbeit mit Borderline- oder anderen eher gering strukturierten Patienten (nach OPD; Arbeitskreis OPD 2006) sind all diese dialogischen Qualitäten gefordert, ob man will oder nicht. Höher, also mehr neurotisch strukturierte Patienten können sich viel einfacher auf den persönlichen Stil des Therapeuten einstellen, der vielleicht in der therapeutischen Beziehung das „Umfassende", das einfühlende Verstehen in den Vordergrund stellt, oder die persönliche Präsenz oder die Bestätigung hervorhebt und diese dialogischen Beziehungsmerkmale sinnvoll in Kombination mit seinen therapeutischen Interventionen einsetzt.

Um die therapeutische Beziehung zu Borderline-Patienten mit einem anderen Störungsbild zu kontrastieren, möchten wir die dialogische Beziehung zu Patienten mit einer narzisstischen Dynamik skizzieren. Die Präsenz des Therapeuten ist für den narzisstisch strukturierten Patienten zumindest in der Anfangsphase der Therapie völlig unerheblich. Er ist derartig angewiesen darauf, von dem Therapeuten gesehen, gespiegelt zu werden, dass Ich-Aussagen des Therapeuten geradezu verpuffen, übergangen werden, für den Prozess des Patienten irrelevant erscheinen. Daher sollte das dialogische Merkmal der Präsenz diesen Patienten gegenüber auf das Nötigste beschränkt werden. Bestätigung in Form des positiven Anerkennens aller Äußerungen und geschilderten Bemühungen des Patienten ist der absolute Schwerpunkt in der dialogischen Beziehung, je nachdem, wie groß das Bedürfnis des Patienten nach Spiegelung durch sein Gegenüber ist. Die Umfassung in Form einfühlenden Verstehens steht im Dienste der Bestätigung und ist das Mittel, die Selbst-Exploration des Patienten zu fördern und über diesen Weg einen Zugang zu der polarisiert strukturierten Innenwelt des narzisstischen Patienten in seinem Konflikt zwischen Minderwertigkeit und Grandiosität zu fördern. Erst im fortgeschrittenen Verlauf der Therapie wird es möglich, auch andere Merkmale, wie Präsenz und kritische Ermutigung in den therapeutischen Dialog sinnvoll einzubringen.

Extreme therapeutische Haltungen durch Verlust der dialogischen Beziehung

Die Merkmale des Dialogischen Dreiecks, Präsenz, Umfassung und Bestätigung stehen – wie weiter oben bereits angedeutet – in einem Figur-Grund-Verhältnis zueinander. Wenn ein Merkmal im Vordergrund ist, sind die anderen nicht verschwunden oder deaktiviert, sondern im Hintergrund, sozusagen „in Bereitschaft". Sie bilden dann den Kontext für die Qualität, die im Vordergrund steht und tönen damit die Art und Weise, wie das Merkmal im Vordergrund in Erscheinung tritt. Ist das Vordergrund-Merkmal von diesem Kontext losgelöst, nimmt es eine extreme Form an, da es nicht mehr den Ausgleichsprozessen der Hintergrund-Qualitäten unterworfen ist. Dies sind allgemein beschriebene Prozesse von Figur-Hintergrund-Verhältnissen, wie sie die Gestaltpsychologie (Walter 1977) untersucht hat, sei es im Bereich der Wahrnehmung oder bezüglich der Funktionsweise des Organismus als Ganzem (Goldstein 1934), sie gelten ebenso für die Figur-Hintergrund-Prozesse in der dialogischen Beziehung.

Wenn *Präsenz* beispielsweise abgelöst vom Hintergrund der übrigen dialogischen Qualitäten praktiziert wird, gerät sie zur Selbstdarstellung des Therapeuten. Selbstausdruck dient dann der Entlastung des Therapeuten und nicht dem Therapieprozess des Klienten. Konfrontative Interventionen sind von der Phänomenologie des Therapeuten geleitet. Ein Beispiel dafür ist die klassische Gestalttherapie nach Fritz Perls in der Zeit seiner dramatischen Kurzzeit-Demonstrations-Vignetten in Selbsterfahrungs- und Ausbildungsgruppen der 1960er Jahre. Interventionen dieser Art zeigten häufig diese Form der Verzerrung. Weil die Elemente der Umfassung und der akzeptierenden Bestätigung dann fehlten, lösten diese Interventionen nicht selten Scham bei Teilnehmern dieser Gruppen und Ausbildungskandidaten aus, allerdings meist viel später erst bewusst erlebt – gemäß dem Zeitgeist unterwarf man sich diesen Vorgehensweisen in Erwartung dramatischer, rascher Veränderungen. Dieser Stil hatte der Gestalttherapie, was die schulenübergreifende Akzeptanz angeht, nachhaltig Schaden zugefügt, da Gestalttherapie als Ganzes mit dieser Vorgehensweise identifiziert wurde und man die seriöse gestalttherapeutische Praxis im Stillen, weil unspektakulär, übersah und auch die Veränderungen seit den 1980er Jahren nur zögernd zur Kenntnis genommen wurden.

Wenn *Umfassung* abgelöst vom Hintergrund der übrigen dialogischen

Qualitäten praktiziert wird, wird sie ausschließlich auf den Klienten zentriert und verliert das Dialogische der Umfassung, die gemeinsame Teilhabe an der Situation. Der Therapeut neigt in diesem Zustand zu einem Erleben der Konfluenz, hat Mühe, sich kontinuierlich zu spüren, ist „nur beim anderen", gar nicht mehr bei sich und verliert das, was man als optimale Distanz zum Geschehen in der Sitzung bezeichnen könnte.

Wenn *Bestätigung* als positiv anerkennende Variante abgelöst vom Hintergrund der übrigen dialogischen Qualitäten praktiziert wird, steht die ausschließliche Spiegelung des Patienten im Mittelpunkt. Auch in diesem Fall fehlt die persönliche Präsenz des Therapeuten im Therapieprozess, was in der anfänglichen Behandlung von Patienten mit narzisstischer Dynamik manchmal angemessen ist. Generalisiert als Standardvorgehen geht jedoch das Dialogische in der Behandlung verloren, und es entsteht keine wirkliche therapeutische Beziehung.

Wenn Bestätigung als (kritisch) ermutigende Variante abgelöst vom Hintergrund der übrigen dialogischen Qualitäten praktiziert wird, verliert sie meist das „Ermutigende" und ist nur noch unangemessen kritisch. Es kommt zu Gegenübertragungsreaktionen wie Machtausübung, Abwertung des Klienten, subtile und offene Manipulation auf ein Ziel hin, welches der Therapeut wichtig findet, aber nicht unbedingt der Klient. Auch Formen bedingter Zuwendung wie „ich mag dich, wenn du so bist – ich mag dich nicht, wenn du anders bist" sind eine Verzerrung dieser Haltung. Hier fehlen im Hintergrund das einfühlende Verstehen aus der Umfassung heraus sowie der Aspekt der positiv anerkennenden Bestätigung. Auch respektiert diese Haltung nicht den Aspekt des „Zwischen", die ergebnisoffene Haltung „schöpferischer Indifferenz". Das Dialogische ist verloren gegangen.

Diese oben beschriebenen Unterscheidungen können hilfreiche Anhaltspunkte in der Supervision sein. Das „dialogische Dreieck" und die beschriebenen Figur-Grund-Prozesse bieten ein einfaches Schema, um schwierige Verläufe in der therapeutischen Beziehung zu erkennen und bei Bedarf entsprechend gegenzusteuern, indem vernachlässigte dialogische Merkmale aktiviert werden.

4.2.3 Störungen der therapeutischen Beziehung beheben

Kommt es im Therapieverlauf zu Störungen oder Unterbrechungen der Arbeit an den erfahrungsorientierten Inhalten und Prozessen durch eine Störung in der therapeutischen Beziehung (z. B. Missverständnisse, Kränkungen etc.), dann ist immer ein Wechsel auf die Ebene des Dialogs indiziert, um die Störung gemeinsam zu verstehen und zu beseitigen – oder wie Gary Yontef sagt: „Let the dialogue heal“ (persönliche Mitteilung). Versuche, am Dialog vorbei durch fortgesetzte Arbeit auf der Inhaltsebene die Störung zu überwinden, sind meist zum Scheitern verurteilt.

Aus der leidvollen Erfahrung vieler Klienten, dass in der intersubjektiven Beziehungsgestaltung mit wichtigen Bezugspersonen in ihrer Geschichte die natürlicherweise häufig vorkommenden Unterbrechungen in Interaktionen chronisch nicht wiederhergestellt wurden, ergibt sich in der therapeutischen Beziehung die Möglichkeit für emotional korrigierende Neuerfahrungen. Gelungene Sequenzen von Unterbrechung und Wiederherstellung der Beziehung („es wieder gut machen“) fördern die Fähigkeit zur Selbstregulierung und zur Regulierung des Bezugs zu anderen und führen zum Erleben von Selbstwirksamkeit und Grundvertrauen („ich weiß, ich kann gemeinsam mit meinem Gegenüber Missstimmungen in unserer Beziehung auflösen“).

Ein erster Schritt in der therapeutischen Situation zur Wiederherstellung der Beziehung besteht darin, die unterschiedlichen subjektiven Zugänge zur Situation zu akzeptieren. Das verlangt ein „Loslassen“, Buber nannte es Hingabe an den Dialog (Yontef 1999), Benjamin nennt es Hingabe an das gemeinsame Dritte (Benjamin 2015), das miteinander geteilt wird. Es ist die Akzeptanz der Andersartigkeit des Anderen, sich vom Anderen überraschen zu lassen und auch seine Sicht einnehmen zu können, frei von jeder Kontrolle. Die Fähigkeit zur Anerkennung erfordert die Fähigkeit, Getrenntsein auszuhalten, die Differenz zwischen Ich und Nicht-Ich zu akzeptieren und zu ertragen.

Als Lösung bietet sich eine intersubjektive Beziehung an, in der der Andere als ein dem Selbst gleichwertiges Zentrum der Erfahrung angesehen wird: unterschiedlich, aber erkennbar und erkennend. In der asymmetrischen (aufgrund der Rollendifferenz nicht gleichwertigen) Beziehung zwischen Therapeut und Klient ist eine (vorläufige) asymmetrische Gegenseitigkeit erforderlich, die der asymmetrischen Gegenseitigkeit der Mutter-Kind-Beziehung ähnlich ist: ein gleichzeitiges Anerkennen und Regulieren. Denn Beziehungen haben aus intersubjektiver Sicht eine „balancierte“ Grundbewegung: eine Dynamik zwischen Anerkennung und Zusammenbruch der Anerkennung. Ein Prozess von Augenblick zu Augenblick, der sich zwischen einem Abgleichen der beiden Absichten und einem Anpassen an die jeweiligen Gegensätze abspielt. In dieser Form der intersubjektiven Beziehungsgestaltung wird etwas ins Leben gerufen, ein „Drittes“ (Benjamin) bzw. das „Zwischen“ (Buber), an dem beide gemeinsam gestaltend beteiligt sind. Im gestalttherapeutischen Verständnis geschieht in Anlehnung an Buber Heilung durch die bestimmte Art der

Hinwendung von Mensch zu Mensch, ein Kontakt, der Anerkennung des anderen Menschen erfordert (Buber 1984; Yontef 1999). Das Dritte ist eine Perspektive, die jenseits von Therapeut und Klient eingenommen wird. Es gestaltet ein Beziehungssystem, das dem Wesen menschlicher Bezogenheit entspricht (Benjamin 2015, 16; Benjamin 2006, 68).

Auch hier bestätigen die Ergebnisse der Säuglingsforschung, dass sich diese Momente der Unterbrechung und Wiederherstellung von Beziehung mit einer Zunahme an Resilienz schon beim Säugling und im Vertrauen der Mutter auf ihre Fähigkeiten nachweisen lassen (Benjamin 2015, 16). Auch Stern (2006) spricht von einem sich von Augenblick zu Augenblick etablierenden Gleichklang der Intentionen und der Gefühlsanerkennung beim Säugling, die später zu einer verlässlichen Beziehung zu anderen Menschen führen und der Entwicklung des „Dritten" dienen (Benjamin 2015, 16). Das Dritte wird verstanden als eine Dimension oder eine Qualität des gemeinsamen Raumes. Dies ähnelt dem Verständnis des „Übergangsraumes" von Donald Winnicott (1896–1971), der den Begriff prägte, um den Raum zwischen Innenwelt und Außenwelt als einen getrennt und gleichzeitig in Beziehung gesetzten zu bezeichnen (Winnicott 2010).

Das „Dritte" wird von Benjamin als eine Funktion oder Beziehung verstanden, auch als eine übergeordnete Ebene oder ein mentaler Raum für Intersubjektivität, der dadurch entsteht, dass man sich dem anderen überlässt und auch bereit ist, von dessen Perspektive und von dessen Realität auszugehen. Das erfordert die besondere Fähigkeit, die innere Verbindung zu einem anderen aufrechtzuerhalten und ihm gleichzeitig seine Eigenständigkeit und Unterschiedenheit zuzugestehen. Auch Benjamin versteht das „Dritte" als das Wesen menschlicher Bezogenheit, es geht um die Vermittlung von „Ich" und „Du" (Benjamin 2010, 69). Diese Auffassung entspricht dem dialogischen Ansatz in der Gestalttherapie, in dem der Therapeut über das „Zwischen" wacht (Yontef 1999), d. h. er gibt dem Raum, was zwischen ihm und dem Patienten geschieht:

> „Das Vorhandensein von ‚Ich' und ‚Du' und das Erkennen der Differenz zwischen beiden reicht allein nicht aus. Der dialogische Ansatz erfordert Engagement für das Dialogische und Hingabe an das, was sich aus der Interaktion entwickelt und aus ihr hervorgeht" (Yontef, 1999, 130).

Das „Zwischen" ist bei Buber der Bereich einer echten Begegnung, die sowohl das Getrennt-Sein als auch das Bezogen-Sein umfasst. Hier ist eine volle Gegenwärtigkeit und Gegenseitigkeit des Sich-Wahrnehmens gemeint, eine besondere Qualität der wechselseitigen Beziehung. Wenn es kein „Zwischen" gibt, keinen Raum zwischen den Subjekten, der erst eine Beziehung möglich macht, verkümmert die Intersubjektivität. Buber spricht in diesem Zusammenhang von „Urdistanz“ als Voraussetzung der Ich-Du-Beziehung, ohne die das dialogische Gegenüber in seiner „Anderheit“ nicht wahrnehmbar wäre (Buber 1962).

So zielt das intersubjektive Verständnis des „Dritten“ und auch des „Zwischen“ auf das gemeinsame Schaffen eines intersubjektiven Raumes, in dem Anerkennen und Anerkannt-Werden möglich ist. Dann wird auch mit der Erfahrung von Zusammenbruch und Wiederherstellung ein tiefer Sinn der Subjektivität und eine tiefere Verbindung zur Subjektivität des Anderen als Quelle der Differenz erst möglich. Wenn an der Kontaktgrenze die Differenz zum Anderen/Fremden nicht ertragen wird; d. h. wenn ein aktiviertes emotionales Schema eine Öffnung zum Anderen nicht zulässt, ist die Neugier auf das Fremde, vor allem auch die Freude am Neuen nicht erfahrbar. Wenn also die Angst vor dem „äußeren“ realen Anderen überwiegt und ich ihn nicht in meinem Sinne kontrollieren kann, ich mich seinen Reaktionen ausgeliefert fühle, dann steht der Impuls im Vordergrund, den Kontakt zu unterbrechen.

Der Kontakt wird dadurch unterbrochen, dass ein Bild vom Anderen (Phantasie) aktiviert wird, das zu alten (unerledigten) Situationen gehört. Deshalb kann nicht auf den realen „äußeren“ Anderen reagiert werden, sondern auf das projizierte Bild vom Anderen. Alte fixierte Beziehungsmuster bestimmen dann das Verhalten und dienen als Vorlage für die Beziehung zu anderen.

Im therapeutischen Prozess wird die Aufmerksamkeit auf die widersprüchlichen Tendenzen von Abgrenzung und Anerkennung gerichtet, so dass Verbundensein und Getrenntsein zwischen Therapeut und Klient in der aktuellen Situation gleichzeitig erlebt werden können. Die Abhängigkeit oder die Verleugnung von Abhängigkeit bei gleichzeitigem Wunsch nach Anerkennung können dann aus der inneren Realität in die intersubjektive gegenwärtige Interaktion bewegt und dort bewusst gemacht werden. Da sich auch in der therapeutischen Beziehung Dissonanzen und ein leichter Zusammenbruch der Spannung wiederholt ereignen, können in der aktuellen Situation die in der Kindheit gelernten Bewältigungsstrategien bewusst gemacht und nun schöpferisch genutzt werden. Dadurch werden neue und befriedigende Erfahrungen in der Beziehung zum Therapeuten erlebt, der Grenzen setzt, die Verantwortung für die Aufrechterhaltung des Dialoges im empathischen Sinn übernimmt und der auf die unterschiedliche Sichtweise des Klienten mit seiner Subjektivität antwortet.

Für den Klienten ist die Erfahrung von Bedeutung, dass der Therapeut ihn selbst dann „aushalten“ kann, auch wenn er aus seiner entgegengesetzten Sichtweise heraus agiert oder gar mit einem verbalen Angriff reagiert.

Erst aus dieser Erfahrung wird es dem Klienten möglich gemacht, die Unterscheidung zwischen seiner Phantasie („der Therapeut ist jetzt bestimmt wütend auf mich, reagiert mit Rache") und der Realität („der Therapeut bleibt in Kontakt mit mir, teilt sein subjektives Erleben mit mir, ist verschieden und gleichzeitig verbunden mit mir") zu erfahren. Verbunden-Sein und gleichzeitig Differenz ertragen bedeutet, sich gemeinsam verantwortlich zu fühlen für die mögliche Kränkung/Verletzung des anderen und seine freiwillige Anerkennung in seinem Anderssein. Dies ermöglicht es, die Balance zwischen Selbstbehauptung und gegenseitiger Anerkennung zu halten, die zu einer gelingenden Beziehung führt.

4.3 Therapeutische Interventionen

4.3.1 Phänomenologisches Explorieren / Basistechnik

In der Vorkontakt-Phase des therapeutischen Prozesses bietet die Therapeutin der Klientin die Möglichkeit, in dem schützenden Therapieraum ihr spezifisches Anliegen vorzutragen. Dabei versucht die Therapeutin der Klientin auf besondere Weise zuzuhören und sie zu verstehen. Therapeutisches Verstehen ist hier im Sinne eines Eintauchens in die Welt der Klientinnen zu verstehen, um zu erschließen, wie die Klientin in ihrer Darstellung Bedeutung und Zusammenhänge herstellt. Ihre Geschichte einer Person zu erzählen, die mit Aufmerksamkeit und in vollem Gewahrsein zuhört, das allein kann der Klientin schon helfen, sich ihres Themas und ihrer Problematik bewusster zu werden (Joyce/Sills 2015).

Die Therapeutin hört der Erzählung der Klientin in einer Haltung von aktiver Neugier und Wertschätzung zu. Sie ist dabei zunächst im Zustand eines „mittleren Modus", einer Haltung der Zentriertheit und absichtslosen Offenheit für das gegenwärtige Geschehen, einer schöpferischen Unparteilichkeit. Dabei richtet sie ihre Aufmerksamkeit nicht nur auf den Inhalt, das „Was", sondern besonders auch auf die Art und Weise, das „Wie" der Darstellung. Im Erzählen ihrer Geschichte und Schwierigkeiten, sich auf die Welt in einer für sie befriedigenden Weise zu beziehen, offenbart die Klientin mehr als nur einen kognitiven Inhalt. Sie zeigt sich in der Weise, wie sie üblicherweise den Kontakt (und auch den Rückzug) mit der Welt aufnimmt und gestaltet, und auch, wie sie den gegenwärtigen Kontakt zu vermeiden sucht: mit ihrer Körperhaltung, ihrem Gesichtsausdruck, ihren Bewegungen, ihrer Sprache, dem Tonfall ihrer Stimme, ihrer Möglichkeit, den Augenkontakt zu halten, mit ihren Hoffnungen, Befürchtungen und Ängsten.

Entscheidend ist die Einfühlung der Therapeutin in das Erleben der Klientin, sodass diese sich gehört und gesehen fühlt. Die Anteilnahme und das echte Interesse, die Akzeptanz und die Aufmerksamkeit der Therapeutin, also die Resonanz auf die Klientin, gehen über ein bloßes Verstehen hinaus und haben heilsame Wirkung.

Der Ausgangspunkt ist immer das Offensichtliche, so wie sich die Dinge der Klientin und der Therapeutin aus ihrer jeweiligen Perspektive zeigen. Die Therapeutin lässt sich nicht von einer Theorie über die Patientin leiten, sondern geht von der unmittelbaren Erfahrung aus – über die Sinne und das Spüren –, die ihr als Ausgangspunkt für ihre unterstützenden Fragen, für ihre rückmeldenden Antworten, also für ihre Interventionen dienen.

Das Erkunden der gegenwärtigen Erfahrung der Klientin geschieht mit Hilfe der phänomenologischen Methode. Statt der Klientin mit einer vorgefassten Meinung zu begegnen, wird diese so weit wie möglich ‚eingeklammert'. Statt die Eindrücke zu analysieren und zu interpretieren, werden diese zunächst lediglich beschrieben. Statt vorschnell ein Ziel und ein lösungsorientiertes Vorgehen zu definieren, werden alle Aspekte des Feldes zunächst gleich gewichtet und nicht hierarchisch angeordnet. Diese drei Aspekte des phänomenologischen Explorierens werden nun im Einzelnen erläutert.

Einklammern

Zuhörend enthält sich die Therapeutin zunächst möglichst jeder Wertung, klammert Vor-Urteile ein, lässt Meinungen und Interpretationen soweit es geht beiseite, um der Klientin in ihrer Einzigartigkeit in diesem Augenblick zu begegnen und ihr mit dem Herzen und dem Körper und nicht allein mit dem Verstand zuzuhören (Joyce/ Sills 2015).

Die Therapeutin nähert sich dem Erleben und Verhalten der Klientin in der bewussten Haltung des ‚Einklammerns', um sich für das, was sich in der Situation zeigt, offen zu halten. Natürlich ist die Therapeutin nicht frei von vorgefassten Meinungen, aber sie ist sich dieser bewusst, damit sie sich für das Sich-ihr-Zeigende freimachen und sich öffnen kann. Dies ist naturgemäß nur annäherungsweise zu erreichen und bleibt eine ständig zu praktizierende therapeutische Aufgabe.

Die Therapeutin bleibt mit ihrer bewussten Aufmerksamkeit an dem unmittelbar Augenfälligen, an dem, was sie sieht, hört, fühlt usw. Sie achtet auf das, was die Klientin verbal mitteilt, aber auch auf nonverbale Signale, darauf, in welcher Körperhaltung, mit welcher Bewegung die Klientin ins Behandlungszimmer kommt, wie sie sich der Therapeutin z. B. gegenübersetzt. Ist eine Verspannung zu beobachten? Wie hört sich der Klang der Stimme an? Ist sie laut oder kaum hörbar? In welchem Rhythmus spricht sie? Wirkt die Klientin gehetzt, spricht sie unzusammenhängend, abgehackt, mit besonderem Nachdruck? Wie ist das Atemmuster der Klientin? Ist der Atem schnell oder gebremst, ist er flach oder fließt er frei? Der Atem steht in direktem und engem Zusammenhang mit den Gefühlen und dem Ausdruck der Gefühle. Am Atemrhythmus zeigt sich das Unterdrücken und Kontrollieren von Gefühlen ebenso wie der gehemmte Gefühlsausdruck.

Um der Erfahrung der Klientin möglichst nahe zu kommen und deren phänomenale Welt zu verstehen, schenkt die Therapeutin auch ihrem eigenen Erleben Aufmerksamkeit. Die Therapeutin registriert, welchen Eindruck die Klientin in ihr auslöst. Wie erzählt die Klientin ihr Anliegen, eher energielos oder mit übertriebener Energie? Wie reagiert sie selbst auf die Art, wie die Klientin ihre Geschichte erzählt? Hört sie der Klientin mit interesseloser oder gleichgültiger Resonanz zu? Sich diese Reaktionen bewusst zu machen, ist Voraussetzung dafür, die eigenen Vor-Urteile einzuklammern. Was dabei in ihrem Auffassungssinn, ihren körperlichen Reaktionen, ihrer emotionalen Resonanz hervorgerufen wird, nutzt die Therapeutin dann, wenn sie es für die Erweiterung der Bewusstheit der Klientin für hilfreich hält („Während Sie erzählen, spüre ich einen Druck auf meiner Brust. Ihre Geschichte stimmt mich traurig. Was hätten Sie damals in der Situation gebraucht? Gab es jemanden, bei dem Sie Trost finden konnten?“, „Während Sie mir von ihrem traurigen Erlebnis erzählen, sehe ich, dass Sie dabei lächeln. Ist Ihnen das bewusst?“). Die Resonanz der Therapeutin auf die Erzählung der Klientin eröffnet weitere Möglichkeiten, wenn sie zum Beispiel sagt: „Ich frage mich, ob das eine Ihnen vertraute Erfahrung ist?“ Das, was die Klientin unmittelbar offenbart, wird durch diese Frage dahingehend exploriert, welcher Sinn und welche Bedeutung sich auf dem Hintergrund früherer Erfahrungen erschließen lassen. So können unverarbeitete Situationen in Beziehung zu den assimilierten Erfahrungen im Hintergrund gesehen und bearbeitet werden.

Diskrepanzen oder Übereinstimmung mit dem von der Klientin Dargebotenen zu dem eigenen persönlichen Erfahrungshorizont der Therapeutin werden zwar registriert, aber erst dann, wenn eine genügende Vertrauensbasis gebildet ist, zur Erweiterung des Gewahrseins der Klientin genutzt („Was fühlen Sie, während Sie mir jetzt diese Geschichte erzählen?“ Oder: „Wie geht es Ihnen damit, dass ich Ihnen mitteile, was ich beim Zuhören empfinde?“).

Beschreiben

Ein weiterer Aspekt des phänomenologischen Explorierens ist das möglichst genaue und nicht interpretierte Beschreiben unmittelbarer und konkreter Eindrücke („Mir fällt auf, dass Sie Ihren Atem anhalten“, oder: „... dass Sie die Fäuste ballen“). Das Beschreiben und Mitteilen des unmittelbar Erlebten durch die Klientin wird von Moment zu Moment unterstützt („Bleiben Sie bei dem Erleben und schauen Sie, was als nächstes geschieht“). Immer wieder wird durch die Frage: „Und was geschieht jetzt?“ (phänomenologisches Nachfolgen) der Klientin gefolgt und die Entfaltung des Prozesses unterstützt, hin zu einer erhöhten Prägnanz des Erlebten. Darauf kann dann an irgendeiner Stelle auch fokussiert und dieser Erlebensaspekt näher untersucht werden („Warten Sie an dieser Stelle, halten Sie inne, lassen Sie uns das einmal genauer anschauen.“). Dieses Vorgehen fördert das paradoxe Prinzip der Veränderung, dass die Klientin nicht gegen ein Erleben ankämpft, sondern es annimmt, sich dem stellt und sich damit identifiziert, was ist („ja, das und so bin ich im Moment“) und nicht versucht, irgendwie anders zu sein, wie sie nicht ist. Daraus entsteht paradoxerweise eine Veränderungsdynamik.

Gleiche Gewichtung

Der Therapeutin werden immer mehrere Aspekte als „offensichtlich“ erscheinen. Der phänomenologischen Methode entsprechend behandelt sie jedoch anfangs alle Elemente der Erfahrung gleichwertig. Es wird keinem Element eine größere oder geringere Bedeutung beigemessen, um offen zu bleiben für den Figurbildungsprozess der Klientin (Staemmler 1999) („Mir fällt auf, dass Sie während Ihrer Erzählung aus dem Fenster schauen. Hat das eine Bedeutung für Sie?“; „Sie sitzen vornübergebeugt seit einiger Zeit und blicken mich an, als wollten Sie mir eine Frage stellen? Gibt es etwas, was Sie jetzt gerade von mir erwarten?“). Nur so kann sich allmählich ein neues Verstehen entfalten und sich auf Daten beziehen, die von dem unmittelbaren Erleben abgeleitet werden und nicht auf abstrakten und vorschnellen Vermutungen, Theorien und Spekulationen basieren.

Im weiteren Therapieverlauf führen Beobachtungen der Therapeutin immer auch zu Interpretationen und Schlussfolgerungen. Im gestalttherapeutischen Sinn werden Interpretationen der Therapeutin jedoch auf bestimmte Art und Weise vermittelt: Die Aussagen werden phänomenologisch ausgerichtet, in beschreibender Weise, um das tatsächlich Erfahrene von einem Vorurteil zu trennen („Ich habe den Eindruck, dass ...; „Ich habe die Phantasie, dass …"). Eine Interpretation wird im dialogischen Sinne anhand der bewussten Erfahrung der Patientin überprüft („Stimmt das so für Sie?"; „Trifft es das?"). Aussagen werden möglichst in einer prozessorientierten Sprache gemacht: Statt „Sie sind feindselig" würde man sagen: „Sie wirken ärgerlich, ohne dies direkt auszudrücken." (Yontef 1999, 263). Das entscheidende Kriterium besteht darin, den Unterschied zwischen einer Vermutung, einer Hypothese und einem tatsächlich „vor Augen liegenden" Faktum zu erkennen.

Eine Frau berichtet beispielsweise von Problemen an ihrer Arbeitsstelle und schildert sehr differenziert, wie ihre Kollegen sich verhalten und welche störenden Eigenschaften sie an denen bemerkt. Erst nach einem näheren Explorieren der Situation aus verschiedenen Perspektiven kann sie die gesamte Situation so schildern und verstehen, dass sie zur jeweiligen Szene auch ihre Vermutungen, ihre Phantasie und ihre eigene innere Reaktion (Befürchtung) benennen kann. Auch kann sie ihre Verhaltensweise als Antwort darauf verstehen, wie sie die Kollegen einschätzt und welche Motive sie denen in ihrer Phantasie zuschreibt. Die Verbindung zwischen spezifischen Verhaltensweisen der Kollegen zu ihren eigenen Verhaltensweisen werden bewusst. Auch die Unterscheidung zwischen dem, was sie tatsächlich sehen kann und dem, wie sie auf dem Hintergrund der eigenen früheren Erfahrung Ereignisse interpretiert, wird immer klarer.

Im therapeutischen Prozess richten wir also die Aufmerksamkeit sowohl auf die Gefühlswelt, die Wünsche, Bedürfnisse und Gedanken, kurz gesagt das „Innen", als auch auf die Aspekte der externen Situation, die anderen Menschen, die Gesellschaft, den Arbeitsplatz usw., kurz gesagt das „Außen". Wir nähern uns so dem „Wie" des Erlebens und erfahren, wie sich der Prozess der Bedeutungskonstruktion, der Gestaltbildung, der Figur-Hintergrund-Beziehung vollzieht. Um Einsicht in die Struktur und Persönlichkeit der Klientin sowie in die Art und Weise, wie sie ihre Wahrnehmung und damit ihre Lebenswelt organisiert, zu gewinnen, wird die subjektive Bedeutung der Äußerungen in der Exploration untersucht. Ein wichtiger Aspekt ist, sich immer wieder den Unterschied zwischen der inneren und der äußeren Wahrnehmung bewusst zu machen („Beschreiben Sie, was sie wahrgenommen haben und dann, wie Sie sich dabei gefühlt und wie Sie reagiert haben").

Die phänomenologische Exploration ist immer dialogisch gestaltet. Alle Einsichten ergeben sich aus dem „Zwischen" des Dialogs, in dem im Wechsel die Erfahrung der Therapeutin mit der Erfahrung der Patientin ausgetauscht wird (s. a. Kap. 4.2).

Während des therapeutischen Prozesses gibt es wiederholt Situationen, in denen sich Interventionen anbieten, die der Bewusstheitserweiterung der Klientin dienen. Dazu gehören die kurzen Rückmeldungen an die Klientin aus der Perspektive der Therapeutin, die sich unmittelbar auf die jeweilige Situation beziehen, zum Beispiel eine Wahrnehmung, wie: „Mir fällt auf, dass Sie mich nicht anschauen, während Sie mit mir reden".

Ebenso eignen sich Rückmeldungen aus der persönlichen Resonanz wie: „Ich fühle mich nicht angesprochen, wenn Sie mich nicht anschauen" (Staemmler 1999, 453). Auch die von Buber als „Realphantasien" benannten Wahrnehmungen dienen dem Verstehen des Klienten: „Sie erwecken in mir den Eindruck, als sei es ihnen peinlich, mich anzuschauen. Stimmt das?" (Staemmler 1999, 453).

Weitere Interventionen, die die Klientin anregen, die Aufmerksamkeit selbst unmittelbar auf ihr subjektives Erleben zu lenken, sind: „In welcher Stimmung sind Sie im Moment?", „Ist Ihnen bewusst, wie Ihre Stimme klingt?", „Was bedeutet das für Sie, was löst das in Ihnen an Gedanken und Gefühlen aus?" (Staemmler 1999, 453).

Die Beobachtung des Erlebens der Klientin bezieht sich auch auf Aspekte, die möglicherweise zurückgehalten oder vernachlässigt werden (Yontef 1999, 95). Durch Interventionen wie zum Beispiel „Was bedeutet das für Sie?", „Welchen Sinn geben Sie der Angelegenheit?" erschließt die Therapeutin den Sinn, die Bedeutung und die affektive Bewertung einer bestimmten Situation. Die Therapeutin versucht, die von der Klientin dargestellte Erzählung in ihren Zusammenhängen und in ihrer Kohärenz zu verstehen.

Yontef (1999) beschreibt am Beispiel eines Klienten, der glaubt, nicht liebenswert zu sein, solange er nicht perfekt ist, welche Vorgehensweisen, über das bisher Dargestellte hinaus, noch Teil einer phänomenologischen Exploration sein können:

> „Dialog mit einer Person, die ihn ablehnt oder abgelehnt hat, weil er nicht perfekt ist; Details aufdecken, die das Gegenteil ausdrücken (der Therapeut teilt die Beobachtung einer Unvollkommenheit beim Patienten mit und signalisiert zugleich, dass er darauf nicht ablehnend reagiert); Erforschen der Gefühle des Patienten zu einem Menschen, den er gern hat, obgleich dieser nicht perfekt ist; Beschreibung seines ‚perfekten Selbst'; Imagination einer liebenden Mutter, eines liebenden Vaters, die ihn bedingungslos annehmen; eine Aussage machen, die das ‚irrationale' Denken bestätigt oder widerlegt und die körperlichen wie emotionalen Reaktionen des Patienten darauf beobachten" (S. 97).

4.3.2 Experimentelle Aufgaben

> Gestalttherapie ist „existential, experiential, experimental."

Diese „drei E"-Definition von Laura Perls bedeutet, dass Gestalttherapie ein existentiell-phänomenologischer Ansatz ist und als solcher erfahrungsbezogen und experimentell (L. Perls 1989, 177). Der therapeutische Einsatz von *Experimenten* dient, wie das phänomenologische Explorieren, dem Erforschen des gegenwärtigen Feldes der Klientin, dem Fördern des Gewahrseins der äußeren und inneren, schemageleiteten Gegebenheiten der Situation, allerdings in aktiverer Weise. Beispiele für Experimente wären ein Stuhl-Dialog zwischen zwei Selbstanteilen oder mit einer auf einem Stuhl imaginierten Person, Angebote, mit veränderter Stimme oder Körperhaltung etwas auszusprechen oder auszudrücken etc. Experimente einzusetzen dient dazu, im geschützten therapeutischen Rahmen ausgewogene Risiken einzugehen, neue Seiten an sich zu entdecken und neue Verhaltensweisen und Reaktionen auszuprobieren, die das Selbsterleben und das Verhaltensrepertoire, sprich: die Ich-Grenze der Person erweitern können.

Allerdings geht es dabei nicht wie in der Verhaltenstherapie um ein Einüben von zuvor definiertem gewünschten Verhalten mit einer zielorientierten „Übung" oder einem „verhaltenserprobenden Rollenspiel". Die Gestalttherapeutin ist kein „modifier", sondern eher ein „facilitator". Diese therapeutische Funktion entspricht der feldtheoretischen Grundlage der Gestalttherapie: dass die Therapeutin einen Prozess anstößt und begleitet, der ergebnisoffen ist, eben wie bei einem wissenschaftlichen Experiment. Die Botschaft beim Einleiten eines Experiments ist grundsätzlich: „Probier' es aus und schau, was geschieht!" Mit Experimenten zu arbeiten dient primär der Förderung von Gewahrsein, kann aber sekundär Veränderungen und Bewältigungserfahrungen mit sich bringen, allerdings sind diese nicht zielorientiert definierbar und vorauszubestimmen, wie es die Verhaltenstherapie anstrebt. Aktives Experimentieren geht auch über die psychoanalytische Methodologie hinaus, die auf freie Assoziation, Deutung und Analyse der Übertragungsbeziehung begrenzt ist. Oft bringen Experimente Dinge ans Licht, die vorher im Dunkeln lagen, Klientinnen haben Aha-Erlebnisse, Einsichten, ein vertieftes Verständnis ihrer Situation oder der Hintergründe. Dieses Lernen ist ein Prozess des selbst Entdeckens, nicht des Erklärt-Bekommens durch die Interpretation einer „Seelen-Fachfrau".

Zur Durchführung eines Experiments gibt es einige Leitlinien, die sich in der Praxis bewährt haben (siehe beispielsweise bei Zinker 1982, 127 ff.;

Perls et al. 2006, 98 ff.) und die auch in der Psychotherapieforschung gezielt untersucht worden sind (Elliott et al. 2004, 522 ff., Grawe 1998). Voraussetzungen für das Gelingen eines Experiments sind:

- Die Motivation der Klientin, sich auf eine mehr oder weniger neue, unbekannte Erfahrung einzulassen und Verantwortung für ihren Anteil an diesem Such- und Entdeckungsprozess zu übernehmen.
- Dass die Erfahrung für die Klientin relevant und real genug ist.
- Dass der Rahmen für die Durchführung der Aufgabe sicher ist („sichere Notfallsituation“, s. u.).
- Dass die „Dosierung“ bzw. der Schwierigkeitsgrad der Aufgabe auf die intern aktivierbaren Ressourcen der Klientin und die extern vorhandenen Ressourcen abgestimmt ist. (Unter externen Ressourcen sind auch die Möglichkeiten und Grenzen in der persönlichen und fachlichen Kompetenz der Therapeutin zu verstehen, einen solchen Prozess zu begleiten und die Verarbeitung und Integration der Erfahrung zu unterstützen).
- Für die Schaffung der Voraussetzungen ist die Therapeutin verantwortlich.

Sind diese Voraussetzungen vorhanden,

1. steht am Beginn eines Experiments eine *„Prozessuale Aktivierung“* (Grawe 1998, 93 ff.), d. h. eine unmittelbare emotionale Erfahrung, die meist aus einer vorausgegangenen Phase phänomenologischen Explorierens, also aus einem motivationalen Klärungsprozesses entstanden ist. Diese hängt meist zusammen mit einer relevanten Situation, die Anforderungen an die Klientin stellt, dieser aber nur vage bewusst ist. Dies kann eine problematische Lebenssituation sein, wie die Trennungsphase einer Partnerschaft u. a. oder die Einzel- oder Gruppentherapie-Situation selbst. Die Therapeutin orientiert sich daran, wo die Klientin mit ihrer „Energie“ ist, wo lebhaftes Interesse ist, und sie bestimmt für sich das Thema, das implizite Muster oder Schema, auf das sie die Aufmerksamkeit im Weiteren fokussiert. Prozessuale Aktivierung erfordert Wachheit, Aufmerksamkeit und Orientierung (Empfinden, Wahrnehmen, Fühlen, Denken). Sind diese Stützfunktionen nicht ausreichend vorhanden, sind sie der erste Fokus der Behandlung. Die Forschungsgruppe um Greenberg hat die Wirkfaktoren von Experimenten untersucht: Zu Beginn identifizieren Therapeutinnen ein Zeichen oder Signal („marker“) für das Auftauchen eines spezifischen Themas, das ihnen den Hinweis gibt, dass die Klientin für ein Experiment bereit ist – bei

einem Selbstbewertungskonflikt beispielsweise die Beobachtung, dass ein Selbstaspekt einen anderen kritisiert oder kontrolliert („Topdog vs. Underdog“: „Ich bin eine Versagerin!“). Daran schließt sich eine Interventionssequenz an, die mit einer Lösung als Endzustand abschließt (Elliott et al. 2008).

2. wird eine *Prozessinformation* gegeben, dass die Möglichkeit besteht, an dieser Stelle ein Experiment auszuprobieren („Da scheint es einen kritisierenden Anteil zu geben und einen, der sich kritisiert fühlt. Wenn Sie Interesse haben, könnten wir beide Seiten dieses inneren Konflikts auf getrennte Stühle setzen und miteinander sprechen lassen, um besser zu verstehen, was da geschieht.“). Erst, wenn ein Konsens hergestellt ist, die Klientin mit dem Vorschlag einverstanden ist oder dieser gemeinsam modifiziert worden ist, kann das Experiment weiterentwickelt werden. Die Aufgabe wird dann strukturiert („Können Sie nun den Platz wechseln und den anderen Selbstanteil antworten lassen?“) und mittels Prozessvorschlägen („Sagen Sie ihm, wie es sich anfühlt, so gedemütigt zu werden!“) intensiviert.
3. wird je nach Vorhandensein entsprechender Stützfunktionen oder Ressourcen eine *Einstufung* des Schwierigkeitsgrades des Experiments vorgenommen. Optimalerweise wird ein Experiment so gewählt, dass es „an der Ich-Grenze“ stattfindet, hier ist der mögliche Lernerfolg am größten. „Innerhalb der Ich-Grenze“ ist das Experiment irrelevant, die Aufgabe ist bekannt und stellt keine Herausforderung dar. Geht das Experiment „weit über die Ich-Grenze hinaus“, mobilisiert es zu viel Angst und ist daher im besten Falle wirkungslos, im schlechtesten Falle schädlich, weil es die Klientin überfordert. Dazu sagt Zinker (1982, 135):

> „Mit ‚Einstufen‘ meine ich, dem Klienten dabei zu helfen, ein Experiment auf der Ebene auszuführen, auf der er in einer bestimmten Therapiestunde dazu bereit ist. Ist es ihm nicht möglich, sich an einer bestimmten Exploration zu beteiligen, weil es zu schwer für ihn ist, sollte der Therapeut bereit sein, die Aufgabe so herunter zu stufen, dass der Klient eine größere Chance hat, mit seinen Bemühungen Erfolg zu haben.“

In diesem Fall wird also ein leichteres Experiment gewählt oder das bestehende wird vereinfacht (die Therapeutin äußert die Phantasie, die Selbstabwertung könnte auf einem Vater-Introjekt basieren und schlägt vor, den Vater auf den leeren Stuhl zu setzen, woraufhin die Klientin zusammenschrickt und Widerwillen signalisiert. Die Therapeutin bleibt daraufhin beim Dialog der Selbstanteile auf der intrapsychischen Ebene,

als leichteres Experiment). Analog ließe sich ein Experiment auch „heraufstufen“, wenn das Experiment auf der intrapsychischen Ebene mühelos stattfindet (Th.: „Erinnert Sie dieser Satz an jemanden?“ Kl.: „An meinen Vater.“ Th.: „Können Sie sich vorstellen, Ihren Vater auf den leeren Stuhl zu setzen und ihm zu sagen, was Sie fühlen?“).
In diesem Vorgehen zeigt sich wiederum die dialogische Haltung, aus der heraus ein Experiment vorgeschlagen wird. Der Vorschlag zu einem Experiment wird in das „Zwischen“ hineingegeben, die Therapeutin bleibt im „mittleren Modus“ schöpferischer Unparteilichkeit, besteht nicht auf ihrer Durchführung, sie macht einen Vorschlag, bringt sich damit an die Grenze des Kontakts zu ihrer Klientin und lässt sie gleichzeitig los, ist offen, was im Weiteren damit geschieht. Der Vorschlag zu einem Experiment ist gewissermaßen selbst ein ‚Experiment‘, die Therapeutin verfolgt mit Offenheit und Neugier, wie die Klientin darauf reagiert. Es gibt kein richtig oder falsch, jede Reaktion ist willkommen und kann weiter exploriert werden. Dies ist im wahrsten Sinne prozess-orientierte Therapie im Unterschied zu ziel-orientierter Therapie. Sie vertraut auf das paradoxe Prinzip der Veränderung, dass im jeweiligen Dort-sein, wo man gerade ist, eine tiefgreifendere Veränderungsdynamik entsteht, als im angestrengten Bemühen, anderswo zu sein, als man gerade ist.

4. Während sich das Experiment entwickelt, ist damit im optimalen Fall ein *Vertiefen* des emotionalen Erlebens verbunden. Therapeutische Interventionen in dieser Phase zielen darauf, emotionales Erleben gegebenenfalls deutlicher, prägnanter zu machen. Dies kann durch Vorschläge geschehen, beispielsweise einen Satz zu wiederholen („Sagen Sie das noch einmal“) oder den Ausdruck zu intensivieren („Können Sie ihm dies lauter und deutlicher sagen?“), eine Verhaltensweise zu übertreiben („Können Sie diese wegwerfende Geste stärker machen, etwas übertreiben?“) oder auch eine Emotion unterdrückende Haltung zu übertreiben („Können Sie die Faust noch stärker ballen?“). Indem ein Pol intensiviert wird, kann auch der andere Pol wieder in den Vordergrund treten, wie Zinker (1982) dies bei einem Klienten beschreibt, der darüber klagt, für andere fade und langweilig zu sein:

> „Wir fangen damit an, dass wir Morts Erleben als gültig akzeptieren – das Thema des Langweiligseins ist für ihn Wirklichkeit. Dann gehe ich mit ihm in seine Stumpfheit und Langweiligkeit hinein und erlaube ihm, die Eigenschaften, vor denen er sich fürchtet, zu erforschen. Meine Annahme ist, dass Mort, wenn er ganz in Kontakt zu seiner gegenwärtigen Langweiligkeit kommen kann, schließlich wie-

der zu der entgegengesetzten Polarität, seiner Lebendigkeit, finden wird. (S. 148 f.)"

Es kann auch sein, dass es im Zuge der Vertiefung zu einer Engpass-Erfahrung kommt, wenn die alte Reaktionsweise nicht mehr stimmig ist, eine neue emotionale oder verhaltensmäßige Antwort aber noch nicht gefunden ist (Kl.: „Ich weiß nicht, was ich machen soll, ich fühle mich leer, ich stecke fest."; siehe das 5-Phasen-Modell der Veränderung in Kapitel 4.1.1). Dies kann ängstigend sein und erfordert Mut bei der Klientin, in diesem Engpass zu bleiben und Beistand durch die Therapeutin, die Zuspruch, Sicherheit und Ermutigung vermittelt und die Aufmerksamkeit ihrer Klientin weiterhin auf deren innere Prozesse lenkt. Perls et al. (2006, 98) bezeichnen dies als „sichere Notfallsituation". Diesen Engpass gemeinsam durchzustehen wird damit belohnt, dass ein primäres Gefühl oder Bedürfnis hervortritt („Ich brauche dein Verständnis und deine Anerkennung, nicht deine Verachtung!") oder eine bisher abgewehrte, verdrängte oder verleugnete Polarität ins Bewusstsein tritt (statt vorherige Unterordnung nun Wut, Empörung, Impuls zur Selbstbehauptung: „Ich lasse nicht mehr zu, dass du so mit mir umgehst.").

5. Am Ende eines gelungenen Experiments kommt es in irgendeiner Form zu einer *Lösung*. Diese ist daran zu erkennen, dass das Erregungsniveau bei der Klientin sinkt, diese ein vertieftes Gewahrsein oder eine Einsicht erlebt. Die Therapeutin kann ihren Eindruck vermitteln, dass das Experiment zu einem Abschluss gekommen ist. Wird dies von der Klientin bestätigt, kann in einer Phase der Assimilation das Experiment ausgewertet und es können Möglichkeiten des Transfers in den Alltag betrachtet werden. So gesehen wiederholen sich in einem gelungenen Experiment die beschriebenen Kontaktphasen, vom Vorkontakt, über den vollen Kontakt zum Nachkontakt. Der Alltags-Transfer kann in Form von Hausaufgaben oder „Experimenten im Alltag" (Staemmler 1999, 451 f.) gezielt fortgesetzt und in der nächsten Sitzung wieder aufgegriffen werden. Auch hier zählt nicht primär die Einhaltung der Aufgabe, sondern die Erfahrung mit der Durchführung oder Nicht-Durchführung der Aufgabe.

Der hier dargestellte prinzipielle Ablauf eines Experiments ist idealtypisch zu verstehen. Um der Tatsache Rechnung zu tragen, dass es die unterschiedlichsten Verläufe geben kann, wird in der Literatur beispielsweise zwischen partiellen und vollständigen Lösungen unterschieden (Elliott et al. 2008). Experimente können in einer Sitzung aber auch unterbrochen und in folgenden Sitzungen wieder aufgegriffen werden. Experimente sind

Angebote, das Gewahrsein erfahrungsorientiert zu vertiefen und neue Möglichkeiten auszuprobieren, sie sind kein „Muss". Es gibt verschiedene Wege des Fortschritts und die dialogische und phänomenologische Vorgehensweise ist eine beständige Basis und Stütze der gestalttherapeutischen Praxis, auf die immer zurückgegriffen werden kann.

Kontraindikationen für die Anwendung von Experimenten gibt es kaum, wenn das Prinzip der Einstufung des Schwierigkeitsgrads konsequent beachtet wird. Besondere Vorsicht ist bei Klientinnen mit schweren strukturellen Störungen wie Borderline-Patientinnen geboten, bei denen beispielsweise der Rollentausch zwischen zwei Selbstanteilen oder mit einer anderen Person auf dem „Leeren Stuhl" eine Fragmentierung von Selbstanteilen bzw. eine Identitätsdiffusion verstärken kann. Dies wäre nicht hilfreich, da das Ziel der Arbeit mit diesen Klientinnen ja insbesondere die Integration der Persönlichkeitsanteile ist.

Variationen von Experimenten

Experimente sollten am besten maßgeschneidert auf die individuellen Patientinnen und auf die spezifische Situation angewendet werden. Der Kreativität sind dabei keine Grenzen gesetzt. Die folgende Beschreibung von Techniken soll daher lediglich als Anregung dienen.

Man kann die unterschiedlichen Möglichkeiten von gestalttherapeutischen Experimenten unterteilen in einschränkende und verstärkende sowie in differenzierende und integrierende Techniken (vgl. Naranjo 1978).

Einschränkende Techniken

Vermeidungsverhalten einschränken. Eine Klientin, der zum Intellektualisieren neigt, oder dazu, andere mit einem Redeschwall zu überschütten, kann dazu eingeladen werden, ein paar Minuten darauf zu verzichten und zu schauen, was dann mit ihm geschieht und wie das die Beziehung zu seinem Gegenüber beeinflusst. Dies kann dazu führen, dass hinter dieser Anpassung liegende Motive oder Bedürfnisse in den Vordergrund treten, wie der Wunsch, von anderen gesehen und beachtet zu werden. Auch die Abstinenz von Suchtverhalten (Konsum von Alkohol, Drogen, Tabletten, aber auch nichtstoffliches Suchtverhalten wie süchtiges Spielen, Ess-Brech-Attacken etc.) kann in diesem Sinne als Experiment verstanden werden. Aktionismus im Handeln kann darauf abzielen, Erfahrung zu vermeiden, ständig geschäftig sein, um ja nicht zu spüren und zu fühlen.

Verstärkende Techniken

Individuelle Handlungsanweisungen. Aus einer Realphantasie heraus kann die Therapeutin eine Idee davon bekommen, was die Patientin vermeidet, nicht zulässt, nicht anerkennt. Sie kann einen Satz formulieren und der Patientin anbieten („Darf ich Ihnen einen Satz sagen?", beispielsweise: „Ich bin liebenswert"), ihr vorschlagen, diesen Satz laut auszusprechen, der Therapeutin oder der Gruppe direkt zu sagen (heraufstufen) oder nur für sich still zu denken (herabstufen) – und zu schauen, was dann passiert, welche Wirkung und Resonanz dies in ihr selbst oder bei anderen hervorruft. Ein anderes Beispiel wäre, die Klientin einzuladen, das Gegenteil zu sagen oder zu tun. Eine Patientin mit einer altruistischen Anpassung könnte eingeladen werden, auszuprobieren, sich für einen Moment mit dem Gegenteil zu identifizieren (sich egoistisch zu gebärden) und zu schauen, was dann geschieht. Eine Fixierung in Form der Retroflektion kann bearbeitet werden, indem die Klientin eingeladen wird, auszuprobieren, einen nach innen gerichteten Impuls nach außen zu richten (etwas im Außen kritisieren statt Selbstkritik; „Zubeißen" statt die Zähne zusammenbeißen, etc.).

Ausdruck und Handlung intensivieren: Die Therapeutin kann einen emotional aufgeladenen Satz der Klientin markieren und sie einladen, diesen zu wiederholen (Kl.: „Das ist genug, jetzt reicht's!" Th.: „Können Sie diesen Satz noch einmal wiederholen?" oder heraufstufend: „Können Sie diesen Satz noch einmal wiederholen und mich dabei anschauen?"). Die Therapeutin kann die Klientin einladen, eine Bewegung, eine Geste oder eine Stimmlage zu übertreiben („Nehmen Sie wahr, wie Sie mit den Fingern auf die Sessellehne klopfen? Können Sie dies stärker machen und schauen, was dabei geschieht?"). Ganzheitliches Erleben kann gefördert und prägnanter werden, indem Worte mit dem Körper verbunden werden („Können Sie dieses Gefühl im Körper lokalisieren?" oder „Was empfinden Sie körperlich, während Sie das sagen?") oder körperliches Erleben mit Worten („Wenn Ihre Tränen sprechen könnten: Was würden diese sagen?"). Das Erleben kann auch intensiviert werden, wenn die Therapeutin die Klientin einlädt, sich probeweise mit einem Aspekt von sich voll und ganz zu identifizieren („Seien Sie dieser alles verstehende Helfer voll und ganz."). Dieses sich Identifizieren mit einem Teilaspekt ist beispielsweise auch mit Traumbildern möglich („Seien Sie das bedrohliche Monster. Wie sehen Sie aus? Wie sind Sie, als Monster?").

Mit Direktheit experimentieren: Manche Klientinnen neigen dazu, ihr Erleben abzuschwächen, indem sie ihre Sprache mit Füllwörtern spicken wie „ein bisschen“, „etwas“, „vielleicht“, „irgendwie“ etc. Die Therapeutin kann eine Klientin einladen, einmal auf diese Gewohnheit zu verzichten und auszuprobieren, eine Aussage zu wiederholen, ohne diese Wörter zu benutzen – um zu schauen, was dann anders ist. Häufig wird auch das Wort „aber“ benutzt, um eine Aussage zu relativieren: „Ich würde das gerne tun, aber bin zu erschöpft“. Eine Klientin einladen, das Wort „aber“ durch „und“ zu ersetzen („Ich würde das gerne tun, und ich bin sehr erschöpft“) kann das Thema in einem ganz neuen Licht erscheinen lassen, beispielsweise den Grund für die Erschöpfung zu explorieren. Auch die Wörtchen „es“ oder „man“ durch „ich“ zu ersetzen („Da fühlt man sich einfach unsicher, wenn man plötzlich einem Fremden gegenüber steht“ zu: „Da habe ich mich unsicher gefühlt, als ich plötzlich einem Fremden gegenüberstand“), verstärkt den Sinn für Urheberschaft, Verantwortung und Betroffenheit bezüglich des eigenen Erlebens. Eine Fixierung in Form der Deflektion kann ebenfalls bearbeitet werden, wenn die Klientin eingeladen wird, auszuprobieren, direkter zu sein statt diplomatisch und weitschweifig, auf den Punkt zu kommen statt zu verwässern, das Gegenüber direkt anzuschauen statt dem Blickkontakt auszuweichen und so den Kontakt zu intensivieren.

Differenzierende und integrierende Techniken

Schweiftechnik. Die Schweiftechnik ist eine integrative Technik, durch die die Klientin angeleitet wird, zwischen verschiedenen Erfahrungsmodalitäten oder Aspekten der emotionalen Schemata hin und her zu wechseln (zwischen Vorstellungen und Körperempfindungen, zwischen Handlungen und Gefühlen usw.) oder diese zu verbinden (in den Brustbereich spüren und auszusprechen, dass es einem leid tut, o. ä.). Dieses Lenken der Aufmerksamkeit und die Verbindung von Erfahrungsmodalitäten kann auch helfen, „die leeren Stellen auszufüllen und das unerledigte Geschäft der Vergangenheit zu vollenden“ (Perls 1985, 107). Die Arbeit mit dem Rhythmus von Kontakt und Rückzug anerkennt die polare Natur der organismischen Selbstregulierung. Zeigt sich ein Bedürfnis nach Rückzug, wird die Klientin eingeladen, dies in der Sitzung zu tun, sich beispielsweise in der Vorstellung an einen sicheren Ort zurückzuziehen, dort Ressourcen zu sammeln, und sich mit neuer Stützung erneut dem Kontakt zuzuwenden (Levitsky/Perls 1970, 147).

Inszenierung. Die in den Leitideen gestalttherapeutischen Handelns (Kap. 4.1.1) weiter oben beschriebene Dialektik zwischen Differenzierung und Integration findet ebenfalls Anwendung in der Arbeit mit Experimenten. Um einen inneren Konflikt zu lösen, ist es hilfreich, die beiden Seiten des Konflikts zunächst klar zu identifizieren, ebenso ist es hilfreich, einen inneren Konflikt in einen äußeren Konflikt zu verwandeln bzw. die konflikthaften Vorgänge auf der „inneren Bühne“ in der Therapiesituation sichtbar zu machen und in Szene zu setzen. Das von Friedlaender inspirierte Denken in Gegensätzen, deren pathogene Fixierung in Dualismen und deren therapeutische Integration in Polaritäten und einer wiedergewonnenen Mitte findet hier seinen praktischen Ausdruck. Auch die Konfusion an der Kontaktgrenze, die mangelnde Unterscheidung zwischen sich und anderen, die zu Introjektion und Projektion sowie Konfluenz führt, lässt sich durch differenzierende und integrierende Interventionen beheben. Durch die Methoden der Inszenierung an sich wird die ganzheitliche Erfahrung betont und damit auch das Erleben intensiviert. Die Zielrichtung ist jedoch nicht die Verstärkung der Prägnanz des Erlebens wie bei den verstärkenden Techniken, sondern die Bewusstheit und Integration unterschiedlicher Lebensaspekte.

Methodisch hat die Gestalttherapie hierzu aus dem Psychodrama heraus verschiedene Arten der sogenannten Stuhlarbeit entwickelt (Perls 1985; Zinker 1982; Hartmann-Kottek 2004) sowie die Arbeit mit geleiteten Imaginationen (Simkin/Yontef 1984, 300). Die Wirkfaktoren der Varianten von Stuhlarbeit wurden in dem Psychotherapieforschungsprogramm der Gruppe um Greenberg (Elliott et al. 2004) empirisch untersucht. Es wurden drei Varianten von Stuhl-Techniken unterschieden: die Zwei-Stuhl-Technik bei Selbstbewertungs-Konflikten, bei Selbstunterbrechungs-Konflikten sowie die Leere-Stuhl-Technik bei unerledigten Erfahrungen. Das prozess-erfahrungsorientierte Vorgehen wird dort differenziert beschrieben (Greenberg et al. 2003; Elliott et al. 2008).

Zwei-Stuhl-Technik bei Selbstbewertungs-Konflikten

Themen-Signal und Ansatzpunkt. Das Signal für die Möglichkeit, diese experimentelle Aufgabe vorzuschlagen, ist das Erleben der Klientinnen, dass „Sollen/Müssen“-Bewertungen im Konflikt mit biologisch-adaptiven Gefühlen und Bedürfnissen stehen. Häufig geht es auch um innere Konflikte nach dem Schema „antreibender Verfolger-Teil“ gegen „hilflosen, verweigernden Opfer-Teil“, in der Gestalttherapie häufig als Topdog vs. Underdog bezeichnet.

Phasen der Konflikt-Lösung.

a. Trennung: Die beiden Seiten des Konflikts werden identifiziert und getrennt auf unterschiedliche Stühle platziert.
b. Identifikation: Die Klientin identifiziert sich nacheinander durch Wechseln der Stühle mit beiden Seiten, erkennt die eigene Urheberschaft für beide Seiten.
c. Kontakt/Dialog: Im Dialog der beiden Seiten kommt es zu Auseinandersetzung und Annäherung (z.B. von „Du bist eine Versagerin" zu „Ich habe mir gewünscht, dass aus dir etwas wird").
d. Integration: Ein Verständnis für die Bedeutung des Selbstbewertungs-Konflikts wird erarbeitet. Dies beinhaltet die Zurückweisung unberechtigter Kritik und Akzeptanz der eigenen Bedürfnisse und Gefühle, das Respektieren beider Aspekte des Selbst in der Mitte eines Kontinuums.

Zwei-Stuhl-Technik bei Selbstunterbrechungs-Konflikten

Themen-Signal und Ansatzpunkt. Der problematische Konflikt zeigt sich in diesem Fall im Erleben der Klientin, gegen sich selbst zu agieren, sich zu boykottieren, die eigene emotionale Erfahrung und ihren Ausdruck zu unterbrechen und sich dieser Dynamik gegenüber hilflos und machtlos zu fühlen. Ein Teil des Selbst kontrolliert das übrige Selbst.

Phasen der Konflikt-Lösung.

a. Identifikation mit beiden Seiten: Die blockierende und die erduldende Seite werden identifiziert und getrennt auf unterschiedliche Stühle platziert. Im Kontakt/Dialog werden die Schemata aktiviert. Die Klientin erkennt, dass sie sich blockiert und wie sie sich blockiert.
b. Erkennen, selbst die Urheberin der Blockierung zu sein: Die Klientin erkennt, Urheberin der Blockierung und Opfer zugleich zu sein.
c. Kontakt mit Bedürfnis o.ä.: In der Polarisierung wird die unterdrückte Seite prägnanter, blockierte Bedürfnisse werden deutlich.
d. Integration: Ein Verständnis für die Bedeutung der Selbstunterbrechung wird erarbeitet (z.B. frühere Versuche der Befriedigung eines Bedürfnisses führten zu Frustration und wurden in der Folge aufgegeben); adaptive Schemata im Selbstumgang in der Gegenwart werden erarbeitet.

Leere-Stuhl-Technik bei unerledigten Erfahrungen

Wie bereits beschrieben führen Kontaktsituationen bei nicht ausreichender Selbststützung zu Angst und Katastrophenreaktionen, als Ausdruck von Erschütterungen und mehr oder weniger heftigen Traumatisierungen. Zum Schutz der Ich-Grenze wird die Kontaktsituation unterbrochen. Die Person gewinnt Sicherheit zurück, aber um den Preis einer sogenannten „unerledigten Situation oder Erfahrung", die zum einen nicht bewusst, also abgespalten im organismischen Hintergrund weiterexistieren kann, aber nicht mehr integriert ist in den Persönlichkeits-Prozess als Ganzen. Als „unerledigte Gestalt" drängt sie zur Vervollständigung ins Bewusstsein und muss durch entsprechende Anpassungen (dissoziative Prozesse im weitesten Sinne) beständig ausgeblendet werden. Zum anderen kann die unerledigte Erfahrung zwar bewusst sein, die Person beschäftigt sich unaufhörlich mit ihr, führt aber keine Lösung herbei.

Themen-Signal und Ansatzpunkt. Sobald die unerledigte Situation bewusst ist, die Klientin über sie spricht (beispielsweise mit der Trennung durch ihren Partner hadert) und unerlöste Gefühle zurückgeblieben sind, sie jedoch stagniert und sich unfähig fühlt, loszulassen, ist ein Ansatzpunkt für die experimentelle Aufgabe gegeben. Verletzung, Groll, Hilflosigkeit, Resignation können emotionale Signale dazu sein.

Phasen der Lösung:

a. Der imaginierte Andere wird vergegenwärtigt und in der Vorstellung auf einen Stuhl vor sich gesetzt. Die Klientin drückt dem anderen gegenüber ihre unmittelbaren Gefühle aus, klagt an, drückt Schmerz oder Sehnsucht etc. aus. Zur prozessualen Aktivierung des entsprechenden Schemas ist meistens eine Erhöhung des Erregungsniveaus sinnvoll (Atmung verstärken, Bewegungen verstärken). In einem Rollentausch kann das Erleben noch prägnanter werden.
b. Die Klientin drückt die eigentlichen, dahinterliegenden, meist unausgesprochen gebliebenen Gefühle oder Bedürfnisse aus und erkennt diese an.
c. Im Rollentausch antwortet der Andere auf die authentischen Bedürfnisse. Hier ändert sich häufig das vorher negative Bild, die Begrenztheit der anderen Person wird deutlich, der Andere wird in seiner Authentizität spürbar und kann in seiner Situation verstanden werden.
d. Integration: Durch den emotionalen Ausdruck und den Dialog auf einer authentischen Ebene kann sich das Schema von sich und das Schema des anderen verändern, die vorherige Verstrickung in einer „Objekt-

beziehung“ kann aufgelöst werden, die Klientin kann sich vom anderen separieren, sich und die andere Person in einem neuen Licht sehen und die Realität des Vergangenen akzeptieren. Die Klientin fühlt sich frei und offen für die Möglichkeiten der Gegenwart.

Stuhl-Techniken bei Kontaktunterbrechungen

Die Leere-Stuhl-Technik wird auch bei der Beteiligung von fixierten Kontaktunterbrechungs-Mechanismen der Konfluenz sowie Introjektionen und Projektionen angewendet.

Pathologische *Konfluenz* wird bearbeitet durch das Herstellen von Kontakt, das Würdigen von Unterschieden zu anderen Menschen und das Setzen von Grenzen. Eine Klientin, die sich überängstlich und misstrauisch gegenüber ihrem Freund fühlt (ähnlich wie ihre Mutter gegenüber dem Vater), kann mit Hilfe der Leere-Stuhl-Technik ihrer Mutter sagen: „Ich verstehe, dass du überängstlich und misstrauisch bist, weil dein Mann auch Beziehungen zu anderen Frauen hatte. Bei mir ist es anders: Mein Freund ist anders als Papa, daher habe ich keinen Grund, ängstlich und misstrauisch zu sein. Das ist deine Angst und nicht meine!“

Pathologische *Projektionen* zeigen sich häufig, indem man von sich auf andere schließt oder „den Splitter im Auge des anderen statt den Balken im eigenen“ sieht. Eine Klientin, die überzeugt ist, dass ihre Chefin sie nicht mag, obwohl es kaum Indizien dafür gibt, kann mit Hilfe der Leere-Stuhl-Technik die Projektion wieder aneignen und integrieren:

Th.: „Was fühlst Du jetzt?

Kl.: „Ich glaube nicht, dass er mich mag.“

Th.: „Sei er für eine Weile. Stell dir vor, an seinem Platz zu sein und gib den Gefühlen und Gedanken Worte, die er vielleicht haben könnte.“

Kl. (als Chefin): „Sie ist schrecklich langweilig. Ich habe keine Lust, ihr zuzuhören. Sie ist einfach uninteressant und ich verschwende meine Zeit mit ihr.“

Th.: „Bitte wiederholen Sie das jetzt als ihre eigene Aussage über sich selbst und schauen Sie, ob es passt.“

Kl.: „Ich bin schrecklich langweilig. Ich bin uninteressant, und ich kann nicht glauben, dass Sie mich mögen und mir gerne Ihre Aufmerksamkeit schenken, da ich nichts geben kann das dies rechtfertigen würde. Na klar, das ist genau das, was ich über mich denke.“ (modifiziert nach Naranjo 1978, 80f.)

Pathologische *Introjektionen* können behandelt werden, wenn sie als psychologische Fremdkörper identifiziert worden sind. Es geht dann um Differenzierung und Auseinandersetzung: Werte und Vorstellungen anderer, die unkritisch geschluckt, nicht zerkaut und nicht verdaut werden konnten, müssen ausgestoßen werden und dann erneut den Verdauungsprozess durchlaufen. Was früher als Ganzes geschluckt werden musste, kann nun ausgiebig geschmeckt, zerkleinert werden, dass Passende assimiliert und das Unpassende zurückgewiesen werden. Dieser Vorgang kann inszeniert und daher erfahrungsorientiert bearbeitet werden, indem die Zwei-Stuhl-Technik wie bei Selbstbewertungskonflikten (zwischen Introjekt und erlebendem Selbst) angewendet wird, oder, wenn die Person identifizierbar ist, deren Einstellungen introjiziert wurden, mit Hilfe der Leere-Stuhl-Technik bei unerledigten Erfahrungen bearbeitet werden.

Arbeit mit geleiteten Imaginationen

Manchmal kann eine Erfahrung wirksamer über Visualisierung in der Vorstellung ins Hier-und-Jetzt gebracht werden als über die Stuhlarbeit. In der Imagination sind andere Interaktionen möglich, wie das folgende Beispiel von Simkin/Yontef (1984, 300) zeigt:

> „In der Arbeit mit Scham und Selbstablehnung wird der Patient gebeten, sich eine völlig akzeptierende Mutter vorzustellen, eine Mutter, die sagt und meint ‚Ich liebe Dich genau wie Du bist'. Während die Phantasie mehr mit Details angereichert wird, achtet der Patient auf sein Erleben. Die Phantasie hilft dem Patienten, sich über die Möglichkeit guter Selbst-Bemutterung bewusst zu werden und kann als ein Übergang dienen, gute Selbst-Beelterung zu integrieren" (eigene Übersetzung).

Auf der Basis nachhaltig prägender Erfahrungen mit imaginativen gestalttherapeutischen Techniken entstanden Weiterentwicklungen wie das ‚Imagery Rescripting' durch Smucker (Schmucker/Köster 2014) und Young (Young et al. 2005) im kognitiv-verhaltenstherapeutischen Kontext. Diese können umgekehrt wiederum hilfreiche Anregungen für heutige Gestalttherapeutinnen darstellen.

Körpertechniken

Neben der Körperorientierung im Rahmen der Technik des phänomenologischen Explorierens kann auch experimentell mit Körperprozessen gearbeitet werden. Neben der Konzentration auf die Atmung kann beispielsweise mit der Veränderung des Atemmusters experimentiert werden, um die Erfahrung zu ermöglichen, was sich im Erleben verändert, wenn die Klientin tiefer atmet, Atmen mit Körperbewegungen koordiniert oder mit dem Sprechfluss. Auch der Zusammenhang zwischen Körperhaltung und Atmung kann fokussiert werden, insbesondere kann erlebbar werden, wie die Verbesserung der Selbststützung (Körperhaltung) die Qualität der Atmung und des sprachlichen Ausdrucks als Kontaktprozess verbessert. Experimente mit sogenannten „Grounding-Übungen" („Können Sie den Kontakt der Füße zum Boden wahrnehmen?") können sich positiv auf die Affektregulierung auswirken. Die Identifikation mit dem Körper kann verbessert werden, indem man die Klientin von verschiedenen Körperregionen aus „sprechen" lässt (Joyce/Sills 2015, 211).

Ganzheitliches Erleben kann unterstützt werden, wenn man eine intellektualisierende Klientin beispielsweise einmal einlädt, das, was sie sagen will, durch Gestik, Mimik und Laute auszudrücken oder zu tanzen und exploriert, was diese Varianten in ihr auslösen. Manchmal kann es sinnvoll sein, auch die Therapeutin mit einzubeziehen, wie Staemmler (1999, 456) berichtet:

> „So könnte es z. B. für einen Klienten mit Durchsetzungsproblemen interessant sein zu erforschen, wie es ihm dabei geht, seinen Therapeuten gegen dessen Widerstand durch den Raum zu schieben".

Weitere Anregungen finden sich bei Kepner (1988).

Fritz Perls ist sehr von der „sensory awareness"-Methode von Charlotte Selver beeinflusst worden, diese passte zu seiner Praxis der bewussten Konzentration auf den Körper im Gegensatz zu Reichs Methode des gewaltsamen Lösens von Verkrampfungen (Sreckovic 1999, 116). Sensory Awareness leitet dazu an, achtsam den Empfindungen und Körpersignalen bei den natürlichen Grundfunktionen des Körpers, dem Atmen, Gehen, Stehen, Sitzen und Liegen zu folgen und so den körperlichen Bezug zu sich selbst zu verbessern (Brooks 1979).

Barry Stevens entwickelte eine Form der gestalttherapeutischen Körperarbeit, bei der die Förderung von Bewusstheit und ein „Ent-Kontrollieren" des Körpers im Vordergrund stehen (Stevens 2000; Kranz 1999, 2011). Dabei handelt es sich nicht um gewöhnliche Entspannung, sondern darum, ein Verständnis der natürlichen Funktionsweisen des Körpers zu erreichen, und darum, wie wir störend eingreifen. Sie bittet die Klientin, sich flach auf den Boden zu legen und zu berichten, ob es irgend etwas in ihrem Körper gibt, das ihre Aufmerksamkeit auf sich zieht. Falls ja, soll sie dabeibleiben, und vertrauter damit werden, es erforschen. Sie bleibt im Dialog mit der Klientin („Was ist dort, oder entsteht dort, oder von dort aus?"). Kranz (1999, 49) schreibt dazu:

> „Das Annehmen der Empfindung und sich ihr so weit wie möglich zu überlassen, spielt dabei eine besondere Rolle. Der Gestaltbildungsprozeß erscheint als Leitlinie. Die Richtung kann zu Bildern oder Gedanken wechseln oder sich erneut dem Körper zuwenden."

Fazit

Soweit die sicher nicht erschöpfende Darstellung unterschiedlicher Möglichkeiten im Umgang mit experimentellen Aufgaben, die beispielsweise noch um die Arbeit mit Träumen (Perls 2014; From 2006) und kreativen Medien (Amendt-Lyon 1999; Hartmann-Kottek 2004; Spagnuolo Lobb/Amendt-Lyon 2003) ergänzt werden könnte. Ob und welche Experimente verwendet werden, ist eine Frage des persönlichen Stils der jeweiligen Gestalttherapeutinnen und -therapeuten (L. Perls 1989, 99). Gestalttherapie kann auch völlig ohne die Anwendung von Experimenten durchgeführt werden, indem man sich ausschließlich auf phänomenologisches Explorieren und die Arbeit in der dialogischen Therapiebeziehung stützt. In der Regel wird jedoch eine Kombination aus verschiedenen Elementen zur Anwendung kommen.

4.3.3 Übungen und Hausaufgaben

Im Gegensatz zu Experimenten, deren Ausgang prinzipiell offen ist, sind Übungen vorstrukturiert und darauf angelegt, ein bestimmtes Ziel zu erreichen. Dies ist von Bedeutung, wenn es um die Verbesserung von Stützfunktionen bzw. von strukturellen Fähigkeiten geht, wie beispielsweise durch Entspannungsübungen, Übungen zur Verbesserung der ganzheitlichen Wahrnehmung mittels Realitätsüberprüfung eigener Phantasien und Annahmen über andere, zur Verbesserung der Affektregulierung durch In-Worte-Fassen von Emotionen und ähnliches.

Die Anregung zu Hausaufgaben ist eine Intervention im Nachkontakt. Hausaufgaben sind wichtige Elemente, die Erfahrungen aus der Therapiesitzung in die Selbststützung zu integrieren und in den Alltag zu transferieren. Dazu kann das Führen eines Therapietagebuchs gehören, um das Gewahrsein neu entdeckter Erfahrungselemente wie beispielsweise die Koordination von Atem- und Sprechrhythmus auch in Alltagssituationen beizubehalten, in der Therapiesitzung getroffene Entscheidungen im Alltag umzusetzen, um nur einige Beispiele zu nennen. In der folgenden Sitzung werden diese „Experimente im Alltag", wie Staemmler (1999, 452) sie nennt, tatsächlich wie Experimente ausgewertet: Es geht nicht um die korrekte Durchführung, sondern um die Erfahrung, die die Klientin bei der Durchführung oder auch bei der Nicht-Durchführung gemacht hat.

5 Evaluation

5.1 Die Entwicklung der empirischen Psychotherapieforschung

Psychotherapieforschung gibt es seit den Anfängen der Psychotherapie. Schon Sigmund Freud und Josef Breuer haben versucht, anhand von Fallbeschreibungen ihre Methoden zu dokumentieren und daran den Erfolg ihres Therapieverfahrens zu demonstrieren (Teschke 1992, Butollo/Maragkos 1999). In dieser ersten Phase der Erforschung von Psychotherapie war die Methode zwar praxisnah, aber wenig aussagekräftig und diente lediglich als Erfahrungsgrundlage für metapsychologische Überlegungen. Im Anschluss an die klinischen Kasuistiken in der Nachfolge Freuds ging es in der nächsten Phase vor allem um Rechtfertigung und Legitimation, besonders nachdem in den 1950er Jahren des letzten Jahrhunderts die Wirksamkeit von Psychotherapie von dem renommierten Psychologen Hans Eysenck bezweifelt wurde.

In den 1970er Jahren nahm die Forschungsintensität zu, es begann eine Phase der Konkurrenz. Man versuchte in metaanalytischen Studien anhand der Effektivitätswerte zu beweisen, dass die eigene Therapierichtung erfolgreicher als die andere ist. Auf dem Hintergrund der Kritik an der vergleichenden Psychotherapieforschung wurden in der darauffolgenden Phase Faktoren wie Behandlungsverlauf, Kontrolle der Eingangsbedingungen der Klienten, Therapeuten und letztlich die Realisierung der therapeutischen Handlung untersucht. Bereits in dieser Phase wurde unabhängig von der spezifischen Wirksamkeit der einzelnen Richtungen nachgewiesen, dass Psychotherapie wirkt.

Um den individuellen Therapieerfolg zu ermitteln, standen in der anschließenden Phase vermehrt Faktoren des Therapieprozesses im Vordergrund der Forschung. Der Prozess zwischen Klient und Therapeut, die Prozessforschung, wurde zum Schwerpunkt wissenschaftlicher Untersuchungen. Man legte nun wieder Wert auf Einzelfallanalysen, die den akribischen Verlauf der Therapie dokumentieren und einer anschließenden Mikroanalyse zugänglich machen. Die einzelnen Therapieschulen fokussierten auf ihre jeweiligen Wirkfaktoren wie zum Beispiel Empathie, Focusing, Einsicht, Konfrontation, Übertragung, Deutung. Sie versuchten damit, deren Wirkungen empirisch nachzuweisen. Diese Untersuchungen erwiesen sich für die therapeutische Praxis letztlich nicht als relevant.

In einer weiteren Phase der „Integrationsforschung“ konnte man zeigen, dass es zwar unterschiedliche Behandlungskonzepte gibt, dass aber die Behandlungsergebnisse durchaus ähnlich sind. Von nun an standen die gemeinsamen, Schulen übergreifenden Wirkfaktoren im Mittelpunkte der Therapieforschung. In einer Studie von Orlinsky & Howard (1986), in der die Ergebnisse von 35 Jahren empirischer Forschung zusammengefasst wurden, konnte nachgewiesen werden, dass die therapeutische Beziehung den stärksten Einfluss auf eine „positive Veränderung am Ende und zwischen den Therapien (micro-outcome) als auch auf das Gesamtergebnis (macro-outcome)“ hat. Ein direkter Einfluss der Interventionen auf den Therapieerfolg konnte nicht nachgewiesen werden: Entscheidend war die Aufnahmebereitschaft des Klienten. In methodischer Hinsicht wurde eine Neuordnung der Psychotherapieforschung gefordert, bei der das reale Therapiegeschehen im Mittelpunkt steht (Grawe, 1988, zitiert nach Teschke 1992, 22).

Die Entwicklung der Psychotherapieforschung wurde nicht zuletzt durch „außertherapeutische“ Interessen beeinflusst (Teschke 1992, 22) wie zum Beispiel durch den Zugang zu Forschungsgeldern, durch den Wunsch nach wissenschaftlicher Anerkennung und durch Bestimmungen zum Kassenzulassungsverfahren.

Zusammenfassend kann man auf dem Hintergrund der Forschungsarbeiten mittlerweile sagen, dass die zahlreichen Studien und Forschungen die Alltagserfahrung bestätigen, dass Psychotherapie wirkt und heilt.

5.2 Forschung zur Wirksamkeit der Gestalttherapie

Seit ihrer Gründung und seit dem Erscheinen des Grundlagenwerkes von Perls, Hefferline und Goodman 1951 war man unter den Gestalttherapeutinnen und- therapeuten zunächst skeptisch gegenüber der Therapieforschung. In den letzten drei Jahrzehnten jedoch wächst das Interesse an wissenschaftlicher, empirischer Grundlagenforschung. Die Kritik einiger Gestalttherapeutinnen und- therapeuten richtete sich anfänglich gegen die objektivierende Distanz gegenüber Klientinnen (Butollo/Maragkos 1999), die ein entsprechendes Forschungssetting mit sich brächte. Man befürchtete auch, dass die Komplexität des therapeutischen Geschehens, welches sein Fundament im Dialog zwischen Therapeutin und Patientin hat und das als ein einmaliges, nicht vorhersagbares intersubjektives und kreatives Handeln betrachtet wird, sich mithilfe diagnostischer Standardverfahren nur unzulänglich abbilden ließe (Strümpfel 2006; Butollo/Maragkos 1999, 1101; Portele 1992). Auch ist „Psychotherapie in vivo weit mehr […] als die Summe von programmatisch-messbaren Einzelschritten" (Bergmann 2014, 333). Die Komplexität schöpferischen Handelns zweier Menschen ließe sich nicht mit empirischen Messverfahren darstellen und der Forschungsprozess störe den therapeutischen Prozess und verzerre das therapeutische Geschehen. Davon abgesehen ist die Sorge berechtigt, dass Wirksamkeitsforschung und Effektivitätsstudien leicht zu Legitimationszwecken in gesundheitspolitischen und versorgungsrelevanten Diskursen missbraucht werden könnten (Bergmann 2014, 333).

Pragmatisch orientierte Sichtweisen sehen es allerdings als legitim an, herausfinden zu wollen, ob das, was man tut, auch wirksam ist (Strümpfel 2006, 89). Besonders die empirischen Arbeiten, die die Wirkungsweise relevanter therapeutischer Prozesse und Interventionen erforschen, erhalten neuerdings große Aufmerksamkeit. Dazu gehören vor allen Dingen Arbeiten der Forschungsgruppe an der kanadischen York-Universität um L. Greenberg und S. Paivio.

Die Forderung nach einer wissenschaftlich nachgewiesenen Wirksamkeit von Psychotherapien im Rahmen der Anerkennungsdebatte hat letztlich dazu geführt, dass sich besonders in den letzten 30 Jahren die Forschungsarbeiten beinahe verdoppelt haben (Strümpfel 2006, 11).

Auch haben sich in der Gestalttherapie in Folge seit 2013 mehrere internationale Forschungstagungen etabliert, die von der Deutschen Vereinigung der Gestalttherapie DVG, der European Association for Gestalt Therapy (EAGT) und der International Association for Gestalt Therapy (IAAGT) organisiert wurden. Die Ausweitung eines internationalen Netzwerkes von Forschenden der Gestalttherapie wird für die Zukunft von Bedeutung sein.

Denn es wird immer wieder betont, dass die Wirksamkeit der Therapie nicht von dem Set der Interventionen oder von dem Verfahren abhängt, sondern von der Beziehung, der Begegnung und der Gestaltung des interaktiven Prozesses (Crameri et al. 2023, 79), die für die Gestalttherapie im Zentrum der Theorie und Praxis steht und auch in den Forschungsarbeiten Berücksichtigung findet.

In der bislang umfassendsten Sammlung, Übersicht und Aufarbeitung der Forschungsbefunde zu Therapieprozessen und -wirkungen der Gestalttherapie wurden zum ersten Mal alle Ergebnisse von Strümpfel (2006) systematisch erfasst und dokumentiert. Dazu gehört die Dokumentation von Einzelfallberichten, -analysen und -studien, die den enormen Erfahrungsschatz der Gestalttherapie belegen können. Die Ergebnisse der Studien zeigen, dass die Gestalttherapie auf vielen Ebenen ein wirksames Therapieverfahren ist, das sich bei unterschiedlicher Klientel, in unterschiedlichen öffentlichen Institutionen (Butollo/Maragkos 1999) bewährt und auch in Langzeitstudien sehr gute Ergebnisse aufweist (Schubert/Heekerenz, zit. nach Strümpfel 2006).

Im Folgenden werden die wichtigsten Ergebnisse der unterschiedlichen Studien aus der Therapieprozessforschung, aus der Wirksamkeitsforschung sowie die metaanalytischen Befunde (Strümpfel 2006) zusammengefasst. Es werden auch die Forschungen berücksichtigt, die modifizierte Formen der Gestalttherapie untersuchen, wie zum Beispiel die prozess- und erfahrungsorientierten, „experientiellen" Therapien, die in zahlreichen umfassenden Studien der erwähnten Forschergruppe unter Leitung von Greenberg durchgeführt wurden (Elliott et al.2004).

Von den Studien über den Therapieprozess und über die Therapieergebnisse, die in mehreren Metaanalysen re-analysiert wurden, werden zunächst diejenigen Studien präsentiert, die die Effekte der gestalttherapeutischen Behandlung unterschiedlicher klinischer Störungsbilder untersuchen. Anschließend werden Studien aufgezeigt, die die humanistischen mit den kognitiv-behavioralen Therapien vergleichen. Dazu gehören auch Vergleichsuntersuchungen, die sich auf die Langzeiteffekte beziehen. Es folgt die Darstellung der Prozessforschung, bei der vor allem die Bedeutung der Emotionen berücksichtigt wird. Schließlich werden die Ergebnisse einer Metaanalyse vorgestellt, die den Zusammenhang zwischen Merkmalen therapeutischer Prozesse und den Ergebnissen von Therapien untersuchen.

In den Studien über die Effekte der Gestalttherapie mit unterschiedlichen klinischen Störungsbildern wird deutlich, wie groß die Variationsbreite der Anwendungsbereiche der Gestalttherapie ist. Zu den Störungsbildern gehören Schizophrenie, psychiatrische Persönlichkeitsstörung, affektive Störungen und Angststörungen, ebenso Abhängigkeiten und psychosomatische Störungen. Auch in der präventiven psychosozialen Gesundheitsvorsorge zeigen sich positive Effekte der Gestalttherapie.

Signifikante Verbesserungen zeigten nach gestalttherapeutischer Behandlung Patientinnen mit psychiatrischen Störungen in Bezug auf die individuell diagnostizierte Hauptsymptomatik (Persönlichkeits-Dysfunktionen, Selbstbild und interpersonale Beziehung) ebenso wie Verbesserungen in den Kontakt- und Kommunikationsfunktionen. Diese Einschätzungen erfolgten von den Patientinnen selbst und durch die Bewertung des Pflegepersonals (Strümpfel 2006, 298 f.).

Vergleicht man die gestalttherapeutische Behandlung affektiver Störungen mit der relationalen klientenzentrierten Therapie, so werden die stärksten Effekte im Vergleich bei depressiven Symptomen, Ängsten und Phobien gefunden (Strümpfel 2006, 298). (Effektstärke bezeichnet ein standardisiertes statistisches Maß, das die Stärke oder Größe der Gruppenunterschiede angibt. Die Effektstärkenberechnung, Gewichtungen und Zusammenführungen stellen das Herz systematischer Übersichtsarbeiten mit metaanalytischer Auswertung dar (Bergmann 2014, 337)).

In der gestalttherapeutischen Arbeit mit Drogenabhängigen wurde eine Abstinenzrate von 70 % festgestellt, die sich auf Jahre hin stabil hielt, wobei sich auch depressive Symptome verminderten und die Persönlichkeitsentwicklung sich verbesserte.

Bei funktionellen Störungen gaben die Studien nach den Berichten von Patienten, die mit Gestalttherapie behandelt wurden, an, dass 55 % der Patienten unter weniger Schmerzen zu litten und die Medikamenteneinnahme erheblich reduzieren konnten.

Den Studien ist ebenfalls zu entnehmen, dass gestalttherapeutische Arbeit mit sogenannten „Problemkindern“ (leistungsgestörte Schüler und deren Eltern), mit Paaren mit Kommunikationsstörungen und in der präventiven psychosozialen Gesundheitsvorsorge sich positiv und nachhaltig auswirkt.

In katamnestischen Erhebungen, die den Langzeiterfolg nach Beendigung der Behandlung ermitteln, konnten in allen Bereichen die Patientinnen, die in der Gestalttherapie wirksame Strategien erworben hatten, erfolgreich mit der wiederkehrenden Symptomatik umgehen. Der Erfolg zeigte sich unter anderem in der Reduktion der Einnahme von Psychopharmaka um die Hälfte.

Verschiedene Vergleichsstudien wurden noch einmal einer Metaanalyse unterzogen, die aufschlussreiche Ergebnisse lieferten. So wurden in der von Elliot et al. (2004) durchgeführten Analyse, die sich auf den Vergleich der humanistischen Verfahren mit kognitiv-behavioraler Therapie bezieht, festgestellt, dass in den prozess-erfahrungsorientierten Verfahren einschließlich der Gestalttherapie, verglichen mit den anderen humanistischen Ansätzen, die tendenziell höchsten Effektstärken vorzufinden sind.

Vergleicht man die humanistischen mit den kognitiv-behavioralen Verfahren, dann ergeben die metaanalytischen Vergleiche – nach drei untersuchten Veränderungsbereichen gruppiert (z. B. Symptome, Coping, interpersonale Funktionen) – fast keine differenziellen Unterschiede. Allerdings wurde eine stärkere Nachhaltigkeit (nachfolgende Langzeitergebnisse) ermittelt für die erfahrungsorientierte/Gestalttherapie im sozialen (auch relationalen und interpersonalen) Bereich.

Nach einer weiteren explorativen Analyse, die Strümpfel vornahm, konnte eine besondere Wirksamkeit der Gestalttherapie festgestellt werden, besonders im Hinblick auf die Verbesserung der Fähigkeit, persönlichen Kontakt herzustellen, Beziehungen zu halten, sowie auch im Umgang mit Aggression und Konflikten (Strümpfel 2006, 301). Deutlich hervor tritt hier unter anderem die Stärke und Wirksamkeit der erlebnisaktivierenden Interventionen der Gestalttherapie, ihnen konnte eine erfolgreiche Bearbeitung von zu strengen Bewertungen, innerem Leistungsdruck und starren Prinzipien nachgewiesen werden.

In einer randomisierten kontrollierten Studie (RCT-Studie) wurde die kognitive Traumatherapie (CPT, „Cognitive Processing Therapy") mit der gestalttherapeutisch basierten dialogischen Traumatherapie (DET), die an der Münchner Universität entwickelt wurde (Butollo/Karl, 2012), verglichen. Es handelt sich dabei um Patienten mit posttraumatischer Belastungsstörung (PTBS). Mittels der empirischen RCT-Vergleichsstudie für beide Therapieformen konnten exzellente, nachhaltige Therapieergebnisse nachgewiesen werden. Die gestalttherapeutisch basierte dialogische Traumatherapie (DET) erwies sich dabei in den unmittelbaren Symptomskalen als der derzeit international am besten anerkannten Traumatherapie (CPT – Cognitive Processing Therapy) zumindest gleichwertig, in den Nachkontrollen lieferte sie sogar tendenziell etwas bessere Ergebnisse (Butollo 2014). Butollo nennt als Fazit: „Gestalttherapeutische Prinzipien sind also nicht nur bei subklinischen Gruppen, sondern auch bei schwer belasteten Patienten nachweislich und nachhaltig überaus erfolgreich!" (Butollo 2014, 289)

In einer Metaanalyse von Elliot und Mitarbeitern (Strümpfel 2006) werden verschiedene humanistische Verfahren verglichen, die innerhalb der verschiedenen humanistischen Ansätze die höchsten Effektstärken (s. o.) in den prozess-erfahrungsorientierten Verfahren feststellen konnten. Besonders werden die Therapieansätze hervorgehoben, die aktiv prozess- und emotionsfokussierende Interventionen der Gestalttherapie einsetzen.

In einer weiteren Metaanalyse (process-outcome) haben Orlinsky, Grawe und Parks 1994 (nach Strümpfel 2006) Merkmale therapeutischer Prozesse und das Therapieergebnis in Verbindung gebracht (Strümpfel 2004). Wenn die Aufmerksamkeit auf das unmittelbar prozessual aktivierte Erleben und Verhalten gerichtet wird („experiential confrontation"), wie es für die Gestalttherapie typisch ist, wirkt sich das auf ein positives Therapieergebnis aus, im Sinne einer verbesserten Konfliktlösung, einer Verminderung von Symptomen und Verminderung des Leidensdrucks.

Die Therapieprozess- und Ergebnisstudien, die unter der Leitung von

Greenberg durchgeführt wurden, sind insofern besonders wichtig, da sie als aktiv emotionsfokussierendes, prozess- und erfahrungsorientiertes Therapieverfahren implizites gestalttherapeutisches Handlungswissen und besonders die typisch gestalttherapeutischen Dialogformen und Methoden der Gestalttherapie verwenden und in einen wissenschaftlichen Kontext stellen.

In den meisten Studien konnte unter anderem nachgewiesen werden, dass die typisch gestalttherapeutischen Dialogformen als aktivierende Prozesse zu einer größeren Erfahrungstiefe, Aktivierung und Bewusstheit der Gefühle und damit zu einem besseren Therapieergebnis führen als es durch klientenzentriertes Spiegeln, kognitives Vorgehen und teilweise auch emotionales Fokussieren möglich ist (Strümpfel 2006, 12).

In den Mikroprozessstudien werden Tiefe und Intensität der Erfahrung in gestalttherapeutischen Dialogen auch im Vergleich mit anderen Behandlungsformen untersucht. Dabei konnten die positiven Erfahrungen während der Therapie auch im Alltag zum besseren Umgang mit Konflikten und Problemen beitragen.

Besonders in der Mikroprozessforschung können die unmittelbaren Effekte einzelner therapeutischer Interventionen ermittelt werden. So werden für die Lösung eines (neurotischen) Konfliktes folgende spezifische Prozessvariablen ermittelt, die in gestalttherapeutischen Interventionsstrategien typisch sind: Aufbau der oppositionellen Spannung des Konfliktes mit emotionaler Aktivierung, emotionale Aktivierung der konflikthaften Teile des Selbst (klarer und eindeutiger Gefühlsausdruck auf beiden Seiten des Konfliktes), wechselseitige Repräsentation des anderen Selbstanteils (Auflösung der oppositionellen Spannung), Zugang zu den zugrunde liegenden (primären) Gefühlen und Bedürfnissen. Dieser typisch gestalttherapeutische Umgang mit neurotischen Konfliktstörungen setzt auf die emotionale und kognitive Entfaltung der konflikthaften Selbstanteile, sodass die primären Gefühle und Bedürfnisse ins Bewusstsein treten können und damit die Heilung gefördert wird (Strümpfel 2006, 306).

Zur Prozessforschung ist noch die bekannte Metaanalyse von Orlinsky, Grawe & Parks (1994) zu erwähnen, in der eine Auswertung von Prozess-Outcome-Studien verschiedener Therapierichtungen vorgenommen wurde. Die Autoren bringen Merkmale von therapeutischen Prozessen mit den Therapieergebnissen in Verbindung und stellen fest, dass eine therapeutische Herangehensweise, die „prozesshaftes Erfahren im Hier und Jetzt" fördert („experiential confrontation"), in einem positiven Zusammenhang mit einem guten Therapieergebnis steht. Das gestalttherapeutische Verfahren nutzt typischerweise das Vorgehen, die Klientin an ihr unmittelbares prozesshaftes Selbsterleben zu führen und damit die emotionale Aktivierung zu fördern und die Erlebensqualität zu intensivieren.

Es gibt weitere Untersuchungen zu gestalttherapeutischen Prozessen und ihrem Einfluss auf soziale Kompetenzen und auch dem Einfluss intrapsychischer Faktoren, wie Widerstand, externe Realisierung, auf die Therapiewirkung, oft auch im Vergleich mit anderen Therapien, vor allem kognitiv-behavioraler Therapie (Strümpfel 2006, 25). Am häufigsten wird die Effektivität von Gestalttherapie in Bezug auf affektive Störungen nachgewiesen (Strümpfel 2006, 25).

Eine nationale in Großbritannien durchgeführte quantitative Studie aus dem Jahr 2011, die in einem dreijährigen Forschungsprojekt an über 100 Klienten die Effektivität gestalttherapeutischer Behandlung ermittelte, zeigte in einem Vergleich, dass Gestalttherapeuten ebenso effektiv arbeiten wie Therapeuten anderer Richtungen (zum Beispiel CBT, personenzentrierte Therapie, psychodynamische Therapie). Die Studie benutzt das in Großbritannien am meisten benutzte System zum Nachweis der Evidenz von Effektivität psychotherapeutischer Arbeit und Beratung: CORE. Das CORE-System eignet sich als Instrument zur Evaluation von Messungen der Resultate (Outcome Measurements). Das Ergebnis zeigt das Äquivalenzparadox, das in der Literatur schon beschrieben wurde: Gestalttherapeutinnen erscheinen als genauso effektiv wie andere Therapeutinnen in der Primärversorgung von Klientinnen (Stevens et al. 2011).

In den letzten Jahren ist eine Zunahme an Forschungsaktivität unter Gestalttherapeutinnen und -therapeuten zu beobachten, beispielsweise Kaisler et al. (2023). Vor einigen Jahren haben die Australierin Madeleine Fogarty und ihre Forschungsgruppe eine Skala zur Messung der Behandlungsintegrität für die Gestalttherapie entwickelt (Fogarty et al. 2016). Die Behandlungsintegrität liefert Hinweise darüber, ob eine Behandlung so durchgeführt wurde, wie sie intendiert war. Die Skala, die aus einer Konsensus-Studie unter Experten gewonnen wurde, bietet eine Beschreibung dessen, was Gestalttherapeutinnen und -therapeuten tun, in Unterscheidung zu anderen, nicht gestalttherapeutischen Behandlungsformen.

Zusammenfassend kann man anhand der bis heute vorliegenden Studien aussagen, dass die Gestalttherapie ihre Wirksamkeit nachweisen kann und dass sie über eine große Anwendungsbreite verfügt. Besonders die typische Herangehensweise mit emotionsfokussierenden und erlebensaktivierenden Interventionen wirkt sich erfolgreich auf die Entwicklung von Fähigkeiten im Bereich der interpersonalen Beziehung aus, sie fördert die Entwicklung der Fähigkeiten, persönlichen Kontakt herzustellen, Bindungen zu halten und auch Konflikte besser austragen zu können. Darüber hinaus ist die Gestalttherapie erfolgreich in der Bearbeitung zu strenger Normen,

Dogmen und Prinzipien sowie der negativen Bewertung der eigenen Person, des Anderen und der Beziehung zum Anderen (Strümpfel 2006, 310). Schließlich hat sich die Gestalttherapie für die klinische Anwendung als erfolgreich auch bei schweren Störungen erwiesen.

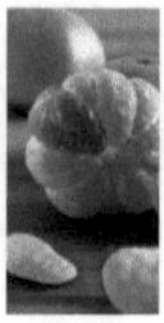

6 Zusammenfassung

Die im letzten Kapitel zitierte und aus einer Konsensus-Studie entstandene Übereinstimmungsskala (Fogarty et al. 2016) differenziert acht Schlüsselkonzepte der Gestalttherapie und deren Operationalisierung in beobachtbares Therapeutenverhalten. Das primäre Konzept ist die Entwicklung von Bewusstheit und das Fördern von Verstehen, wie jemand seiner Welt, seinen Beziehungen zu anderen und zu seiner Umwelt Sinn und Bedeutung verleiht. Dies wird durch sieben weitere Schlüsselkonzepte umgesetzt, welche Inhalt der unten aufgeführten Skala sind (Übersetzung durch die Autoren).

Wir wollen diese Aussagen ans Ende dieses Buches stellen, als Zusammenfassung und nochmaligen Überblick über die wesentlichen Aspekte der gestalttherapeutischen Theorie und Praxis und sie aus unserer Sicht abschließend kommentieren.

Sich dialogisch auf den Klienten beziehen

- Der Therapeut verfolgt mit Aufmerksamkeit den Bewusstheits- und Erfahrungsprozess des Klienten, ohne eine vorher festgelegte Agenda.
- Der Therapeut reagiert auf den Klienten ohne Bewertung und stellt dadurch Bedingungen her, die den wirkungsvollsten Ausdruck des Klienten ermöglichen.
- Der Therapeut zeigt seine Bereitschaft, unbestimmt zu sein und mit kreativer Indifferenz zu arbeiten.
- Der Therapeut stützt sich auf die Beziehung zum Klienten als Grundlage für Herausforderung und Wachstum.

Im Hier-und-Jetzt arbeiten

- Der Therapeut erkundet die unmittelbare Erfahrung des Klienten.
- Der Therapeut unterstützt den Klienten darin, seine Bewusstheit des vorgetragenen Themas anzunehmen und zu vertiefen, anstatt zu versuchen, es zu verändern.

Phänomenologische Praxis

- Der Therapeut unterstützt den Klienten darin, seine unmittelbaren Empfindungen, Affekte, mentalen Prozesse und/oder seine körperlich gezeigten Symptome zu beschreiben, zu vertiefen und sich zu vergegenwärtigen.
- Der Therapeut beschreibt und anerkennt die unterschiedlichen Erfahrungen von Therapeut und Klient.
- Der Therapeut ermuntert den Klienten, seine Wahlmöglichkeiten zu erweitern, statt ein Programm zur Veränderung aufzustellen.

Mit der verkörperten Bewusstheit arbeiten

- Der Therapeut beobachtet und erkundet die Wechselwirkungen zwischen Körper und Psyche des Klienten (einschließlich des Atmens).
- Der Therapeut lädt den Klienten ein, Empfindungen, Gefühle, Emotionen, Gedanken oder Bilder zu erkennen, die als Folge der auf die körperlichen Erfahrungen gerichteten Aufmerksamkeit hervortreten.
- Der Therapeut lädt den Klienten ein, sich durch Experimente auf den Körper einzulassen.

Feld-sensitive Praxis

- Der Therapeut untersucht den Grund (oder Kontext), von dem aus die gezeigte (Erlebens-)Figur des Klienten hervortritt.
- Der Therapeut unterstützt den Klienten dabei, herauszufinden, wie die Wahrnehmung seiner Umwelt, frühere Beziehungen und Bedürfnisse seine gegenwärtige Erfahrung organisieren.

Mit Kontaktprozessen arbeiten

- Der Therapeut arbeitet mit den interaktionellen Mustern des Klienten, wie sie zwischen Therapeut und Klient auftreten.
- Der Therapeut und der Klient identifizieren gemeinsam die (Erlebens-)Figur.
- Der Therapeut ko-kreiert einen Raum, in welchem Klient und Therapeut gemeinsam explorieren, wie sie gegenseitig aufeinander einwirken.

Experimentelle Haltung

- Der Therapeut nutzt Material, welches in der therapeutischen Begegnung auftaucht, als Grundlage zur Einführung von Experimenten, um die Bewusstheit des Klienten zu entwickeln.
- Der Therapeut stuft das Experiment danach ein, welche Resonanz er damit beim Klienten auslöst, im Hinblick auf den Grad der Herausforderung und Unterstützung, die der Klient wahrnimmt.

- Der Therapeut unterstützt den Klienten, das im Experiment Gelernte und ins Bewusstsein Gerückte zu integrieren.

Der in der Skala zum Ausdruck kommende Expertenkonsens zeigt eine breite Übereinstimmung über die Schlüsselkonzepte der Gestalttherapie, die auch wir in diesem Buch ausgeführt haben. Neben der dialogischen Beziehungsgestaltung, dem phänomenologischen Vorgehen und der Einbeziehung des Feldes werden die Bedeutung der Arbeit im Hier-und-Jetzt, mit der Körperbewusstheit, mit den Kontaktprozessen und die experimentelle Haltung hervorgehoben.

Hinsichtlich der *dialogischen Beziehungsgestaltung* wird im Expertenkonsens darauf Wert gelegt, unvoreingenommen und nicht wertend auf den Klienten zu reagieren. Dies sind Merkmale von Akzeptanz und Bestätigung im Buberschen Sinne. Die Bedeutung des „Zwischen“ zu würdigen zeigt sich u. a. in der Bereitschaft, aus der Haltung der „schöpferischen Indifferenz“ heraus zu arbeiten und dem Bewusstheitsprozess des Klienten nachzufolgen, ohne eine vorbestimmte Agenda zu haben (was auch zum phänomenologischen Vorgehen gehört). Eine vertrauensvolle therapeutische Beziehung wird als die wesentliche Stütze für die Konfrontation mit Herausforderungen betrachtet, denen der Klient in der Therapie begegnet. (Zur Vertiefung verweisen wir auf die dialogischen Merkmale, die in Kapitel 4.2.2 beschrieben werden.)

In den Items zur Arbeit im *Hier-und-Jetzt* wird das Erforschen der unmittelbaren gegenwärtigen Erfahrung des Klienten hervorgehoben. Es sei daran erinnert, dass ein Grund für das Fokussieren des gegenwärtigen Erlebens darin liegt, dass frühere problematische emotionale Erfahrungen nicht in der Vergangenheit gesucht und gefunden werden müssen, sondern sich in den gegenwärtigen fixierten Mustern des Erlebens und Verhaltens manifestieren. Das Akzeptieren und Vertiefen dessen, was der Klient bewusst erlebt, wird betont sowie der Verzicht des Therapeuten darauf, in verhaltensmodifizierender Absicht Veränderungen voranzutreiben. Dahinter steht der Gedanke des paradoxen Prinzips der Veränderung, nach dem eine Veränderungsdynamik in Gang kommt, wenn man dem, was man gegenwärtig erlebt, die volle Aufmerksamkeit schenkt und nicht versucht, von dem momentanen unmittelbaren Erleben wegzukommen.

Im *phänomenologischen Vorgehen* unterstützt der Therapeut den Klienten dabei, seine unmittelbar erlebten körperlichen Empfindungen, Gefühle und Gedanken zu beschreiben, sie zu vertiefen und ihnen gegenwärtiger zu werden. Anstatt ein Veränderungsprogramm aufzustellen, wird der Klient ermutigt, seine Wahlmöglichkeiten zu erweitern. Hierin kommt die existentielle Perspektive der Gestalttherapie zum Ausdruck.

Bewusstheit über ein Beziehungsmuster bringt Verantwortung mit sich, die Wahl, das Muster so fortzuführen wie bisher oder mit Möglichkeiten zu experimentieren, die dieses verändern. Phänomenologische Praxis beinhaltet auch, dass der Therapeut die Erfahrung und Sichtweise des Klienten würdigt, aber auch seine eigene Erfahrung und Perspektive anerkennt und äußert.

Im Arbeiten mit der *Körperbewusstheit* teilt der Therapeut seine Beobachtungen über körperliche Phänomene mit, die er beim Klienten wahrnimmt, wie Besonderheiten der Körperhaltung oder der Atmung. Er lädt den Klienten ein, mit Körperprozessen zu experimentieren, wie beispielsweise die Körperhaltung oder den körperlichen Ausdruck zu variieren und zu schauen, was geschieht, was er erlebt, wenn er dies tut. Die Aufmerksamkeit auf die körperliche Erfahrung, beispielsweise ein Engegefühl in der Brust zu lenken, kann bewirken, dass andere Empfindungen, Emotionen, Gedanken oder Bilder damit auftauchen und der Klient wird eingeladen, diese wahrzunehmen und zu benennen.

Der Therapeut bezieht das *Feld* in das therapeutische Vorgehen ein, indem er den Hintergrund oder Kontext erforscht, aus dem heraus und vor dem sich die gegenwärtige Erfahrungsfigur bildet, denn durch ihn erhält diese ihre Bedeutung und Sinn. Gestaltbildung in Form von Wahrnehmungen wird durch bewusstseinsnahe Bedürfnisse und Wünsche beeinflusst, aber auch durch implizite Schemata, die der Therapeut und Klient gemeinsam in ihrer Wirkungsweise erforschen. Der Therapeut unterstützt den Klienten dabei, zu erkennen, wie dessen Wahrnehmung seines Umfeldes, seiner Bedürfnisse und Beziehungen seine gegenwärtige Erfahrung organisiert.

Der Therapeut arbeitet mit den *Kontaktprozessen*, indem er die dysfunktionalen Interaktionsmuster des Klienten aufgreift, wie sie sich im therapeutischen Kontakt zeigen. Er ko-kreiert mit dem Klienten einen Raum, in dem Klient und Therapeut gemeinsam explorieren können, wie sie wechselseitig aufeinander einwirken. Dies ist eine Qualität intersubjektiver Bezogenheit, in der der Andere als Subjekt erfahren wird. Therapeut und Klient entscheiden gemeinsam, welches die Figur des gemeinsamen Interesses ist, der sie sich erforschend zuwenden, nicht einer allein.

Der Therapeut arbeitet mit *Stützfunktionen*, was in der Skala nicht abgebildet wird. Bei Klienten mit defizitären Stützfunktionen werden diese identifiziert und fokussiert und im Kontext der therapeutischen Beziehung werden, auch durch übende Vorgehensweisen, korrektive Neuerfahrungen ermöglicht.

Die *experimentelle Haltung* des Therapeuten zeigt sich in der Therapie darin, dass der Therapeut Material, welches in der therapeutischen Begegnung auftaucht, als Grundlage dafür nimmt, Experimente einzuleiten, um die Bewusstheit des Klienten zu fördern. Der Therapeut stuft den Schwierigkeitsgrad eines Experiments ein, indem er eruiert, wie der Klient den Grad von Herausforderung und Stützung wahrnimmt. Der Therapeut unterstützt den Klienten im Nachkontakt, das durch das Experiment bewusst Gewordene bzw. Gelernte zu integrieren.

Die hier zum Zwecke der Zusammenfassung genutzte Skala ist der kleinste gemeinsame Nenner eines Experten-Gremiums. Es ist daher nicht verwunderlich, dass manche in diesem Buch vorgenommenen Akzentuierungen in dieser Skala keinen Niederschlag finden. Man muss sich dessen bewusst sein, dass es ein Forschungsinstrument ist, welches helfen soll, Gestalttherapie von Nicht-Gestalttherapie zu unterscheiden, aber nicht alle Facetten gestalttherapeutischen Arbeitens abbildet.

Gestalttherapie existiert nicht an sich, sondern immer auch eingebettet in Feldbedingungen, an die sie adaptiert werden muss. Unterschiedliche Bedingungen, sei es Einzel- oder Gruppentherapie, Kurz- oder Langzeittherapie, ambulante oder stationäre Therapie, kurative oder Rehabilitations-Behandlungen erfordern andere Akzentuierungen, um dem jeweiligen Auftrag an die Therapie gerecht zu werden. Auch unterschiedliche Störungsbilder, insbesondere an den Kontaktprozessen ansetzend bei neurotischen Störungen versus an den Stützfunktionen ansetzend bei strukturellen Störungen, benötigen einen anderen gestalttherapeutischen Zugang.

Auch im nicht-psychotherapeutischen Bereich gibt es unterschiedliche Bedingungen, unter denen Gestalttherapeutinnen und -therapeuten arbeiten. Gestalttherapie und Gestaltpädagogik, die auch Heilpädagogik und Soziale Arbeit umfasst, sind traditionell und zunehmend an der erfahrungsorientierten und dialogischen Sichtweise der Gestalttherapie interessiert (Schübel 2023a). Auch die Ansätze in den traumatherapeutischen Behandlung gehören zu den erfolgreichen Einflüssen des Gestaltansatzes (Schübel 2023b). Im Unterschied zur Gestalt-Psychotherapie hat die Gestalt-Beratung eine andere Zielsetzung und damit einen anderen Zugang. Gleiches gilt für Gestalt-Pädagogik und Gestalt-Seelsorge, die Anwendung für spezielle Klientengruppen wie Kinder und Jugendliche oder ältere Menschen und andere potentielle Anwendungsfelder.

Literatur

Altmeyer, M. & Thomä, H. (Hrsg.). (2010). *Die vernetzte Seele. Die intersubjektive Wende in der Psychoanalyse* (2. Aufl.). Stuttgart: Klett Cotta.

Amendt-Lyon, N. (1999). Kunst und Kreativität in der Gestalttherapie. In R. Fuhr, M. Sreckovic, M. Gremmler-Fuhr (Hrsg.), *Handbuch der Gestalttherapie* (S. 857–877). Göttingen: Hogrefe.

Arbeitskreis OPD (1996). *Operationalisierte Psychodynamische Diagnostik.* Bern: Huber.

Arbeitskreis OPD (2006). *Operationalisierte Psychodynamische Diagnostik OPD-2.* Bern: Huber.

Aristoteles (1994). *Metaphysik* (Übersetzung von H. Bonitz). Reinbek bei Hamburg, Rowohlt.

Bartlett, F. C. (1932). *Remembering: A study in experimental and social psychology.* Cambridge: Cambridge University Press.

Bateson, G. (1983). *Ökologie des Geistes. Anthropologische, psychologische, biologische und epistemologische Perspektiven.* Frankfurt, M.: Suhrkamp.

Beaumont, H. (1988). Ein Beitrag zur Gestalttherapietheorie und zur Behandlung schizoider Prozesse. *Gestalttherapie,* 2, 16–26.

Beeghly, M. & Tronick, E. (2011). Early resilience in the context of parent-infant relationships: A social developmental perspective. *Current problems in pediatric and adoloscent health care, 41(7),* 197–201.

Beisser, A. (1970). The paradoxical theory of change. In J. Fagan & I. Shepard (Eds.), *Gestalt therapy now: Theory, techniques, application* (pp. 77–80). Palo Alto, CA: Science and Behavior Books.

Benjamin, J. (2015, Nov.). *Intersubjektivität – Warum brauchen wir eine andere Person?* Vortrag auf der 27. Arbeitstagung der Münchener Arbeitsgemeinschaft für Psychoanalyse e. V. Übersetzung im Beiheft der MAP, S. 15–31.

Benjamin, J. (2010). Tue ich oder wird mir angetan? Ein intersubjektives Triangulierungskonzept. In M. Altmeyer & H. Thomä (Hrsg.), Die vernetzte Seele. *Die intersubjektive Wende in der Psychoanalyse* (2. Aufl.) (S. 65–107). Stuttgart: Klett Cotta.

Benjamin, J. (1993). *Phantasie und Geschlecht.* Basel: Stroemfeld/Nexus.

Benjamin, J. (1990). *Die Fesseln der Liebe: Feminismus und das Problem der Macht.* Basel: Stroemfeld/Roter Stern.

Bergmann, J. (2014). Über die Wirksamkeit Humanistischer Psychotherapie. In L. Hartmann-Kottek (Hrsg.) (2014), *Gestalttherapie – Faszination und Wirksamkeit. Eine Bestandsaufnahme*, (S. 325–348). Gießen: Psychosozial-Verlag.

Blankertz, S. (1993). „Gestalt Therapy“ als Therapie-Kritik. *Gestalttherapie, 7(1),* 37–49.

Blankertz, S. & Doubrawa, E. (2005): *Lexikon der Gestalttherapie.* Köln: Peter Hammer Verlag.

Bocian, B. (2007). *Fritz Perls in Berlin 1993 – 1933. Expressionismus – Psychoanalyse – Judentum.* Köln: Peter Hammer Verlag.
Boeckh, A. (2019). *Die dialogische Struktur des Selbst. Perspektiven einer relationalen und emotionsorientierten Gestalttherapie.* Gießen: Psychosozial-Verlag.
Boeckh, A. (2015). *Gestalttherapie. Eine praxisbezogene Einführung.* Gießen: Psychosozial-Verlag.
Bohleber, W. (2004). Intersubjektivität und die Bedeutung des anderen in der Psychoanalyse. Psyche – Zeitschrift für Psychoanalyse und ihre Anwendungen, 58(9/10), 777–782.
Bohus, M. & Wolf, M. (2009). *Interaktives Skills Training für Borderline-Patienten.* Stuttgart: Schattauer.
Brooks, Ch. V. W. (1979). *Erleben durch die Sinne (Sensory Awareness).* Paderborn: Junfermann.
Bruder, K.-J. (1991). Zwischen Kant und Freud: Die Institutionalisierung der Psychologie als selbständige Wissenschaft. In G. Jüttemann, M. Sonntag & Ch. Wulf (Hrsg.), *Die Seele. Ihre Geschichte im Abendland* (S. 319–339). Göttingen: Vandenhoeck und Ruprecht.
Buber, M. (1993). Heilung aus der Begegnung. In M. Buber, *Nachlese* (S. 128–133). Gerlingen: Lambert Schneider.
Buber, M. (1984). Das Dialogische Prinzip. Heidelberg: Lambert.
Buber, M. (1962a). Das Problem des Menschen. In M. Buber, *Werke Band 1* (S. 307–407). München: Kösel/Lambert-Schneider.
Buber, M. (1962). Urdistanz und Beziehung. In M. Buber, *Werke Band 1* (S. 411–423). München: Kösel/Lambert-Schneider.
Buber, M. & Rogers, C. (1992). Dialog zwischen Martin Buber und Carl Rogers (moderiert von M. Friedman). *Integrative Therapie, 3*, 245–260.
Butollo, W. (2014). Trauma und Dialogfähigkeit. Zur empirisch überprüften Wirksamkeit einer Gestalt-basierten Traumatherapie. In L. Hartmann-Kottek, *Gestalttherapie – Faszination und Wirksamkeit* (S. 279–292). Gießen: Psychosozial-Verlag.
Butollo, W. & Karl, R. (2012). *Dialogische Traumatherapie. Manual zur Behandlung der Posttraumatischen Belastungsstörung.* Stuttgart: Klett-Cotta.
Butollo, W. & Maragkos, M. (1999). Gestalttherapie und empirische Forschung. In R. Fuhr, M. Sreckovic & M. Gremmler-Fuhr (Hrsg.), *Handbuch der Gestalttherapie* (S. 1091–1120). Göt-tingen: Hogrefe.
Clarkson, P. & Mackewn, J. (1995). *Frederick S. Perls und die Gestalttherapie.* Köln: Edition Hu-manistische Psychologie.
Crameri, A., Koemeda-Lutz, M., Schulthess, P., Tschuschke, V., von Wyl, A. (2023). Messungen der Methodentreue in verschiedenen Therapiekonzepten. *Gestalttherapie, 37(1)*, 60-81
Crocker, S. (1999). *A well-lived life. Essays in gestalt therapy.* Cambridge, CA: Gestalt Institute of Cleveland Press.
Dilling, H., Mombours, W., Schmidt, M. H., Schulte-Markwort, E. (Hrsg.) (1994). *Internationale Klassifikation psychischer Störungen: ICD-10, Kapitel V (F): Forschungskrite-rien / Weltgesundheitsorganisation.* Bern, Göttingen, Toronto, Seattle: Huber.

Dornes, M. (1996). *Der kompetente Säugling. Die präverbale Entwicklung des Menschen.* Frankfurt, M.: Fischer.

Dornes, M. (1997). Vernachlässigung und Mißhandlung aus der Sicht der Bindungstheorie. In U. T. Egle, S. O. Hoffmann & P. Joraschky (Hrsg.), *Sexueller Mißbrauch, Mißhandlung, Vernachlässigung* (S. 65–78). Stuttgart: Schattauer.

Doubrawa, E. & F. M. Staemmler (Hrsg.). (1999). *Heilende Beziehung. Dialogische Gestalttherapie.* Wuppertal: Peter Hammer Verlag.

Dreitzel, H.-P. (2007). *Reflexive Sinnlichkeit I. Emotionales Gewahrsein – Mensch – Umwelt – Gestalttherapie.* Bergisch Gladbach: EHP.

Dreitzel, H.-P. (2004). *Gestalt und Prozess – Eine psychotherapeutische Diagnostik oder: Der gesunde Mensch hat wenig Charakter.* Bergisch Gladbach: EHP.

Dreitzel, H.-P. (1995). Emotionen in der Gestalttherapie. Ihre Bedeutung im therapeutischen Prozess. In H. Petzold (Hrsg.), *Die Wiederentdeckung des Gefühls. Emotionen in der Psychotherapie und der menschlichen Entwicklung* (S. 493–517). Paderborn: Junfermann.

Eberwein, W. (2009): *Humanistische Psychotherapie.* Stuttgart: Thieme

Ehrenfels, Chr. von (1890): Über Gestaltqualitäten. *Vierteljahreschrift für wissenschaftliche Philosophie, 14(3)*, 249–292.

Eidenschink, K. (2024). *Es gibt keine Narzissten! Nur Menschen mit narzisstischen Nöten.* Heidelberg: Carl Auer Verlag.

Eidenschink, K. & Eidenschink, H. (1999). Gestalttherapie mit neurotischem Leid. In R. Fuhr, M. Sreckovic & M. Gremmler-Fuhr (Hrsg.), *Handbuch der Gestalttherapie* (S. 689–714). Göttingen: Hogrefe.

Elliott, R., Greenberg, L. S. & Lietaer, G. (2004). Research on experiential psychotherapies. In M. J. Lambert, *Handbook of psychotherapy and behavior change* (5. Ed.), (pp. 493–540). Ox-ford, England: Wiley.

Elliott, R., Watson, J. C., Goldman R. N. & Greenberg, L. S. (2008). *Praxishandbuch der Emotions-fokussierten Therapie.* München: CIP-Medien.

Evans, J. & Frankish, K. (2009). *In two minds: Dual processes and beyond.* Oxford, N. Y.: Oxford University Press.

Falkai, P., & Wittchen, H.-U. (Hrsg.) (2015): *Diagnostisches und statistisches Manual psychischer Störungen DSM-5.* Göttingen: Hogrefe.

Fodor, I. E. (1996). A cognitive perspective for gestalt therapy. *British Gestalt Journal, 5(1)*, 31–42.

Fogarty, M. (2016). Entwicklung einer Übereinstimmungs-Skala für Gestalttherapie. *Gestalttherapie, 30(1)*, 75–89.

Fogarty, M., Bhar, S., Theiler, S. & O'Shea, L. (2016). What do gestalt therapists do in the clinic? The expert consensus. *British Gestalt Journal, 25(1)*, 32–41.

Frambach, L. (1999). Schöpferische Indifferenz – Die Philosophie von Salomo Friedlaender. In R. Fuhr, M. Sreckovic & M. Gremmler-Fuhr (Hrsg.), *Handbuch der Gestalttherapie* (S. 295–308). Göttingen: Hogrefe.

Frambach, L. (1994). *Identität und Befreiung in Gestalttherapie, Zen und christlicher Spiritualität.* Petersberg: Via Nova.

Frambach, L. & Thiel, D. (Hrsg.). (2015). *Friedlaender/Mynona und die Gestalttherapie. Das Prinzip >Schöpferische Indifferenz<.* Köln: Edition Humanistische Psychologie.

Frambach, L. (1996). Salomo Friedlaender/Mynona (1871–1946). Ausgrabung einer fast vergessenen Quelle der Gestalttherapie. *Gestalttherapie, 10(1)*, 5–25.

Francesetti, G., Gecele, M. & Roubal, J. (Hrsg.) (2016). *Gestalttherapie in der klinischen Praxis. Von der Psychopathologie zur Ästhetik des Kontakts.* Bergisch Gladbach: Edition Humanistische Psychologie.

Freud, S. (2014). *Die Traumdeutung.* Hamburg: Nikol Verlag.

Friedlaender, S. (1926). *Schöpferische Indifferenz.* München: Ernst Reinhardt.

From, I. (2006). Träume: Kontakt und Kontaktgrenzen. Interview mit Isadore From (geführt von E. Mark Stern & Don Lathrop). *Gestaltkritik 15(1)*, 11–15.

Fuhr, R. & Portele, H. (1990). ‚Kontakt' und ‚Kontaktunterbrechungen' – ein erkenntnistheoretischer Irrtum? *Gestalttherapie, 4(2)*, 54–59.

Fuhr, R. & Gremmler-Fuhr, M. (2002). *Gestalt-Ansatz. Grundkonzepte und -modelle aus neuer Perspektive* (2. Aufl.). Bergisch-Gladbach: Edition Humanistische Psychologie.

Fuhr, R., Sreckovic, M. & Gremmler-Fuhr, M. (Hrsg.). (1999). *Handbuch der Gestalttherapie.* Göttingen: Hogrefe.

Sonderheft Forschung (1992). Gestalttherapie. Bergisch Gladbach: Edition Humanistische Psy-chologie.

Glanzer, O. (2014, Sept.). *Aktuelle Gestalttherapie und Depression.* Vortrag auf dem 2. AGHPT-Kongress, Berlin.

Glanzer, O. (2013, Mai). *Das Selbst und die Störung der Persönlichkeitsfunktion.* Vortrag auf der Jahrestagung der Deutschen Vereinigung für Gestalttherapie, Bonn.

Goldstein, K. (1971). *Selected papers/Ausgewählte Schriften.* The Hague: Nijhoff.

Goldstein, K. (1957). The structure of anxiety. In J. H. Masserman & J. L. Moreno, *Progress in psychotherapy* (pp. 61–70). New York, N. Y.: Grune/Stratton.

Goldstein, K. (1947). Human nature in the light of psychopathology. Cambridge: Harvard Univer-sity Press.

Goldstein, K. (1934). *Der Aufbau des Organismus.* The Hague: Nijhoff.

Goldstein, K. & Scheerer, M. (1971). Abstract and concrete behavior. In K. Goldstein, *Selected papers/Ausgewählte Schriften* (S. 365–399). The Hague: Nyhoff.

Grawe, K. (1998). *Psychologische Therapie.* Göttingen: Hogrefe.

Greenberg, L. S. (2014). Interview mit Leslie Greenberg (geführt von Deirdre Winter). *Gestalttherapie 28(1)*, 81–105.

Greenberg, L. S. (2005). Emotionszentrierte Therapie: Ein Überblick. *Psychotherapeutenjournal, 4(4)*, 324–337.

Greenberg, L. S., Rice, L. N. & Elliott, R. (2003). *Emotionale Veränderung fördern. Grundlagen einer prozeß- und erlebensorientierten Therapie.* Paderborn: Junfermann.

Greenberg, L. S. & Watson, J. C. (1999). Forschung zur gestalttherapeutischen Behandlung von Depression. In R. Fuhr, M. Sreckovic & M. Gremmler-Fuhr (Hrsg.), *Handbuch der Gestalttherapie* (S. 1121–1135). Göttingen: Hogrefe.

Greenberg, L. S., Watson, J. C. & Goldman, R. (1998). Process-experiential therapy of depression. In L. S. Greenberg & J. C. Watson (Eds.), *Handbook of experiential psychotherapy* (pp. 227–248). New York: Guilford.

Greenberg, L.S. & Pascual-Leone, J. (1995): A dialectical constructivist approach to experiential change. In: R. Neimeyer & M. Mahoney (Eds.), *Constructivism in psychotherapy* (pp. 169–191). Washington, DC: American Psychological Association.

Gross, W. (1995). *Was ist das Süchtige an der Sucht?* Geesthacht: Neuland Verlagsgesellschaft.

Harrington, A. (2002). *Die Suche nach Ganzheit.* Reinbek bei Hamburg: Rowohlt.

Hartmann-Kottek, L. (2004). Gestalttherapie. Berlin: Springer.

Höll, K. (1993). Paul Goodmans Gesellschaftsanalyse, oder: Was hat die Gestalttherapie mit dem Anarchismus zu tun? *Gestalttherapie, 7(1)*, 30–35.

Horowitz, M. (1988). *Introduction to psychodynamics.* New York: Basic Books.

Horowitz, M. (1991). Person schemas. In M. Horowitz, *Person schemas and maladaptive interpersonal patterns* (pp. 13–31). Chicago: The University of Chicago Press.

Husserl, E. (1980). *Ideen zu einer reinen Phänomenologie und phänomenologischen Philosophie: Allgemeine Einführung in die reine Phänomenologie* (4. Aufl.). Tübingen: Niemeyer.

Hutterer-Krisch, R. (1999). Gestalttherapie bei Menschen mit psychotischen Störungen. In R. Fuhr, M. Sreckovic & M. Gremmler-Fuhr, *Handbuch der Gestalttherapie* (S. 747–765). Göttingen: Hogrefe.

Hycner, R. (1989). *Zwischen Menschen.* Köln: Edition Humanistische Psychologie.

Hycner, R. & Jacobs, L. (1995). *The healing relationship in gestalt therapy.* New York: Gestalt Journal Press.

Jacobs, L. (2017). Hopes, Fears and Enduring Relational Themes. *British Gestalt Journal, 26(1)*, 7-16.

Jacobs, L. (2005). The inevitable intersubjectivity of selfhood. *International Gestalt Journal, 28(1)*, 43–70.

Jacobs, L. (1989). Dialogue in gestalt theory and therapy. *Gestalt Journal, 12(1)*, 25–67.

Jacobs, L. & Hycner, R. (Ed.). (2009). *Relational approaches in gestalt therapy.* New York, N.Y.: Gestalt Press.

Jantsch, E. (1979). *Die Selbstorganisation des Universums.* München: Hanser.

Joyce, P. & Sills, C. (2015). *Gestalttherapeutische Kompetenzen für die Praxis.* Bergisch Gladbach: Edition Humanistische Psychologie.

Kaisler, R. E., Fede, M., Diltsch, U., Probst, T., Schaffler, Y. (2023). Common mental disorders in Gestalt therapy treatment: a multiple cas study comparing patients with moderate and low integrated personality structures. *Frontiers in Psychology* 14: 1304726. doi: 10.3389/ fpsyg.2023.1304726.

Keeney, B.P. (1987). *Ästhetik des Wandels.* Hamburg: Isko-Press.

Kepner, J. (1988). *Körperprozesse. Ein gestalttherapeutischer Ansatz.* Köln: Edition Humanistische Psychologie.

Kernberg, O. (1993). *Psychodynamische Therapie bei Borderline-Patienten.* Bern: Huber.

Köhler, W. (1971): *Die Aufgaben der Gestaltpsychologie.* Berlin: De Gruyter.

Korb, M.P., Gorrell, J. & Van de Riet, V. (1989). *Gestalt therapy. Practice and theory* (2. Ed.). New York: Pergamon Press.

Kranz, D. (2011). Barry Stevens – Leben Gestalten. *Gestaltkritik, 20(2)*, 4-11.
Kranz, D. (1999). Barry Stevens – Gestalttherapie, Bewußtheit und Körper. *Gestaltkritik, 8(1)*, 44–51.
Künkler, T. (2011). *Lernen in Beziehung. Zum Verhältnis von Relationalität in Lernprozessen.* Bielefeld: transcript Verlag.
Lammers, C.-H. (2015). *Psychotherapie narzisstisch gestörter Patienten.* Stuttgart: Schattauer.
Levitsky, A. & Perls, F. S. (1970). The rules and games of gestalt therapy. In J. Fagan & I. L. Shepherd (Eds.), *Gestalt therapy now* (pp. 140-149). New York: Harper.
Lewin, K. (1963). Feldtheorie in den Sozialwissenschaften. Ausgewählte theoretische Schriften. Bern: Huber.
Lieberman, M. D. (2009). What zombies can't do: A social cognitive neuroscience approach to the irreducibility of reflective consciousness. In J. Evans & K. Frankish, *In two minds: Dual processes and beyond* (pp. 293–316). Oxford, N. Y.: Oxford University Press.
Lieberman, M. D. (2007): The X- and C-systems: The neural basis of automatic and controlled social cognition. In E. Harmon-Jones & P. Winkelman (Eds.), *Fundamentals of social neuroscience* (pp. 290–315). New York: Guilford.
Lieberman, M. D., Eisenberger, N. I., Crockett, M. J., Tom, S. M., Pfeifer, J. H. & Way, B. M. (2007). Putting feelings into words: Affect labeling disrupts amygdala activity to affective stimuli. *Psychological Science, 18*, 421–428.
Linehan, M. (1996). *Trainingsmanual zur Dialektisch-Behavioralen Therapie der Borderline-Persönlichkeitsstörung.* München: CIP-Medien.
Ludwig-Körner, Ch. (2014). Psychoanalyse und Gestalttherapie – ein sich schließender Kreis? In L. Hartmann-Kottek, *Gestalttherapie – Faszination und Wirksamkeit. Eine Bestandsaufnahme* (S. 15–28). Gießen: Psychosozial-Verlag.
Lutz, B. & Retlich, N. (Hrsg.). (1995). *Metzler Philosophenlexikon* (2. Aufl.). Stuttgart: Metzler.
Mehrgardt, M. (2007). Die therapeutische Unschärfe-Relation. In N. Gegenfurtner & R. Fresser-Kuby (Hrsg.), *Emotionen im Fokus* (S. 240–272). Bergisch-Gladbach: Edition Humanistische Psychologie.
Mehrgardt, M. (1999). Erkenntnistheoretische Fundierung der Gestalttherapie. In R. Fuhr, M. Sreckovic & M. Gremmler-Fuhr (Hrsg.), *Handbuch der Gestalttherapie* (S. 485–512). Göttingen: Hogrefe.
Mehrgardt, M. (1997). Erkenntnistheorie und Gestalttherapie – Teil III. Gestalttherapie, 11(1), 26–42.
Mehrgardt, M. (1994). *Erkenntnistheoretische Grundlegung der Gestalttherapie.* Münster: LIT.
Naranjo, C. (1978). *Techniken der Gestalttherapie.* Hamburg: Isko-Press.
Neisser, U. (1976). *Cognition and reality. Principles and implications of cognitive psychology.* San Francisco: Freeman.
Orlinsky, D., Grawe, K. & Parks, B. (1994). Process and outcome in psychotherapy. In A. E. Bergin & S. L. Garfield (Eds.), *Handbook of psychotherapy and behavioral change* (pp. 270–376). New York, N. Y.: Wiley.

Orlinsky, D. E. & Howard, K. I. (1986). Process and outcome in psychotherapy. In A. E. Bergin & S. L. Garfield (Eds.), *Handbook of psychotherapy and behavior change* (pp. 311–381). New York, N. Y.: Wiley.

Ovsiankina, M. A. (1928). Die Wiederaufnahme unterbrochener Handlungen. *Psychologische Forschung*, 11, 302–379.

Perls, F. S. (1986). *Gestalttherapie in Aktion.* Stuttgart: Klett-Cotta.

Perls, F. S. (1985). *Grundlagen der Gestalttherapie – Einführung und Sitzungsprotokolle.* München: Pfeiffer.

Perls, F. S. (1981). *Gestaltwahrnehmung. Verworfenes und Wiedergefundenes aus meiner Mülltonne.* Frankfurt, M.: Verlag für Humanistische Psychologie.

Perls, F. S. (1980). *Gestalt, Wachstum, Integration.* Paderborn: Junfermann.

Perls, F. S. (1978). *Das Ich, der Hunger und die Aggression – Die Anfänge der Gestalttherapie.* Stuttgart: Klett-Cotta.

Perls, F. S. (1976). *Grundlagen der Gestalttherapie. Einführung und Sitzungsprotokolle.* Stuttgart: Pfeiffer.

Perls, F. S. (2014). *Gestalttherapie in Aktion.* Stuttgart: Klett-Cotta.

Perls, F. S., Hefferline, R. F. & Goodman, P. (2006). *Gestalt-Therapie. Lebensfreude und Persönlichkeitsentfaltung.* Stuttgart: Klett-Cotta.

Perls, F. S., Hefferline, R. F. & Goodman, P (1979). *Gestalttherapie. Wiederbelebung des Selbst.* Stuttgart: Klett-Cotta.

Perls, L. (2005). *Meine Wildnis ist die Seele des Anderen. Der Weg zur Gestalttherapie.* Köln: Peter Hammer Verlag.

Perls, L. (1989): *Leben an der Grenze. Essays und Anmerkungen zur Gestalttherapie.* Köln: Edition Humanistische Psychologie.

Perls, L. (1982). Retrospects and prospects: A trialogue between L. Perls, R. Kitzler and E. M. Stern. *Voices: The Art and Science of Psychotherapy, 18(2)*, 5–25.

Perls, L. (1980): Begriffe und Fehlbegriffe in der Gestalttherapie. In F. S. Perls, *Gestalt, Wachstum, Integration* (S. 255-264). Paderborn: Junfermann.

Philippson, P. (2001). *Obsessive-compulsive disorder.* Abgerufen von http://www.editmanager.co.uk/user/index.php?user=mgc/pn=10718; abgerufen am 12.5.2002

Piaget, J. (1932). *The moral judgement of the child.* New York: Harcourt.

Polster, E. & Polster, M. (1977). *Gestalttherapie. Theorie und Praxis der integrativen Gestalttherapie.* München: Kindler.

Portele, H. (1994). Martin Buber für Gestalttherapeuten. *Gestalttherapie, 8(1)*, 5–15.

Portele, H. (1992). *Der Mensch ist kein Wägelchen.* Köln: Edition Humanistische Psychologie.

Portele, G. H. (1989). Gestalttheorie und Selbstorganisation. *Gestalttherapie, 3(1)*, 5–15.

Reddemann, L. (2001). *Imagination als heilsame Kraft – Zur Behandlung von Traumafolgen mit ressourcenorientierten Verfahren.* Stuttgart: Pfeiffer/Klett Cotta.

Resnick, R. (1995): Gestalt therapy: Principles, prisms and perspectives. Robert Resnick inter-viewed by Malcom Parlett. *British Gestalt Journal, 4(1)*, 3–13.

Röser, U. & Votsmeier, A. (1999). Gestalttherapie in der Behandlung von Suchtkranken am Beispiel der Drogenabhängigkeit. *Gestalttherapie, 13(1)*, 57–78.

Salonia, G. (2016). Gestalttherapie bei phobisch-zwanghaften Beziehungsstilen. In G. Francesetti, M. Gecele & J. Roubal (Hrsg.), *Gestalttherapie in der klinischen Praxis. Von der Psychopathologie zur Ästhetik des Kontakts* (S. 495–514). Bergisch Gladbach: Edition Humanistische Psychologie.

Schmucker, M. & Köster, R. (2014). *Praxishandbuch IRRT. Imagery Rescripting & Reprocessing Therapy bei Traumafolgestörungen, Angst, Depression und Trauer.* Stuttgart: Klett-Cotta.

Schübel, Th. (2023a). *Einführung in die Gestaltpädagogik. Kontakt und Dialog im pädagogischen Alltag.* Weiheim, Basel: Beltz Juventa.

Schübel, Th. (Hrsg.) (2023b). *Perspektiven der Gestaltpädagogik. Neue Ideen für zukunftsfähige Bildung und Erziehung.* Gevelsberg: EHP Edition Humanistische Psychologie.

Simkin, J.S. (1978). *Gestalttherapie – Mini-Lektionen für Einzelne und für Gruppen.* Wuppertal: Jugenddienst-Verlag.

Simkin, J.S. & Yontef, G. (1984). Gestalt therapy. In R. Corsini (Ed.), *Current psychotherapies* (3. Ed.) (pp. 279–319). Itasca, IL: Peacock.

Smuts, J.C. (1938). *Die holistische Welt.* Berlin: Metzner.

Spagnuolo Lobb, M. & Amendt-Lyon, N. (Eds.). (2003). Creative license. The art of gestalt thera-py. Wien: Springer.

Spinelli, E. (1989). *The interpreted world. An introduction to phenomenological psychology.* London: Sage.

Sreckovic, M. (1999). Geschichte und Entwicklung der Gestalttherapie. In R. Fuhr, M. Sreckovic & M. Gremmler-Fuhr (Hrsg.), *Handbuch der Gestalttherapie* (S. 15–178). Göttingen: Hogrefe.

Staemmler, F.-M. (2021). *Resonanz und Mitgefühl: Wie Trost gelingt.* Stuttgart: Klett Cotta.

Staemmler, F.-M. (2017). *Relationalität in der Gestalttherapie: Kontakt und Verbundenheit.* Gevelsberg: Edition Humanistische Psychologie.

Staemmler, F.-M. (2013). Kontakt als erste Wirklichkeit – Intersubjektivität in der Gestalttherapie. In: B. Bocian & F.-M. Staemmler, *Kontakt als erste Wirklichkeit - Zum Verhältnis von Gestalttherapie und Psychoanalyse.* (S. 21–33). Bergisch-Gladbach: Edition Humanistische Psychologie.

Staemmler, F.M. (1999). Gestalttherapeutische Methoden und Techniken. In R. Fuhr, M. Sreckovic & M. Gremmler-Fuhr (Hrsg.), *Handbuch der Gestalttherapie* (S. 439–460). Göttingen: Hogrefe.

Staemmler, F.M. & Bock, W. (1998). *Ganzheitliche Veränderung in der Gestalttherapie.* Wuppertal: Peter Hammer Verlag.

Staemmler, F.M. (1993): *Therapeutische Beziehung und Diagnose.* München: Pfeiffer.

Stern, D.N. (2006). Auf der anderen Seite des Mondes: Die Bedeutung impliziten Wissens für die Gestalttherapie. In M. Spagnuolo-Lobb & N. Amendt-Lyon (Hrsg.), Die Kunst der Gestalttherapie. Eine schöpferische Wechselbeziehung (S. 27–44). Wien: Springer.

Stern, D. N. (1996). *Die Lebenserfahrung des Säuglings* (5. Aufl.). Klett-Cotta, Stuttgart.

Stern, D. N. (1985). *The interpersonal world of the infant.* New York: Basic Books.

Stevens, B. (2000). Gestalt-Körperarbeit. *Gestaltkritik, 9(2)*, 18–47.

Stevens, J. O. (1975). *Die Kunst der Wahrnehmung. Übungen der Gestalt-Therapie.* München: Kaiser.

Stevens, C., Stringfellow, J., Wakelin, K. & Waring, J. (2011). The UK gestalt psychotherapy CORE research project: The findings. *British Gestalt Journal*, 20, 22–27.

Stoehr, T. (1994). *Here now next: Paul Goodman and the origins of gestalt therapy.* San Francisco, CA: Jossey-Bass/Gestalt Press.

Strümpfel, U. (2006). *Therapie der Gefühle. Forschungsbefunde zur Gestalttherapie.* Bergisch-Gladbach: Edition Humanistische Psychologie.

Strümpfel, U. (2004). Forschungsstand der Gestalttherapie. In L. Hartmann-Kottek, *Gestalttherapie* (S. 325–366). Berlin: Springer.

Teschke, D. (1992). Gestalttherapeuten und Forschung – Überlegungen zu einer gestalttherapeutischen Psychotherapieforschung. *Gestalttherapie, Sonderheft Forschung 1992*, 14–39.

Teschke, D. (1989). Der radikale Konstruktivismus und einige Konsequenzen für die therapeutische Praxis. *Gestalttherapie, 3(1)*, 16–29.

Tholey, P. (1992). Gestaltpsychologie. In R. Asanger & G. Wenninger (Hrsg.), *Handwörterbuch der Psychologie* (4. Aufl.) (S. 249–255). Weinheim: Psychologie Verlags Union.

Tronick, E. (2007): *The neurobehavioral and social-emotional development of infants and children.* New York: Norton.

Votsmeier-Röhr, A. (2014). Gestalttherapie und Schematherapie. In L. Hartmann-Kottek (Hrsg.), *Gestalttherapie – Faszination und Wirksamkeit* (S. 265–277). Gießen: Psychosozial-Verlag.

Votsmeier-Röhr, A. (2011). Gestalttherapie und Neurowissenschaft. Befruchtende Verwandtschaften mit Implikationen für die Borderline-Behandlung. *Gestalttherapie, 25(2)*, 35–45.

Votsmeier-Röhr, A. (2007). Dialogische Gestalttherapie als eine Variante prozesserfahrungsorientierter Psychotherapie. In N. Gegenfurtner & R. Fresser-Kuby (Hrsg.), *Emotionen im Fokus. Gestalttherapeuten im Dialog mit Leslie Greenberg* (S. 158–174). Bergisch-Gladbach: Edition Humanistische Psychologie.

Votsmeier-Röhr, A. (2005). Das Kontakt-Support-Konzept von Lore Perls und seine Bedeutung für die heutige Gestalttherapie. *Gestalttherapie, 19(2)*, 29–39.

Votsmeier-Röhr, A. (2004). Selbstregulierung in der Gestalttherapie. In P. Geißler (Hrsg.), *Was ist Selbstregulation? Eine Standortbestimmung* (S. 69–94). Gießen: Psychosozial-Verlag.

Votsmeier-Röhr, A. (2001). Stationäre psychodynamisch-erfahrungsorientierte Therapie bei Borderline-Störungen: Das Grönenbacher Modell. In G. Dammann & P. L. Janssen (Hrsg.), *Psychotherapie der Borderline-Störungen* (S. 178–190). Stuttgart: Thieme.

Votsmeier, A. (1999). Grundsätze der Gestalttherapie bei strukturellen Störungen. In R. Fuhr, M. Sreckovic & M. Gremmler-Fuhr (Hrsg.), *Handbuch der Gestalttherapie* (S. 715–732). Göttingen: Hogrefe.
Votsmeier, A. (1995). Gestalttherapie und die „Organismische Theorie“: Der Einfluß Kurt Goldsteins. *Gestalttherapie, 9(1)*, 2–16.
Votsmeier, A. (1988). Gestalttherapie mit Borderline-Patienten. *Gestalttherapie, 2(2)*, 5–15.
Votsmeier, A. (1984). *Aspekte der Selbstorganisation und ihre Bedeutung für die Gestalttherapie.* Unveröffentlichte Diplomarbeit. Westfälische Wilhelms-Universität Münster.
Wagner, G. & Votsmeier-Röhr, A. (1999). *Substanzabhängigkeiten. Jahresbericht der Klinik für Psychosomatische Medizin.* Bad Grönenbach: Selbstverlag.
Waldenfels, B. (1992). *Einführung in die Phänomenologie.* München: Fink.
Walter, H.-J. (1977). *Gestalttherapie und Psychotherapie.* Darmstadt: Steinkopff.
Wardetzki, B. (2019). Weiblicher und Männlicher Narzissmus – Gemeinsamkeiten und Unterschiede. *PiD – Psychotherapie im Dialog 20*, 69-73.
Wardetzki, B. (1999). Gestalttherapie mit suchtkranken Menschen – Bulimie als Beziehungskrankheit. In R. Fuhr, M. Sreckovic, M. Gremmler-Fuhr (Hrsg.), *Handbuch der Gestalttherapie* (S. 813–826). Göttingen: Hogrefe.
Wardetzki, B. (1995). Bulimie – der Hunger nach Anerkennung. *Gestaltkritik, 4(1).*
Wardetzki, B. (1991). *Weiblicher Narzißmus.* München: Kösel.
Wegscheider, H. (2020). *Dialog und Intersubjektivität in der Gestalttherapie.* Gevelsberg: Edition Humanistische Psychologie.
Werner, H.-J. (1994). *Martin Buber.* Frankfurt, M.: Campus.
Wertheimer, M. (1922): Untersuchungen zur Lehre von der Gestalt. I. Prinzipielle Bemerkungen. In: *Psychologische Forschung. Band 1*, S. 47–58.
Wheeler, G. (2006). *Jenseits des Individualismus. Für ein neues Verständnis von Selbst, Beziehung und Erfahrung.* Wuppertal: Peter Hammer Verlag.
Wheeler, G. (1993). Kontakt und Widerstand. Köln: Edition Humanistische Psychologie.
Wink, P. (1991). Two faces of narcissism. *Journal of Personality and Social Psychology, 61(4)*, 590–597.
Winnicott, D. W. (2010). Objektverwendung und Identifizierung. In D. W. Winnicott, *Vom Spiel zur Kreativität* (10. Aufl.) (S. 101–110). Stuttgart: Klett-Cotta.
Wirth, W. (2014). Martin Buber, Bindungstheorie und Gestalttherapie. In L. Hartmann-Kottek (Hrsg.), Gestalttherapie – Faszination und Wirksamkeit (S. 147–161). Gießen: Psychosozial-Verlag.
Wirth, W. (2008). Traumatherapie aus gestalttherapeutischer Perspektive. In H. Anger & P. Schulthess (Hrsg.), *Gestalt-Traumatherapie* (S. 13–64). Bergisch Gladbach: Edition Humanistische Psychologie.
Wolf, U. (1999a). Psychosomatik – die Leib-Seele-Einheit in der Gestalttherapie. In R. Fuhr, M. Sreckovic & M. Gremmler-Fuhr (Hrsg.), *Handbuch der Gestalttherapie* (S. 789–811). Göttingen: Hogrefe.
Wolf, U. (1999b). Psychotherapeutische Unterstützung bei Trauma und Gewalt. In R. Fuhr, M. Sreckovic & M. Gremmler-Fuhr (Hrsg.), *Handbuch der Gestalttherapie* (S. 827–838). Göttingen: Hogrefe.

Wolfe, B. E. & Sigl, P. (1998). Experiential psychotherapy of anxiety disorders. In L. S. Greenberg, J. C. Watson & G. Lietaer, *Handbook of experiential psychotherapy* (pp. 272–294). New York: Guilford.

Wulf, R. & Boeckh, A. (2013). Anerkennung – Intersubjektivität – Selbstentwicklung und die Konsequenzen für die Theorie der Gestalttherapie. *Gestalttherapie, 27(2)*, 14–39.

Wulf, R. (2006). Eine vergleichende Betrachtung des Gestaltansatzes mit dem Ansatz der prozess- und erlebensorientierten Therapie. In N. Gegenfurtner & R. Fresser-Kuby (Hrsg.), *Emotionen im Fokus, Gestalttherapeuten im Dialog mit Leslie Greenberg* (S. 105–121). Bergisch-Gladbach: Edition Humanistische Psychologie.

Yalom, I. D. (2010). *Existenzielle Psychotherapie.* Bergisch Gladbach: Edition Humanistische Psychologie.

Yontef, G. (2002). The relational attitude in gestalt therapy theory and practice. *International Gestalt Journal, 25(1)*, 15–34.

Yontef, G. (1999). *Awareness, Dialog, Prozess: Wege zu einer relationalen Gestalttherapie.* Köln: Edition Humanistische Psychologie.

Yontef, G. (1998). Dialogic gestalt therapy. In L. S. Greenberg, J. C. Watson & G. Lietaer, *Handbook of experiential psychotherapy* (pp. 82–102). New York: Guilford.

Yontef, G. (1993). *Awareness Dialogue & Process – Essays on Gestalt Therapy.* Highland, NY: The Gestalt Journal Press.

Yontef, G. (1983). Gestalttherapie als dialogische Methode. *Integrative Therapie, 2–3*, 98–130.

Young, J. E. (1994). *Cognitive therapy for personality disorders: A schema-focused approach.* Sarasota, FL: Professional Resource Press.

Young, J. E., Klosko, J. S. & Weishaar, M. E. (2005). *Schematherapie. Ein praxisorientiertes Handbuch.* Paderborn: Junfermann.

Zahavi, D. (2007). *Phänomenologie für Einsteiger.* Paderborn: Fink.

Zahavi, D. (2003/2009). *Husserls Phänomenologie.* Tübingen: Mohr Siebeck.

Zinker, J. (1982). *Gestalttherapie als kreativer Prozeß.* Paderborn: Junfermann.

Sachregister

Personenregister